U0277968

龙门要籍精校

伍柳仙宗全书

（下册）

（明）伍冲虚　（清）柳华阳◎原著

周全彬　盛克琦◎编校

华夏出版社

HUAXIA PUBLISHING HOUSE

目　录

（上册）

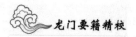

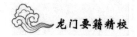

下编《金仙证论·慧命经》合刊

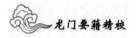

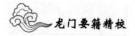
龙门要籍精校

三、评古类①

引语曰：古今来学道，必仙道大明，从仙师降授而得者，而后可以说仙话，垂仙教。不然，妄言之罪莫大焉。若不明宗旨，惟蹈袭古人几句糟粕旧说惑世坑人者，元太虚、阳葆真之作《直议真诠》，尹蓬头之作《万神圭丹》等书是也。他如卢丹亭之作《广胎息经》，最邪妄淫恶，诈托旌阳为说，僭渎帝经为名，罪深无间地狱，不必言之而可易知其为邪。惟是似是而非者，最害人之深，不知道信其为道，余则见其非道，每欲为众辟其邪说而未及。兹因同友携至之，命详阅。余因得以所欲言，数彼之妄，令后世不堕其坑穽，毕所愿也。

或问一曰："紫阳、玉蟾二真人皆言'凝神入炁穴'。《直议真诠》云：'神至灵妙，如何凝聚得他？
此一句是《直议》之说甚错处。

盖息念而返神于心，
此一句，是张紫阳自释"凝神"二字之说。葆真引来释入炁穴之义②，犹觉差些。

则炁亦返于身，渐渐沉入炁穴去。'
此二句，皆阳葆真《直议》之说，亦差。

二说不同，请问如何即是？"
伍子答曰："彼言神返于心，则神归本位矣；炁亦返于身也，只言归得本位。不似张、白二真人所说'神入炁穴'，是神炁有交媾，在此正有修为处，非神返炁返，各归而不合一，便谓可证道者。此《直议》之错认心与炁穴，大悖道也。况张、白二真人之言，出于钟离祖化神后之言，安可妄议之欤？"

---

① 辑要本分卷为"仙佛合宗语录卷六"，题名"或问十三条"。
② 义，底本作"类"，据辑要本改。

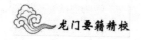

或问二曰："葆真子议无炁穴，谓'元阳真炁散于四肢百骸，又为视听言动，岂有区区藏一穴之理？'此议如何？"

伍子答曰："人当受天命而生时，则元炁是根本①，原自有着落处，故发明之曰炁穴。其在四肢百骸，视听言动时，炁之绪余为用者也，犹有根本仍在炁穴内，惟不为身外之用时，亦有根本仍在炁穴内。且人不能一日无元炁，有元炁自有所在。有穴无穴，虽不可见，何必议有穴无穴哉？不过炼精化炁时，以下丹田为主；炼炁化神时，以中丹田为主。皆由三田反复，有行所当行，住所当住。化炁时固在下丹田，而炁穴又岂在下丹田之外而别议之耶？元精藏于肾，不发动时，即是元炁。而可谓炁穴远于下丹田乎？强议无炁穴，自己落空亡，则归根无所归，复命无所复，后学毋为所惑也。"

或问三曰："元太虚议云：'凝神入炁穴，只是收视返听，回光内照而已。'葆真子议云：'非是执着所在，而用意观照之，不过虚静以返神于内。'其师徒二说孰是？"

伍子答曰："元太虚所议八字，乃阴神家活计，非仙理也；葆真子所议，乃空亡之妄语，无果证者。殊不知钟离仙翁所言'凝神入炁穴'者，正世尊所言'心目所在'之谓也。彼借'回光内照'四字为训，但可训'凝神'，不能训'入炁穴'。要知仙真所谓回光内照者，异于是。当炼精化炁之时，即回照精炁；当炼炁化神之时，即回照炁神；当炼神还虚之时，即回照虚。故不可着不相②关之处用照，亦不可着内用照，皆落空之境耳，去仙机颇远。所以佛说七处征心皆无有是，独俞玉吾所言'回光内照，呼吸太和'，是炼精化炁时之内照，以其有'呼吸太和'四字而知之。至炼炁化神，非呼吸之可言，所以钟离祖正谓炼精化炁而发。元、葆二说，不足以语此。"

或问四曰："李清庵云：'毕竟如何是道？须向二六时中校勘。不与诸缘作对的，是个甚么？'此言是否？"

伍子答曰："此禅家套语耳。不知仙真上圣、诸佛世尊之所谓道者，无

---

① 根本，辑要本作"本根"，后同。
② 相，底本作"想想"，据辑要本改。

形、无情、无名,至虚极之妙也。其所谓道之一而生二,今言缘言对,当知缘一也,对缘者我,又一也,则二非道矣。

此之缘,即尘也;对缘者,即根也。亦是有人相、我相之二者。

不与诸缘对者,去缘而尚有我在,着校勘亦有我在。

此世尊所谓"我相未除,皆为虚幻"耳。

我为道中之一物,一为道中之一数。一在,故未至虚极之妙,安可指一便谓之道? 一在,即神在也。

佛宗中所谓:万法归一,一毕竟要归无。

化神时,此心着不得缘境。一着缘境,即堕六道。虽化炁时,对缘而心着之,则不化炁,何莫非不对缘,而遽称为道? 惟如斯而已哉。殊不知炼神还虚,还之无极而至极,方为与道合真,齐眉于仙佛者也。今古尚无,又岂可以二六时为言耶?"

或问五曰:"《坐忘论》云:'勿于定中急急求慧,求慧急则伤定,伤定则无慧。'此言是否?"

伍子答曰:"此言非也。何以知其非? 盖言①性体,灵照是慧,动而发用,从耳曰聪,从目曰明。逐于外,不定于内,则失慧矣。

张紫阳真人谓之走丹,即此。

不用聪明于耳目,而回光复其本体,则名慧、名定。是名慧于定,不名慧于不定。定此慧则名定,不定此慧则不名定。彼言定中求慧,则视为二矣。果定于先②者何物? 而反求慧于定中。不知已定者便是慧,何待于求? 此所以非我天仙顿法道理,一性而二称者,同语也。观'定慧是一不是二'之言,六祖卢能已知此矣。"

---

① 言,辑要本作"人之"二字。
② 先,底本作"仙",据辑要本改。

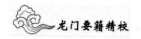

或问六曰："金丹必言鼎器，如何即是？"

伍子答曰："'先把乾坤为鼎器'，此天仙家起首之定论。"

又问曰："李清庵乃云：'身心为鼎器。'又云：'乾，心也；坤，身也。'是否？"

伍子答曰："乾非心也，坤非身也，乃《易》所谓'乾为首，坤为腹者'是也。行得三田反复之工者，方能真知炉鼎之妙。"

又问曰："然则清庵云'乾心坤身'之说非欤？"

答曰："彼亦误也。古云乾心坤身者，是'取将坎位中心实，点化离宫腹内阴'之理。言坎肾中阳，抽出而成坤；离心中虚，填实成纯阳之乾。乃言百日关中炼金丹时之造化，及十月成神之所证也。彼清庵遂混一言之，不发明所用之理，不分辨所用之时，则非也。若必求鼎器于身心，惟百日炼金丹，其烹炼之工，用下丹田为鼎器，可以坤身言，不可以乾心言。

心离虚，尚未得坎阳填实成乾也。

盖乾为首，乃有妙用在乾，而归根在坤，非言心穴也。十月炼神丹，用中丹田为鼎器，可以心言，不可以乾言，亦不属于坤身，而其妙用归根，皆在心，非身也。则知清庵之说，与张紫阳真人所言乾坤共为鼎器者不相合。此秘密天机，学者须①要得个真知实授来，始能用真鼎器、真皈依而后可成道。不然，万炼千修，毫无所益。"

又问曰："鼎器之说，更多有言脐者，言非脐者，言脐下一寸三分者，言外肾上之毛际者，言心肾两间折中之当脐上者，诸说皆有所用否？"

伍子大笑曰："皆非也。此巧言惑众者，无根之可归，无命之可复也。金丹大道，因有丹之名，曰丹田，就是长生金丹之田也。非针病灸艾，何用点穴胡为？"

又问曰："今言金丹、神丹，何所分别而二名之？"

---

①　须，底本作"虽"，据辑要本改。

答曰："肾中真阳之炁,名水中金。炼肾中精而化精炁,故名金丹;炼炁化神,故曰神丹。"

或问七曰："昔紫阳真人云:元性非他物也,亦炁凝而灵耳。① 请详其旨?"

伍子答曰："但看天地,亦炁凝而灵,而人之小天地者,即如是。此张真人发万古之未发,令人真知性命之宗。"

又问曰："如何是炁凝而灵?"

答曰："人从父母二炁初合,只为一炁耳。此炁渐化成微形,中有一点灵光,如萤光朗照,渐渐微动,为呼吸之状。呼吸成,形体全,而神明具也以生。由是而观,非炁凝而后灵乎? 且谓仙道炁凝而灵之妙旨,原夫精化炁者,精由炁化,使炁不化精,而复补全其炁。炁以化神,而仙道成,则纯是一神,而不见有炁,非炁凝而灵而何? 惟此一灵以动而用,则曰元神,在静时,则曰元性是也。"

又问曰："如何补?"

答曰："古云:'以精补精,以炁补炁。'凡人当至虚极之时,元精元炁将发生而为世法用,此正元精元炁生长之微机也。我则不以世法用,而还归之于原,则元精元炁得外来生长之机而生长之矣,正所谓'金丹内药自外来'者。于此生而采取之时,即补之时也。运小周天火候,烹炼薰蒸之工,即补之功也。得此时此工,则机相乘而相投也;不得此时此功,则后天呼吸之气无可施之理,亦无有益之用,先天精炁亦不得其所以补以生长也。则炁不凝而不灵,何以脱凡而证圣哉?"

或问八曰："昔有一人,究玄关一窍。李清庵云:'于二六时中,行住坐卧,着工夫向内求之,语默视听是个甚么?'此言是否?"

伍子答曰："大修行人顿法门头,于语默视听,一无所着,谓之透得境界

---

① 此句出《青华秘文》"气为用说"章,原文云:"元性是何物为之? 亦气凝而性灵耳。"

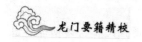

过,着了即系缚于尘妄,奚可生心向语默视听,求外驰耶?"

又问曰:"如何为是?"

答曰:"我仙祖李虚庵云:'一阳初动即玄关。'又《金丹四百字》亦云'药物生玄窍'是也。古人又言'非有定处,只是至玄至妙之机关',则不止于一阳动而为言,亦不离一阳动而为言。总此大道虽多,事事法法,皆不无此玄妙机关。且如药生有时有处,是一玄妙机关;火候调息,进则进而不退,退则退而无进,行当行之道,住当住之所,是一玄妙机关。有鼎炉之在玄妙中者,则鼎中之烹炼,炉中之采取者是也。如炼炁化神,十月养胎,人不知前以炼炁之有为沐浴,即此玄妙机关;后乃纯神之无为沐浴,亦此玄妙机关。神有将出之景,亦有所出之法。如何是炼神?如何是还虚?超过虚无,于寂灭至极,皆玄妙也,机关也。故紫阳仙翁又云:'一孔玄关窍,乾坤共合成。'又云:此一窍玄关,即玄牝之门,冬至药生,火候沐浴,结胎脱胎,俱在于此。则一窍之旨尽之矣,志仙机者识之。然至玄妙之机关,由其①心实悟而得。若徒口说而不心悟,亦安有此玄妙哉?学者犹当勉之。"

或问九曰:"古人云:'心息相依,久成胜定。''神炁相合,久致长生。'二者可能得否?"

伍子答曰:"胜定、长生,皆有先天之炁为心息之所依,为神炁之所合,非只言此出入息之气也。以出入息是后天幻化之物,有成坏故。"

又问曰:"有云随息之法,'与息俱出,与息俱入,随之不已,一息自住'。此言亦是心息相依,久成胜定之说。岂亦非欤?"

答曰:"天仙家真息之妙,只有升降,而至于无升降,不可以出入言。有出入者,即凡夫,非仙家上上乘顿法也。所以云'凡夫之息以喉,

有出入息者。

真人之息以踵'。

无出入息者。

---

① 其,辑要本作"真"。

徒播弄呼吸出入者,谓之守尸鬼耳。

无先天炁者,则无漏尽通,不能长生而必死者,故名"守尸鬼"。

学者当精求所以为先天炁者,而后可言依言合。"

或问十曰:"'息息归根,金丹之母。'陈虚白所言何如?"

伍子答曰:"根者,元炁所居之地,烹炼金丹之所,大药所生之处,即所谓炁穴,亦曰产药之西南本乡。炼成金丹,则曰根基。

是化神入定所住之基。

凡炼丹时,采药于此,运用周天火候于此,则息息不可不归于此。息息能归于此,则三家相见,金丹可成,生出一粒黍珠,而为服食之宝。以其金丹之所由以生,故曰母。此百日关中之理也。"

所言息息归根,便有主张。归根者,即神凝炁穴之理。

或问十一曰:"何为真人呼吸处?"

伍子答曰:"人之呼吸似天地,故呼亦出于天根,乾辟是也;吸亦出于地根,坤翕是也。旋乾转坤,是真人呼吸至玄之机,非脐肾中央口鼻诸处。范德昭所云'内气不出,外气不入,非闭气也',正知呼吸之妙旨。人若不知呼吸之妙处,则不能得①鼎中之丹,去仙道斯远矣,最宜究竟。"

或问十二曰:"有云'始修炼必至于胎息,而后炁归元海,方是纯坤十月之功'②,此言是否?"

伍子答曰:"非也。元海者,元炁之海,下丹田便是。凡十月之功,息不归于下丹田,其烹炼与息皆至于无,而为神在中丹田矣③,故非可以炁归元海言。"

---

① 得,辑要本作"炼"。

② 此语出《真诠》。

③ 此句辑要本作"凡十月之工,归于下丹田矣,其炼炁与息皆至于无,而为神在中田矣"。

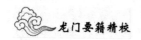

又问曰:"如何是炁归元海?"

答曰:"元精、元炁,生于元海。每将顺去,而为后天交感之精。真人依法采取,归于元海。烹之炼之,渐长渐盛,成服食金丹,故先圣云'炁归元海寿无穷'者是也。此百日炼精化炁时事,非十月化神为言也,余故曰未甚说透。"

或问十三曰:"阳葆真子《直议》云:'三宫升降,乃其自升降,非人升降;即犯着禅宗人所谓"被十二时碍着"之理。

周天运用,乃其自运用,非人运用。'此议是否?"

伍子答曰:"全是邪说,误人太甚!岂不闻古圣云'神运河车无了期'乎?钟离真人亦云'丹田直至泥丸顶,自在河车几百遭',刘朗然真人亦云'华池神水频吞咽,紫府元君直上奔,常使炁冲关节透,自然精满谷神存'。所以古来高真上圣,教人升降要似自然,运用亦合自然。非言不用人力,而自然升降运用也。凡夫不行道者,升降由经络管系(音系),非三田也;运用由五脏而循环,非周天也。惟能三田反复者,方能三宫升降;得仙师秘授火符者,方能周天运用。所以邱长春真人云:'运行周回,自有径路,不得中炁斡旋则不转。'学者当以此言质之。"

四、杂问答类①

或问曰:"道人争高曰仙大,谓老子度释迦成佛;僧人争高曰佛大,谓仙必参佛而后成真。果有是欤?非欤?"

伍子答曰:"无征而妄争者,两俱非;有征而曲为强辨妄争者,亦非;亦有两足可征而不可掩处。自释迦出世时,老子曾过函谷关,

此时且度关令矣。关令姓尹名喜,闻道而著《文始真经》行于世,西行可证者。

---

① 辑要本作"杂问答三条"。

西渡流沙。但未闻老子自言曾渡佛否,佛亦未自言曾授老子度否,后人故不见犹龙之叹。邱长春真人于元始祖四年壬午冬十月,西渡流沙河,止于雪山之阳,从元始祖皇帝征西域时所请也。亦未闻其自言,曾度何佛,曾参何佛。吾人皆当置之不必言,此无征者。又有俗僧,称佛先生而度老子,诳世人宗佛而勿宗仙。

若此不过只为争衣食计也。

我考之,佛生于周昭王二十四年甲寅者。老子于商阳甲时入玄女胎,至武丁二十四年庚辰二月十五生者。自武丁起(一君),历祖庚(二),祖甲(三),廪辛(四),庚丁(五),武乙(六),太丁(七),帝乙(八),纣王(九),九君一百八十年。又历周武王、成王、康王、昭王四君,九十四年。共商周十三君,二百七十四年。是老子出世已前于释迦之岁年,非后于佛者,即令为佛之师也无不可。反妄称后于佛而受教,岂可乎? 此可证而曲为强辨妄争者。佛之言曰:'昔者仙人授佛妙法,如来因之遂至成佛。'后乃指其名曰阿私陀仙,乃西方五通之仙也。事在《法华经》,此仙度佛之有证而不掩者。昔阿般提国,有仙姓大迦旃延,名阿罗陀依频陀山阿私陀仙,得四禅五神通矣,后归佛修梵行,为佛大弟子。又云商那和修尊者,乃雪山飞行仙人也,见阿难坐于中流水面,踟跌入灭,飞空而至,阿难付以正法眼藏,而为三祖。又弥遮迦尊者,中印度人也,为八千大仙之首,昔生于梵天,遇阿私陀仙授法,已经六劫,投五祖提多迦,得正法眼藏而为六祖。事皆在《传灯录》及《五灯会元》。

五灯者,宋景德间,吴僧道原作《传灯录》,翰林学士杨亿裁正而叙之,一也;宋仁宗天圣中,驸马都尉李遵勖作《广灯录》,而仁宗御制叙之,二也,此俗人所作,亦不足凭;宋徽宗建中靖国元年,佛国白禅师作《续灯录》,徽宗叙之,三也;宋孝宗淳熙十年,净慈明翁明禅师作《联灯会要》①,淡斋李泳叙之,四也;宋宁宗嘉泰中,雷庵受禅师作《普灯录》,陆游序之,五也;宋季灵隐②大川禅师,以五灯浩博,学者难究,乃采辑作《五灯会元》;金大定时,另有《继灯录》;元顺帝至元间,云壑端禅师又作《心灯录》。皆详录前事者。

---

① 校者按:《联灯会要》系宋僧悟明所作。悟明,号晦翁悟明、真懒子悔明,福州人,为禅宗南岳下第十八世、临济宗杨岐派僧人,鼓山安永弟子。此处所谓"净慈明翁明禅师"云云,疑有误。

② 灵隐,底本作"隐灵",据《五灯会元》改。

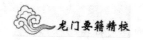

此三仙参佛而成道之有证者，亦皆西方事与东土无干。我所云俱是有证者，征此也。非若此而妄争，则非矣。"

又问曰："东土有此事否？"

答曰："道光禅师，陕府鸡足山下人也。初为僧，号紫贤。先参修西岩，闻道眼因缘，'金鸡未鸣时，如何没这音响'之句；又参禅如环，问'如何是超佛越祖，闻糊饼圆陀陀地'之句。遂能宗说兼通，机锋敏捷，诸方无能过者。参悟到极处，识破无证果而生死不可了。乃自叹曰：画饼不可充饥，悟得个皆这边事，不过说禅谈道而已，于佛祖超劫寿命慧命全无干涉。乃参张紫阳真人门下石得之，

字也，名泰，号杏林，以地名为号者。

闻仙道而成真证佛。又曰：'投胎夺舍是执空之徒，伏虎降龙得还丹之妙。'又曰：'我教沙门，只知悟性为宗，非世尊所示先除淫根之妙义。金丹之道，得药为上，然必明心见性为主，方为最上。若以精竭淫身，悟性即成佛，万无是理，佛已说其落魔道。若不炼性而徒求金丹大药，终是渗漏无成。'又曰：'大丹未现前，大药未明透，一毫渗漏，抛身入身。若圆明照了，兼修金丹，道成十极，号曰真人。'此东土佛参仙之有证者，未闻仙参佛。"

癸酉年端阳节，李羲人过问曰："今有一人，自北都来南，自言顶门开矣。众验之，果然。人能如此，可谓工夫久者，不知何功能得到此？我且走欲询之。"

伍子答曰："顶开有真假，自称为顶门开，假也无疑。"

又问曰："手验之，则顶门边直长一路皆动，如是而可谓之假，吾不信也。"

答曰："君焉能识得破？信得假。君将谓顶门何故以开？盖为神出而开。阳神阴神俱已到得真空大定，可以出定之时，则迸破顶门而出。阳神则有六通，阴神亦有五通。若无神通，顶门不软，便是弄假。君可曾知他有神通否？"

李曰："未曾问,尚未知有无。"
答曰："不必问。凡有神通者,千万世之先后,
知过去未来者,谓之宿命通。

千万里之内外,
有天眼通者,能见其形;有天耳通者,能闻其声。

皆能见、能闻、能知,况百千步之间,不能用神境通而知见乎? 当君去求见时,彼不先知所见之人,又不先知所见之意,则是无神境通、他心通矣。既无神通,顶门焉有开理?"

又问曰："顶门既非真开,何由得有这动? 既有这动,何又言得假开? 既此尊见与我见,便觉有一是一非,而不能两可者在也。"
答曰："惟有这动,愈知彼是弄假法矣。世人不知顶门之真开者不动,手按之则软,不按之则不见,与凡夫异。何以故? 由神炁大定,息也住,脉也住,神也住,而后能开顶出神,是顶门开于囟。
音信,囟门也。

但透其旧软窍之骨而不动,
言神透骨而出,如火透水而出,勿由孔窍者。

为无息脉之动。故若有息脉之动,则通身之脉皆同动,故小儿顶门动,正与息脉同动者。此理征之,勘破彼动之假也。"

又问曰："虽云彼动是假,恐亦难能得此动也。"
答曰："易能易知,只在瞬目之间而已。世有一等假行气者,自脑后逆上至顶,转前而下,则顶之前后直长一路有动,是因暂时行气而动,非若小儿随呼吸脉动而动者。汝若不信,观察他不行气时则不动,便识破他未开而假说。何故我又说他是假行气? 为其平时本不行气,欲哄人观顶门之动,乃暂时行气以动之,不对人用哄,则不行气是也。世间又有一等人,全不行气,乃

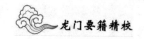

务为诳人之捷法,教人以手印试其顶,将眼睛双双上下连视之,一上下则一动,两上下则两动,不上下视则不动。动也只是浮皮,与骨开窍软,无相干涉。如此诡计,虽有盛德大志学者,不过初学浅见,焉能辨彼之奸邪?而遂轻信之。惜哉,惜哉!"

又问曰:"若如此容易假为得,吾辈人皆可顷刻能之乎?"

答曰:"如今诸人便可上下视一试之,上下视皆动,不上下视皆不动,诸人亦是有功夫开顶么?"

又问曰:"彼何为此假事?"

答曰:"为人学道,须要把万种机心、恶心、妄心、欺心,一切割断,便断尽轮回种子,做个了生死、证圣果之人始得。若堕在外方游说之党,无往而不为诳骗人之局也。识之慎之。"

一友问曰:"尝闻炁化精,今闻精化炁,何谓也?"

伍子答曰:"人自有生以来,身中一点元炁是性命之宗。及至十六岁,乃元炁自能化精之时,身体壮盛,能行淫媾则化精者正此。元炁化一分精,则损一分炁,逐日淫媾太甚,精竭而元炁亦竭矣。至人炼金丹服食长生,必要元炁全足如胎中时,然后得长生。精炁不足则不得长生,故已竭者,必要补之。补之之机,因其化精之炁机有动,方可补得。不然,不得元炁增长。凡炁机一动,趋事淫媾者则为精,乃世法中炁化精之所尝闻。不为淫媾而收回炁穴,外用周天火候薰蒸四大,则发动之炁因薰蒸而长旺,内用元神配合而宰定,乃仙道中之精化炁也。所以元炁复足者,由于留得元精,不至耗失而得,即其由精而后炁足,非精化炁而何?"

五、本行纪类①

万苦修仙歌②

冲虚伍子有仙阶,万历元年住母胎。

癸酉改元,神宗皇帝年号。母王氏孺人,由嘉靖壬子年六月初一日生来,至崇祯庚辰年十一月二十日酉时,无病而坐化尸解,所谓白日为真尸解,乃升天及生天之类。

父由贡举齐青教,

父健斋翁,嘉靖时中江西榜贡举,壬戌科中会元,为权贵所夺,乃就齐地青州府学教授。癸酉年,正主考试浙场易经二房,得门生十二人,皆□座也。家翁虽贫苦而甚甘清廉,乃善人而君子。所以世尊从兜率陁天下降投胎,择地于迦昆罗卫国,择父母净梵王、摩耶夫人之高贵而仁贤智慧者。故修仙佛者,必生于仁贤父母之家,方是因果不昧。古云:"一人得道,九祖升天。"当知有圣父母而生圣子。

却从文庙毓吾来。

文庙是文宣师孔圣人庙也。

母梦庙前榴树果,颗颗如丹又如火。吞之一颗化生人,十月将满遂生我。又梦环胎九凤多,仙兆③重来瑞若何。二年正旦朝将午,翻身下降入娑婆。

娑婆,言世界繁华也。

---

① 按"本行纪类"底本置于卷末,但底本目录及抄本目录皆列于"杂咏类"之前,故依两本目录调整在"杂咏类"前。

② "万苦修仙歌",底本作"万古修仙歌",辑要本作"附录伍真人修仙歌",此处据抄本目录改。又底本歌、注时有不分或节文,均据辑要本一一增补。

③ 兆,底本作"桃",据辑要本改。

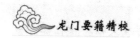

半载随官临浙浒，

浙江之西绍兴府粮储盐法别驾衙门。

伯阳仙里绍兴府。

伯阳魏真人，生于上虞县，绍兴府之所治。

五龄父别牧滇南，

滇音颠。云南府有滇池。时为云南维摩州牧。

所怙文章黄尽①土。

以官卒也。

当年童子侍师筵，叔兄兄叔叠纯②愆。十龄奋志明经学，得遇纯阳③祖七篇。

先天章、后天章、坤宫章、乾宫章、玄宫章、黄宫章、地雷章是也。

十三岁初生异志，

家有立斋叔翁，中明经科贡举，而志于学道。此时见立老叔之书，谓学道证仙，亦即生学道之异志。

念念寻真求出世。

马自然云："此身不向今生度，更向何生度此身？"见此每作生长生之想。

十六许可批其文，不向桥门争二试。廿龄名利便休心，

时岳翁之地，有连主仙祠堂，乃范登云真人兄弟三人仙祠也，显灵无二。吾以名利成败问之，签曰："何必分吴越，藩篱剖即家。脱身烦恼障，飞雪衬烟霞。"此亦指予之有根缘也。

---

① 尽，辑要本作"盖"。

② 纯，辑要本作"绳"。

③ 纯阳，辑要本作"重阳"。按：世传有王重阳《七篇灵文》，其目与冲虚所列同，又《天仙正理》也作重阳语，作"纯阳"似误。

儒衣敝履幡然弃。家中颇亦有红陈，无奈三年水荒至。

　　每自三月、六月，雨多而水涨。民无平土之居，众无地成之望。①

不敢荒年受福多，也食蓼根十数次。

　　蓼根者，土人呼为蓼草之根，旧无种无苗。万历戊子己丑年间，江西岁大饥，偶生此物于河畔沙洲，如簪脚大，三四寸长，或微红，或白，可末为饼食。土人寻食疗饥，予亦求邻家者，食数次，意谓减禄求增福也，后岁不荒则不生。

涉水传餐救饥人，

　　时有滔天之水，贫者缺食。每每跣涉送饭，救人饥饿，亦足为苦行矣。

足指生疮疼及身。衣遭跣湿朝三换，饭竟加粱日倍蒸。仓中空谷皆人贷，券上售钱有几诚。

　　口称水荒，心存骗局。

此情有若婴孩拙，便是修仙性地仁。

　　以谷借出而不收入，似无知之婴孩，利人而损己矣。究其施人积德，亦真赤子之心也。

二旬五月得逢师，

　　生年初至二十岁。

还阳曹姓戚之儿。

　　曹姓，还阳号，邱祖派下，法名常化。生于南昌之武阳津渡处。祖、父皆富。闻庐江县李虚庵真人有道行，治装往谒，得天仙之道。前此别有一人亦号曹还阳，住镇江府，注丹经，谈外事邪说者，与此不同。后学不可误以为此，而妄信其言外者。

----

　　①　末句辑要本作"农无西成之望"。

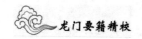

南昌同县武阳地,三里邻居遇合迟。一论天仙最上理,请到家中时扣之。谓我先人世有善,谓我前生佛授衣。

初生于青州府之官衙,才数月间,有术者曰:"此禅僧之转生也。"

前生修佛犹昨日,转世后赋性①如一。今生今日得逢仙,醒后昨心还不失。

玉琼②真人云:"自修证五六劫及证此身,念念修心,修已七③世,形骸虽改,此心不忘。"

持到中秋八月时,卖田护师同入室。

家有父宦囊余,荒年为贫饥者散尽,去而不回。及至自有所为,必有卖田之势。④

师之兄曰公子家,势焰偏高忌⑤及他。骗得道闻又取宝,乌能悔转⑥度人差。

此亦慎择弟子之一端,所谓"师寻弟子难"者是也。

且做生涯还本利,我自为之更赚些。弟兄同到宁州宿,信个山人解梳木。山人骗去半本钱,到家折尽愁思哭。语予折去百数金,愿把外丹酬你欲。

烧炼点化成金银之术,世谓之炼外丹。当此时师只肯授外丹,不肯授内丹。此见仙师重内甚于重外。

我求超世证仙真,何欲丹金堆过屋。

---

① "后赋性",辑要本作"夜眠恰"。
② 玉琼,辑要本作"王复"。
③ 七,辑要本作"一"。
④ 此注底本无,据辑要本补。
⑤ 忌,辑要本作"怎"。
⑥ 转,辑要本作"辅"。

大修行人，家且宜必舍，绝其俗念，岂可恋外丹而生一心传乎？予轻外，由于重内，故不受。

予唯不好师固传，

师云："汝惟不好炼丹，是不贪富贵势利，德已不亏，志已特异，故可传外。且仙度人传内，未有不传外者。资外以修内，汝且受之，但勿妄为妄传则可矣。"

但记在心著在目。

壬子春，遂与师同炼于豫章城西西山之后溪水涯次。

铅砂凡体入池煎，黑尽白见成金木。

虽曰二体，即古所谓"一物含五彩，亦作仙人禄"者是也。其中金、木、水、火、土之五行俱全，青龙、白虎、玄武、朱雀之四象俱备，而后成其为白。予师所谓"一转成母"者，即此是真母。昔旌阳《铜符铁券》注，乃吴猛《直指灵文》所言"每黑一斤可得白二两，则三十六斤得七十二"，亦验。

面上片片红桃花，心中颗颗碎金粟。

此即名白金，名乾金、兑金、庚金、水中金、火中金，若鸡子。铅汞名真铅真汞，为天上之至宝，神仙之秘机。

真铅真汞是此真，

除此炼成得真之外，余皆世间之凡物。

物白物黄皆此物。

此得水火既济，交并金木之神气者，为神丹之根基。是白而又是黄，非黄而又非白，内外皆若黄白二色，故仙家称黄白。世人无由能闻，亦无由能见，故亦不知黄白是何物，名黄白是何故。

次次丹头实所依，鼎鼎薰蒸化天禄。

炼即此，烹亦即此；养以此，而乳哺亦以此。有此，则丹可还，故曰金液

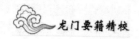

还丹。无此，则丹不可还，必无成丹点化服食之理。纵烧炼百年，空废家业，所谓"朱砂未白头先白，水银未死人先死"，势所必至，可不慎之？

超之脱之即丹铅，

超者，离黑而超出白；脱者，离白而超出神来。所以谓之神丹。若非得此铅中丹之神物，必无成道之理。

暗进明进如酒曲。

暗进者，暗进神水，暗进神火，属烹炼之工也；明进者，明进神水，明进神火，属火超脱之工也。暗进者在固密之中，明进者显然在外。所以此妙绝与世法不同，与世谈者异。若不能如此，则非丹道不成。不成，学丹者当安分已矣。

壬子春来一试焉，般般已验符亲嘱。

师授已多年，尚未经手一为之，亦乏资财之故。及见《渔庄》所云"大丹只从四两起手"，何不一试为之？况思而不学，终是危殆不安，是以不得不试验而为真用实理。

虽堪点得住世金，

三转灵光大现，即能点化。

怎敢妄为满天福。未惜食田屡卖之，依师远出相随逐。

试在壬子，授法在癸巳，虽传其法而不肯为其事。故甲午又卖田，随师参究仙道。若非如此坚心，恐亦不得闻道。①

宁州旅邸投徐家，粗家难期常食足。②

初离家之膏粱甚难饱，食其粗粝。③

---

① 从"语予折去"句至此，底本全无，据辑要本补。
② "粗家难期常食足"，辑要本作"粗饭常朝难食足"。
③ 此注底本无，据辑要本补。

渴时苦菜药般汤,夜后柴房虎伴宿。孔方用尽囊且空,疮毒生多眉又蹙。孤身安饱不暇图,修仙决志无疑卜。

信之真,学之笃,心无疑二。

也不为时尝政事,

不求功名,专于事隐。

也不帅师抒火计。

火药之法,有攻战守之全能,实护国安边之长技。幼时只图分茅祚土,故学之。见钟离弃侯爵而成仙,亦且弃置于无用之地。①

七书八尺若为仇,

七书者,兵家之武经七书也;八尺者,观世音菩萨所遗少林寺之神枪,有劈打之法,又名夹枪棍,皆用武之具。修仙佛者戒杀心,正要戒所以杀事。②

百史五经不再识。

识,记也。五经子史,文士博学之具,为治世之需。既治身心,则不治世,故不必再记。③

璇玑倒杖尽休哉,

璇玑,斗柄运转,以明星周天之占候;倒杖,地理扦点之法。天心十道,葬坟墓之仙机。修行择地异于此,故亦不用此。

禽遁握奇俱已矣。

禽遁者,演禽之数,及遁甲八门之法,兵家决胜负、卜吉凶心要之机;握奇者,安营寨,排兵布阵时,在中军帐独持至一之枢机,所谓"运筹帷幄之中而决胜"矣。

---

① "孤身安饱"至此,底本无,据辑要本补。
② 此注底本无,据辑要本补。
③ 此注底本无,据辑要本补。

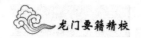

时值周期①日有余,五月廿二奏天衢。

遇师一年之后,无日不闻道,此而知心识志,方行表奏天庭,及紫微中宫,请天命而决可传与否。许传则传,不许则止。仙道禁戒至重,不得私授于人也。

投词符节合同了,

投词者,立誓之词也。重阳之门马与孙等,皆焚誓状之类也。是世之后学,皆投词于师,此则投词于上帝,而请帝命付符节。符节者,即《洞神经》云"升天券",以青素带身②,临升之日,五岳不见此券,则拘人不得升;水神不见此券,则留人不令升;地官不见此券,则不得升度;天官不见此券,则闭天门不令升进。得券则前入紫府见大道君,然后一切诸神不敢拘制。此天仙度弟子之所有事者。

刺血灵官王证之。

抱朴子云:"至秘重者,莫过长生之方,故必歃血盟誓乃传。"欲修长生而不勤谨亲师,至要宁可得乎? 求心不尽,令师告之不多,秘何及得? 浮浅之示,岂足成不死之功? 若此之人,亦终不得教之。

在我耳边说两句,聊通一路③修仙路。不是等闲人得闻,修仙便要应仙度。

古神仙《身世歌》云:"天人须选天人学,上天不擢下愚人。"

从今隐处辟邪市,

辟邪是乡间地名,市则街道贸易。

朝食忙趋日问师。

予隔师家五里许余,每日饭毕,即趋侍师而问道。

---

① 期,辑要本作"基"。
② 身,底本作"升",据辑要本改。
③ 路,辑要本作"线"。

一年间有三百日，半月参将百二时。十五年间勤侍教，万千句里切寻思。眼见师餐饭①两顿，心忘我受腹重饥。

每日问道，见师餐两顿饭矣，我尚未及一餐。亦愿初发忘食者。②

整整忍饥不想食，渐渐肠疼亦不③医。

饿日久，则伤而肠疼，亦不识为饿伤求医。

向④到黄昏方返舍，或明或暗到家迟。

月上早则明，月上迟则暗，随逐差马火把而行。

家中饭办次三炊⑤，倚门人望不归儿。如此朝朝并暮暮，祷苍惟愿道闻之。每逢朔望进黄表，

每月朔日、望日，表奏上帝，以祈恩赐，全道果。有天仙三催师度。

一坛清醮奏青词。

闻道之后，己亥春，醮谢天地及历代传道之圣师。

又斩无常三十夜，勤心进道有天知。

斩无常者，保全一年不死之法，有符诀咒以斩断之。

仙机佛法都问过，誓今决要天仙做。

徐灵府云："学道全真在此生，迷徒待死更何生？今生不了无生理，纵复生知何处生。"

生平诸病欲将无，

凡童稚时所得哮喘、风湿等，皆愈而无病。昔丹阳真人在终南西游华

---

① 饭，辑要本作"饮"。
② 此句辑要本作"亦愿效发愤忘食者，故如此"。
③ 亦不，辑要本作"不识"。
④ 向，辑要本作"问"。
⑤ "次三炊"，辑要本作"炊三次"。

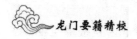

亭,偶宿窑崆,中土津火毒,吐血发喘。道友曰:"当食生葱、酽醋可解其毒。"予谓道家有病,他人莫能医,自治足矣。① 修炼身中至宝实,厥疾自瘳。又词云:"欲要解四假违和,炼身中金玉。"②

些小句言便称贺。
试道行即有验,凡得一句一言秘妙,无不雀跃称贺,幸有前缘。

万般职分总休心,
效③所谓全抛世事。

一念机缘全炼我。
我者,即自己妄想私心。炼有我之心至于无我,便入无生之际,自然寂灭为乐。

道若不明仙不成,枉做世间人一个。
誓志此生④必要明道成仙。若不如此,则前世似实修而生人于今;既得人身,何不修仙,庶不枉生于世。⑤

曾求妻下耳金环,并下银钗凑护财。
化炁将完,护者要财用甚急,不得不委曲,求为应用。

网巾圈子割还尽,

---

① "自治足矣"四字底本无,据辑要本补。
② 马丹阳《洞玄金玉集》卷八:"予在终南居于环堵,腿赤脚并无火烛,相仅六年矣。瞥然心动信步云游,西至华亭投宿于崆峒,偶中土津火毒吐血发嗽病,势来之甚紧。众道友馈药拜而受之,不敢尝。又谓予曰:当食生葱蘸醋可解其毒。予再三思之,道家有病他人莫能医,当以自治乎。修炼身中至宝,厥疾自疗。因作清心镜小词一阕,拜呈道众希采瞩。马风风五旬六,云水飘飘洒然清,独运天风、摇曳灵光,转增明性烛。到亭川、窑里宿,不意中他土津火毒,欲要解四假违和、炼身中金玉。"
③ 效,底本作"动",据辑要本改。
④ 生,底本作"身",据辑要本改。
⑤ 此句辑要本作"既得人,今何不以之而修仙,不亦枉然乎"。

圈子及钮扣用废殆尽。

护得师功大药来。师家少食我推食,师家少衣我解衣。婿慈罪我倾家计,

废家业之项①多,不免渐渐萧索。

荆布愁予远案眉。

举案齐眉,凡夫妇之大愿。修行者,未成时,离家以修之;已成后,无家之念虑,荆布焉不愁予远家。

家众贬讥图个甚,

世人图富贵,图饱暖,必图成家计。今反废家业,抑何所图而然哉?

乡人谈笑愿何为?

抱朴子曰:"予忝为大臣之子孙,弃当世之荣华者,必要登名山、合神药、规长生也。"俗人莫不谓予为狂惑之疾。然不废人间之务,何得修如此之志?王重阳真人,一乡皆说为害风,谓其轻弃家业,为狂惑害风,真人亦自呼"王害风"而不辞。

几遭骂辱凭干唾,

有恶侄每持刀杀人、降人,有骂辱至,闻而不闻,则闻魔自消,而炼己法也。

便逢欺打未还捶。

曾有二人将欲痛殴,以还而消之。

说来未②尽千千苦,学道如吾未见谁。③ 师言汝志我已知,苦心学道是

---

① 项,辑要本作"资"。
② 未,辑要本作"不"。
③ 底本作注为"学道未见谁",据辑要本改。

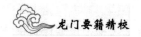

仙机。① 十年三受天仙嘱，速我将伊毕度之。

一日老师谓予曰："汝于仙阶已有分者，从十年以来，曾三次有天仙命我速速全与汝道，我今已知汝矣，当度与汝也。"

此道先须辨真伪，

真者，成仙之真机，元精所生之时真，采取配合之时真；伪者，凡一切后天有形之精，皆不可成仙者，是伪必要先辨。

真者长生阳神贵。

长生不死是真元精所修，后阳神现像，神通变化，皆用初辨而得其真。

炼精化炁炁化神，神还虚矣名极位。精生本是元精生，不是凡精后五行。淫心②淫事凡精者，浊秽焉能证洞清？只为浊形不化炁，无形之炁始飞升。元精一返补还满，证果③初基自有灵。

此即炼精化炁，筑基有成功者。

精满无生超欲界，

精满不思欲，故曰无生。既无淫欲之具，如世尊之所谓"阴藏"，则超出欲界之外矣。

心灵方出尘凡外。④ 五龙捧圣到南方，入定化神⑤功可大。

南方者，离宫心象也。即离宫修定也，炼炁化神之说。

未到化神必欲化⑥，

化神者，即转神入定也。未化则驰于外而不定，未有不定之仙佛，必要

---

① 底本作注为"苦心学道仙机"，据辑要本改。
② 心，辑要本作"精"。
③ 果，辑要本作"个"。
④ 外，辑要本作"世"。
⑤ 化神，辑要本作"还神"，后同。
⑥ 此句辑要本作"未到还神必要还"，谓为还神之意，与底本作"化神"不同。

还于定。

炁停脉住不庸餐。

炁停,则气满而不思食;脉住,则炁灭尽定而不用食。庸即用义。

只为北堂孀秉节,可无孝德了其间。忆母年将九十足,金陵孤子归宁
速。① 成道世尊两视亲,岂我潜心②违所欲。

母有啮指之呼,不敢违所欲,奉天教戒而成孝道也。

蓬头垢面已多年,

昔白玉蟾彻夜坐,晨亦不沐,昼亦不炊。或客来有问,以牙疼为辞。无
酒亦醉,睡醒亦昏。

蒲团兀坐不成眠。

天来子云:"学道先须学打坐,若还空坐亦徒然,画饼充饥终受饿。"

一任顿超无量劫,不须犹说未生前。

定至超劫,则到未生前矣。无可再说,再说未生即是有生,落二义者。

天先地先先有我,

先有我即先天地之元神,所以超劫者,不随天地同坏。

不生有我是真我。

真我,则生不有我之念,是大寂性体。在天地及大劫运度之上,故不随
以坏。若有我,则犹是天地之有后者,为天地之所生者,亦为天地之所灭;若
无我,又同天地之无,天地坏我即坏,皆非真我;惟我而不我,是为真我。

我到地天无无无,

---

① 此句底本作"金陵孙子归宁远",据辑要本及上下义改。
② 心,辑要本作"修"。

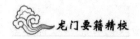

无无亦无,是至极之无,即经所谓"玄之又玄,妙之又妙"。

方许天仙是这个。

这个者,是真我。无无亦无,我既无无亦无,视天地无无亦无矣,视大劫运度无无亦无矣。天地虽随劫坏,犹若无无亦无之天地,何系于我?故不随坏,而常存于无无亦无,故曰:"这个方是这个真我。"

《修仙歌》并注终

六、杂咏类①

道隐斋杂咏②

和答吉王朱太和殿下

（玉牒宗派名常淳,邱祖仙派名太和。）

道凭一字作根基,

道在无极,且无形无数,乃生有形有数也。一,太极也;一而生二,阴阳也;二而生三,精炁神也;三而生万物,变化无穷。

运化从心妙转移。

炼精化炁,以心主宰乎其中。炼炁化神,亦心证成其化。此有心之运化转移,固不外于心。及炼神还虚,得虚灵独耀,非执着幻妄为虚空者,实无心之妙用也,亦不外于心。正三界惟心之说也。

金自水乡还白液,

白金生于黑铅水中,亦喻肾水中,生真阳之炁。白乾金,兑金者是也。

汞由丙穴返青璨。

---

① 此题原作"卷余杂语",据抄本所列目录及卷首所分六类名目改。

② 此题底本原无,据抄本所列目录补。

丙穴,南方火地也。言汞火之青者,由丙火中生出,乃返回于丙内,是汞
出硃砂之义。亦喻外驰之神,复返凝于内也。

丹凝神炁栖玄谷,

玄谷者,即炁穴。神驭炁凝于玄谷,炁凝神亦凝。凝者,凝而成丹,故曰
"丹凝",即"凝神归炁穴"之说。

星拱罡台照碧溪。

碧溪,即神水华池也;罡者,北斗第七破军星之称,遁法中所谓指者吉;
台星,罡前之三台星也。同罡旋十二位,即斗柄运周天之说。拱罡台,是神
行,即炁行也;照碧溪,是神住,即炁住也。

待到无垠块圠竟①,

垠,言无涯无际也;块音央,圠音札,言鸿濛混沌也。即证虚无境界时,
同生灭灭已也。

黄庭独坐伴希夷。

希夷者,不见不闻也;黄庭,中宫也。独坐,绝对待也;伴希夷者,即佛寂
灭为乐。

又和答吉王太和韵

(王所封藩国在湖广长沙府)

旌阳曾为斩蛟来,

晋时许旌阳真神,斩蛟至长沙府。

一剑功神速自回。

斩蛟已,回南昌。

千二百年吾复至,

---

① 竟,选释本作"境"。

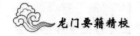

旌阳回后,于今千二百余年矣,吾复至此,虽非为江上蛟精,却为肾水中蛟精而来也。

几微一窍炁重开。

一窍者,玄关一窍也;炁重开者,先天一炁,生生不已,开而复开也。采药有时,时至神知,亦予所谓"觉而不觉,复觉真玄"之说也。

丹凝玉鼎风生耳,

三宝合炼于鼎中,真阳与真性,凝结而成丹。玉鼎者,古人金炉玉鼎皆喻炁穴。丹既凝,谓之大药玄珠。采之将至,先有风生于耳后,风声至则大药亦至。

火伏金炉息住胎。

下三字申明上四字。息住胎者,安神定息,谓之怀胎;还神时,息定则成胎。胎成则息自住,不出不入,神息常住,而顿至灭尽定矣。

此道久将无处用,

总言十月,还神定息①,从有入无而实证无生,以无为寂灭为大用者。

求生舍我更寻谁?

此句有二说双关。一说,是汝今求长生之道于我,既得闻正法仙道矣,更不舍我所说而别寻邪说,乃由汝知真信笃,故能如是也;一说,是求道悟道而求生证道,必由自②所为,笃信坚心。凡精密功夫,他人一毫力着不得。

元精何故号先天,非象非形未判乾。

无形象,未分天地时,即先天。申明上句名先天之故。

太极静纯如有动,

---

① 息,底本缺此字,据虞阳本补。
② 自,虞阳本作"有"。

太极者,虚之极,静之笃,即静纯;如者,此未必然之词。凡若有动,当知清静。经曰:"动者静之基。"

仙机灵窍在无前。

灵窍者,炁穴生机之灵;无前者,无天之前,即先天。吕祖云:"虚无里面固元精。"

梦回妙觉还须觉,

妙觉者,玄妙灵觉;梦回者,马丹阳祖云"自然成真,梦里教知"是也。

识到真玄便是玄。

真玄者,静笃真,动机真,灵觉真,便是玄之真,我亦曰"三真"。

说与后来修道者,斯言不悟枉谈仙。

斯言者,为第四句而言也。

又答吉王太和

阳炁生来尘梦醒,

答药生之句。

摄情合性归金鼎。

答采药之问。

运符三百足周天,

昔陈泥丸亦云:"但守火爻三百刻,产成一颗夜明珠。"天一周乃三百六十,何故三百便言足周天?以卯酉沐浴无爻也。

伏炁四时归静定。

四正之时也。

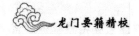

七日天心阳复来，

筑基成金丹已，即是阳精复还足阳炁。采以七日之功而大药生，曰"阳复来"也。

五龙捧上昆仑顶。

五龙者，飞升冲举之法也。知得此法，方能离地而上天。昆仑在上田，捧上三关而至昆仑，复落黄庭。

黄庭十月产灵童，驾鹤凌霄任游骋。

出阳神之后，任骑鹤游于龙霄汉。世称天之最上者曰"龙霄汉"。

又答吉王太和

言铅言汞总言非，

言非者之言非，非真言神炁也；言铅汞之言，神炁之巧喻耳。

日月齐轮御气飞。

以神驭炁，二者同行同住，故曰"齐轮"。御气飞者，依于呼吸则能齐飞，不依呼吸则齐飞无据矣。

子并后升天上去，午同前降地中回。

子之六阳，神炁并从后升，曰"上升"；午之六阴，神炁并从前降，曰"回于地"。

历神十二皆留伏，

十二辰者，用周天十二位也；留伏者，是喻神驭炁之妙用。

灌顶三双默转移。

三双者，每关双窍，三关则三双，灌顶必由之路。

古圣强名为火药，

身中非火药，借名火药以为喻，故曰"强名"。

不离神炁自相随。
神随于炁，炁随于神，故曰"相随"，即"心息相依"之说也。

和吉王韵答所问以上五首，皆万历癸丑稿。今人多是口称形空，口说修行，其实心不悟，弗识牟尼圣果。牟尼者是宝珠，佛自修所证之妙果，与仙家一粒黍珠无异，人人所自有者，所当修者。世人乃不知为圣果所成，而不知求，但说了心供套话。大修行人，依仙佛正法以修，法了则心亦了，无法则无心。今人自不知心，又不知了。如见人来问，眼识之心不了；闻人来问，耳识之心不了；应对人之问，舌识之心不了；念想将"了心"二字作好语以答人问，意识之心不了。自将不了心之局，遍教人学之，何似教人吞砒救饥，怀冰救寒，如是而自谓已了心，真乎？否乎？必如仙佛所教离欲，心实无为，了心于欲界矣；如所教禅定，而禅心无想，禅性无生，为了心于色界矣。如达摩面壁九年一定，如佛四万劫一定，八万四千劫一定，全寂灭出无色界，斯谓之真了矣。

无题①

妄将得道赞名流，
道名不一，得何道也。《华严》二十三参云：说向地狱道，向畜生道，向阎罗王世间道，向天世间道，向人世间道。经言如此。愚按淫欲者入畜生之道也，必持戒绝淫姤，身心俱绝，可谓之得免畜生之道；修十善全，得生人世间之道；修十善多，得生天世间之道；修四禅灭尽定而寂灭，得不死阿罗汉菩萨之道；行佛所行，住佛所初觉而圆满正觉，得佛之道。因予门有禅友，不知修何得何而证何，故详举经言及道，少助真传见而已。今之时师，只修无修无证，既扫去修证，又何可言得道？若云不修而自得，乞食贫子，人人皆得。若不由于修，则遍世间人皆自得，不必奔驰参学。其不用之修，是恐其自反供招，不足取信于天下，故其说得者，是妄赞诳人者。名流者，张大名扬于远方

---

① 此首原无题，今拟。

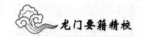

者之流,古人谓名无翼而长飞,由愚痴下辈得依一日之衣食,遂造为得道之赞扬,哄得遍世间人奔驰参学,流言不已。

误杀阎浮后际人。
此后若再不实参实悟,无真修之下鬼。

醍醐未见①芽穿膝,
世尊醍醐灌顶,同仙家真液上升之喻,而今人未见得其灌;世尊芦芽穿膝之喻,同仙家脱凡捧圣之喻,而今人未见得其穿。既不同世尊之法,安能成世尊之佛?若欲成世尊之佛,必当修世尊之法。我又为吾诸友劝之勉之。

鹊巢何由雪满眸?
世尊有鹊巢灌顶之喻,言顶上有如鹊声之喷喷,即鹫岭之义也;世尊眼前有天花乱坠,故曰"雪满眸"。按此二景,有鹊巢为其出欲界之景,而后有天花为其出色界之景。今时人不知所以得鹊巢之景,何由得天花坠而雪满眸?欲修佛者,抑何独不信佛此语?

我欲一针通具眼,
学佛此案指与有眼者看。

果谁同证果谁谋?
深叹后学愚痴,惑于断见外道,谁能起信?我欲语而求同于我佛之证,而亦求闻我佛之言为谋,吾见亦罕矣。

答陶先生见赠和韵
(陶以诗来赠云"不向词坛学赋诗"之句,故和之。)

道隐幽斋怕觉迟,
来诗言"睡起迟"为颂,大非也。此但可与世法中人安富贵者言,我轻安乐者,不受也。道法中初筑基、习定、采药、炼丹,便能睡少而觉速,彼亦不见

---

① 见,虞阳本、选释本作"能"。

古言"披衣犹恐起来迟"之句也。

正逢天女献花枝。

天女者，离女之喻；献花者，药生之喻。药生必用觉照之，所以怕迟。

知斯子夜金还候，

子夜，言活子时之意，即药生之候，故言"金还候"；金者，肾水中金肾①也；还者，去而返还，即《参同契》言"金来归性初"也。

便是庚方月出期。

庚方月出，庚为西方。每月朔初三日，初出于西方。言月之晦而暗，喻人静。而阴暗至次月三日，阴静极暗而复光，喻人身中之炁静而复动。动之炁微，如月一线之光微。金还之候，即月出之期。下句重上句，故便是转其文耳。

看过乾坤旋石磨，

古云："一孔玄关窍，乾坤共合成。"此言旋乾转坤之妙用。若已看见过，则一切世间事，置了无用矣。

任他尘世隔藩篱。

只旋乾转坤之不暇，如旋石磨之不已。任世人之学诗，且置之藩篱之外，所谓"远离世间法，妄尽即虚无"也。

虚空且尽何庸语，

乾坤尽处，总是虚空。证到虚空，又何用着语言为哉？

怪煞狂言不学诗。

陶以不学诗为讯，意以学诗为功。我以能诗为旧习妄念而尽灭之，以不诗除气而无舌耕根之漏，故怪煞陶言为狂也。

---

① "肾"字疑衍。

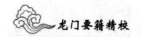

和陶先生卜隐韵

（卜居在涧洞未得，先以八行寄来，故和之。）

洞古经年乏所归，几多岑寂剩斜晖。

空洞无人居之景。

可跌石冷吉祥座，

世尊跏趺坐磐石之上，有天人刘吉草以为座。今已久无人座，故名"冷"。

解语花含微笑机。

花世洞前之物，世称能解语、能含笑也。世尊因天女献花，拈之示众，惟迦叶一人微笑悟道。今者久无人拈，故曰"含"。

欲讯人何离境去，

以世情为言，是问前人何故离此生境，去而不居；以道情为言，是诘言人是主人翁，境是一切有心、有相、有为。皆是问此心虽离境而不系缚于境，或者妄境能离，所以别有常住常乐处耶。

待拈锡好傍空飞。

以世情言，昔志公飞锡杖至潜山下居；以道情言，锡喻息也。飞锡傍空，即心息相依而不着心息之相，斯为真息。

不堪忽有栖禅者，

不堪者，无奈也；忽有禅者，先止于洞栖也。

先我陶君一展衣。

昔志公到潜山，展袈裟一覆之地为居舍，故亦曰展衣而住矣。

见达摩遗像

忆君当日叩鹦关，

世僧传言达摩来东至关前，有鹦鹉言曰："西来的，教我一个脱笼计。"以此故称"鹦关"。达摩曰："东土之鸟亦能言，吾何以能化人？"返西而问师，得所答之法。复至关，鹦鹉复问，答曰："合着眼，闭着口，伸着足，便是脱笼计。"如所说，关人谓已死，开笼视之，急飞去。又一说，言航海而来，凡三年而至广州。此僧人两相矛盾之说也，故两存之焉。

不识空教对上谈。

上者，梁武帝也。达摩初至金陵，武帝问："如何是圣谛第一义？"答曰："廓然无圣。"又问："对朕者谁？"答曰："不识。"帝不悟"不识"二字之机，遂别去，向少林，故曰今空，以不识对帝言也。

石臼井泉何用记，

世传山东古齐国之北，有长芦盐运司。其地有达摩修道之具，相传达摩炼丹筑基于此处。直至于今，犹有石臼及炼丹井、炼丹灶，留记在焉。僧人不信，我故弹之曰何用此。

灵心道炁枉言丹。

灵心者，绝待灵心观，为空、假、中三观之一空观也；道炁者，达摩作《显宗论》，言阿罗阿波罗禅定之息法也。由于闻师菩萨提多罗，言出息不涉万仪，入息不居阴界。尝转如是经百千万亿卷之句，遂作此《论》及《胎息经》，极言丹旨。又作《金丹直指》，近于仙家之言。而僧人谛言扫除一空，犹贬之曰："九年面壁自知非，不若抽身只履归。"如此，我故曰"枉言丹"，对祖商量，惜之也。

折芦浮渡西来水，

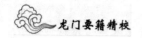

折芦渡江，是达摩以工①法渡过彼岸之义。愚人不知，误为折芦之事。即世尊芦芽穿膝之喻，亦同仙家五龙捧圣之喻是也。西来水，即西江水之喻，同仙家肾水中得西方真一炁之喻也。

面壁长参少室山。

面壁在少林寺之事，达摩在寺面壁而禅坐九年，人谓之"壁观"。自此之后，仙家皆同此理，禅人反贬斥之，正所谓夷子学于墨子而不从其教，终为斯人之自不幸也。

眥视六花飞洒后，

眥视者，若为怒目而视之喻也；六花者，天花乱坠之说。得定而出定时之景，此后则出阳神。

岂劳只履误人间。

岂劳者，不必劳也。当汉明帝时，佛法初入中国。小小下果沙门来，传之不真，化之不正。故楚王以帝之弟而学佛，聚众谋反伏诛，世累轻之。虽神光善说，犹不能证不生死阿罗汉，不免阎君之手。惟达摩得佛衣钵，足以取信，亦惟神光能自及知非，得真传矣。愚谓达师便显神通，犹惧复束生外道不能救，何示死而示葬熊耳山，示只履而归。不知狂僧又斥为尸解小果。误人间至于今，皆弃而不知学，我故曰"岂劳"。我以所遇即达摩所学，即达摩所修证，即达师略举其事颂之，以为后佛入师教实修实证之考耳。

过古峰洞

（在楚浏阳县东三十里小溪也。其上即天涯塞，居民避乱之所。）

石窦玲珑号古峰，

洞名古峰洞。门前建小寺，亦名古峰。

虚中曾是有仙踪。

---

① 工，虞阳本作"正"。

世传有仙往来于此，深夜无人，每有声闻于外。

灵泉暗自供丹灶，

洞深无极，人可进。七层石窦，泉出成五七尺小河。通其流，跨流成渠。旁有石台，台前有天然丹灶七具，具径尺。此其中景也。所喻者，灵泉为坎水真一之精也，即丹家之药物。言药时时之有生，似供丹灶之炼。洞有灵泉，人有真水。

翼鼠时来鼓巽风。

翼鼠即蝙蝠，其大于鸦。黑者白者，阵出阵入，每有数千，来若风声。此景也，喻丹之真息，息曰巽风，调息以炼神炁，故曰"鼓巽风"。

唐士旧分题句景，

唐人分景题句在石。

明候新效补天功。

明万历末，县令增修余景。

吴侬自适将东渡，

吴者，古吴西，言南昌也；侬者，谓我也。将东渡海而登三岛也。

不信人间即蓬岛。

不知此间即三岛。

过道吾山古刹

（在浏阳县北三十里）

道吾境颇幽，

有落脉落穴，后前可容三殿，左右各可容三，左右二水合于前。左右有山，右略高，中门流二水之合，下为瀑布三五丈。洞约数百尺，之下有龙井，孙真人所针病龙潜居于此，九霄长老一徒化龙于此。殿左有坑田二里许，万

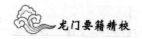

历初,有常住南垣和尚打虎于此。

逸老强登游。

逸老者,是三教逸民也。本无游观,但为卜居,入定化神,不得不一及此境。

草织山腰路,

路有石凳瓦中为跨,左右则有弱草交织。

桥连洞口流。

洞口之左,另有一流,两相合跨,故桥连此洞口。

石龙浮涧面,

瀑下流五里许,洞中有石龙长丈余,大如斗。水流急,则一首四足一尾,活动如生。水深尺余,龙背尺三五寸,故见如此妙。

仙座列峰头。

山头殿右箭许,有白虎山,其上有仙座对奕,游人掷石棋子山下,次日在坪中如故。

不见高僧定,

宋时道吾山有宗智禅师,后有九霄长老,虽有大名,不过死此而生于彼者,逃畜道而生人道而已。故不能长定如迦叶七百年古锥,不能如世尊八万四千劫一定方起。所以今不可见者,因只在须陀洹下品之果耳。

空闻旧证修。

世传宗智能参禅,今乃不见,则知无禅定修证者,亦可惜,可惜!

道隐斋禅关即事

击柝呼鱼食,推轩放鹤归。

即敲竹鼓琴、唤龟招凤之义。

静中看飞跃,天地亦微微。

记曹老师西山炼神处圆①示

林疏亭腐草,
久定之境也。

山断路连桥。
独木小桥,小防人渡。

中有空王定,
最无大用。

年深不识秋。
超劫忘年。

葵叶扇

似月不随缺,
古之譬如望夜中秋月。

生风不由穴。
念动则风生。

纺②世则趋炎,此君宁去热。懒障晋尘污,
晋元规尘污人,每用扇障面,而此则不为人障面。

---

① 圆,虞阳本作"图"。
② 纺,虞阳本、选释本作"倾"。

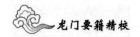
羞押郑歌歇。

清静复中鼓巽风,安能与淫声作催拍?

安赋通天常,

本来面目只在此。

亦非洁不屑。

非徒然是执不屑称自洁者此。

蒲草扇

曾谓风行草偃,于今草舞风生。

造化原于感应,天机之道皆然。

逆用之则有所生。

千秋岁词

寿六旬寿海福山二图。甘先生乃浏阳县学秀才,通藏教。其画法以"寿"字为海者,内套"福"字为山,中包"寿"字为海,别世法常见也。故首句五,亦超出常见以为言也。

寿先五福,乐添筹,盈屋。

海屋添筹,破题意之言。海筹也,正是得妙之句。

龟息住,鹤胎足。

此二者皆有寿之物,抱朴子云"千岁龟鹤",故皆以称寿者。

七桃献寿三瑞,

西王母以七桃献武帝以祝寿,乃言此桃三千开年花,三千年结果。此言寿者,为一万八千年,极称以颂寿之高也。按此于大明洪武皇帝初,宝藏中有桃核半边,长六寸,阔五寸,内刻武帝庚子年号,我太祖皇帝命学士宋濂①作《蟠桃赋》勒于内,则其大可知。

八仙会逢六。

八仙庆寿,世俗说也。一旬一会,六旬则六会也。

驻童颜,齐唱道生来金粟。

西土古有金粟如来佛,佛也所寿,持斋素事佛,故以此。

虚中清于竹,坚白精于玉。

此颂寿者之有德。

阐宗风,

每讲经说法,欲以谈空标名者。

宣化育。

道岸之立道标。

天厨供天禄,

修禅定以禅悦为食,谓之"天厨送供"。

看寿元,百千万亿从今祝。

又

福先称寿,花甲周时候。

"福"字套"寿"字在中心为主,故此颂寿意多;前词以福在中心为主,故颂福多。

彩衣斑,兰芽秀。

---

① 宋濂,底本作"宗濂",误。

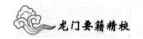

上句言其子,下句言其孙。亦能读时文,作举子业。

具庆书香旧衣钵,犹胜在二十四考中书右。

颂秀才垂老,历经岁考科考之多。

物外圣贤流,

虽向物外参究佛法,实作秀才在圣贤之流。

图中逍遥叟,适天真,超万有。须弥是古锥,

古锥,塔也。佛弟子迦叶一祖,端坐禅定,如塔耸峙,人颂为七百年老古锥,须弥高于颂寿。

恒河非面皱。

经云:三岁见恒河,与六十见恒河,全不变异,六十面皱于童年,是有变异。今颂寿者,即不变之恒河,非有变异之面皱也。

乐寿延,击虚空和衡山笑。

击虚空者,是打破虚空成粉碎也;衡山笑者,蓝养素得大定正觉而不能出定,刘海蟾提以出机,遂拍手大笑而出,故南岳诸人皆称为"长笑先"①,喻寿者得念佛正觉而乐寿也。

赠禅人号
(五言绝句)

五蕴空华藏,

五蕴是色、受、想、行、识,触法也。此正经中只举眼言而例也。僧流总不知声亦有受、想、行、识,香亦有色、受、想、行、识,味亦有色、受、想、行、识。触法皆有五蕴而皆空华者,是我心所依习定习空之法界是也。

---

① "长笑先",虞阳本作"长笑先生"。按:宋·李简易《玉溪子丹经指要》序称蓝养素为"岳山长笑先生是也"。

孤灯贯顶门。

即是满月当空,灵兔独耀之义。

西来些子意,

达摩西方而来,惟直指心法。此句直是总说。僧全不知,遂错认不用功夫,便自称为心法,便落空亡外道无记空也。佛教初机、熟机、上上机,有持念护念,方得见性成佛,入顿教矣。

悟得是真人。

悟此是真禅人。

赠邻馆友人入关避世

违范于今月五圆,忽闻入室竟求仙。传经帐后情归性,

书馆后入绛帐之设,借言入关房参禅,其实避损友也。情归性,即摄情之说,"金来归性初"之义,赞词也。

炼鼎炉中汞摄铅。

以神驭精炁,乃为日月工夫。

依君正切春中树,

"渭北春天树"之句。

隔我遥沾海外天。

言关空入三岛,隔我于海外之天。

愿视①蓬山峰下药,得来住世乐千年。

---

① 视,虞阳本作"况",选释本作"祝"。

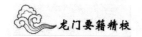

闲坐禅关习定

避尘不为世缘忙，

不挂万缘，则心可定。

一窍中藏极乐邦。

得禅定为极乐。心不在定，则着世缘妄想烦恼。

渐汲涧泉烹佛性，旋烧神火炼金刚。刹竿倒却门前幻，宝炬长燃殿上光。眼藏本来浑正法，

即世尊"正法眼藏"之说。

孤高身已在西方。

赞胡僧画像

绣发胡僧一法无，

万法归一一归无，得无佛无法之果。

蒲团蹲踞自如如。天花悟后忘文字，

言天花乱坠之后，成佛正觉，忘语言文字，无得无说，如文殊所谓"真不二法门"。

饲口缘空释槵珠。

槵，音患，木槵子所造数珠也；饲口者，牛口回嚼也。佛弟子桥梵钵提之口，虽不食时亦虚嚼，如牛口之饲而不止。佛与之数珠，令常念佛以除口业之病。画中以珠置远地，若人无用，故云然。

生死了然言句外，禅那迎彻月轮孤。

禅者，静也；那者，梵语，即此言息也。至静之息，摄至静之心，而寂灭大

定,故曰彻、曰月孤。

堪夸味净莲生舌,

世尊言:时一八哥鸟念佛,死葬之于①墓,上生莲花,开墓视,莲根生于②鸟舌。

龙虎同归一钵盂。

降龙伏虎,俱入一钵。全首皆说所画景,故画即无言之诗,诗即有声之画。

登天涯寨绝顶

在古峰洞上之山顶,古人避乱之所,故以寨称。垒石为城,结茅为舍,暂可耕食凿饮于下者,古地约五里而已。予卜静居,故登之,似可且止。

天涯绝寨步云行,石磴巉岩绕寨城。烟雾锁腰征旺气,

山腰间时有烟雾横锁之,如画图。

震霆显迹护山灵。

世传顶首为啸天龙,有穴可葬。前有五狮,右有五星,外有贵峰尖耸及③文笔,左右皆有金星贯耳后,所来有五节金星,大贵福地也。曾有一人盗葬,迅雷击墓,揭棺而弃之。天地灵应,相护如此。虎穴更甚近。

正期池上群仙宴,

顶有大池,亦积水养鱼,亦可吸饮,堪喻瑶池。

了却人间一局情。

---

① 于,底本作"成",据虞阳本及义改。
② 于,底本作"子",据虞阳本及义改。
③ 及,虞阳本作"如"。

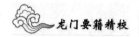

欲赴仙宴,宴必先世。

潇洒达观尘世外,空中时觉有鸡鸣。
世言淮南王拔宅飞升,空中鸡犬皆鸣。登此绝顶,亦若将闻空中之鸡犬声者。

寿门下法眷罗秀才母九旬

罗乃长沙府浏阳县学秀才,名廷纶,法派名太玄,亦贤良有志慕道者。

沙星焕彩寿来征,
沙星在彩星之旁,一小星是也。明则生人有高寿者。其度之下,应长沙府地,故用此祝此方之寿。

九十萱华傲菊明。
九月生。

鹤柜足呼苏氏养,
楚有苏耽真人,成道后事母。室中置一柜,封锁严密。凡母所欲食者,向招呼即至。母舅开柜视之,一鹤飞去。此耽以神通为养者。

杏林傍视董仙成。
董奉仙人以医济世,每医一人病愈,令种一杏,遂成杏林。罗之父,明医也,每制药而母傍视之,故借以为喻。

群英会庆夸风苑,
群英,言儒林之众,会而庆寿,如阆风苑之聚会有众仙也。

令子葆真近木乡。①

---

① 木乡,虞阳本作"不卿",下同。

木乡,礼部官也。天下文士贡举属之,颂其子也。

好却吴侬微一祝,
予本吴地人,幸逢祝会。

愿言王母是同庚。
末句始收祝寿意。

寿文人四句

魏国公徐①,号六岳,讳弘基,最善诗文,当今朝班道德文章之元首,圣贤辅弼之名流。更精大小楷草笔法,时人求者甚多。或有不暇时,则令其人取别稿来看,故人来取予此稿也。以国公自叙其景,立言独导之体当如此。

待漏墀东晓带星,
墀东者,朝班之东,最上第一位也。

侧观南极远增明。
东立,则南极在左侧。南极增明,则入寿之本意。

暗回②四度辉文字,
以星明于周天之四度,暗带人寿之四句。文字是暗带人号也。

会际三元焕大城。
因上元之寿,以三元暗颂文人。

草莽定征人寿考,

_____

① 按:魏国公徐弘基,徐维志子,万历二十三年七月己亥袭,金书南京军府。三十五年协守南京,领后府。三十七年四月提督操江。天启元年,以疾辞任,加太子太保。崇祯十四年复守南京,加太傅。卒谥庄武。

② 暗回,虞阳本作"昭向"。

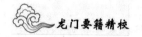

将可证草莽中定有寿之人,作疑词也。

江皋会是客豪英。

言始知近江边,有吴人当寿期。

书之物色求考德,

如武丁图像,求傅说也。

咸谓当时叶子生。

末句始归寿意于真人。

道隐斋中勉门生学

（道隐,伍子书斋,设教之地,故有此作。）

人生飞去不同群,正谓天分理自真。

理者,天理也,即天命之性。

十五未之先学性,

文宣师十五而志于学。

寻常虚度此青春。不信经书皆师范,安得襟裾迈等伦?

不以经史为学,则不知道理本分之事,似乎无知之牛马而襟裾,安能以襟裾而胜于众人乎?

举目试看当世士,螭头立者是何人?

朝廷殿前,阶中斜砌大石,皆刻为螭龙之状。

四季画

春水夏云,秋日冬松,各寓禅道意,又带渔家乐难法,分题得春满泗泽。

阳回春布泽,醒眼看沉浮。

寓仙机。阳回者,万生之说;看浮沉,即铅沉银浮之说。

地道潜难渡,

地道者,洞庭湖底之下,更有穴名地道。人故不渡及此,水沟则更难渡,但形容水而已。

慈航慨独游。

寓佛禅宗意。

草庵环绕涨,

庵四面皆水,满如环图。

林麓压新流。

即新涨之水,满至林麓之下,如受压。

境色浑忘却,

如渔郎复入桃源,不似旧时所见境界。

秦来又此邱。

秦时有桃源,秦人之后至又有此可渔。

四季画

游春,观莲赏菊寻梅,各寓禅意,分得秋景。渊明赏菊题,亦带禅意。

独酌东篱下,浊醪洒葛巾。追来怀玉盏,悟往似霜金。

菊白如盏,霜之金黄菊也。渊明自言悟已往之非,知今来归隐之是。玉盏虽言菊,亦承浊醪,为承上起下之词。

三笑非禅律,

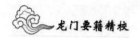

虎溪三笑，此带禅。

万钱安住心。但教清气味，千载作知音。
万钱喻菊，依菊而悟禅心；安住者，已去安妄之心。

四季渔家画

暗带禅意。春酒带平韵，夏色带上韵，秋财带去韵，冬气带入韵。此亦难法也，分得秋财题去初韵脚。

生涯专泛宅，
渔以船为家。

渔泊芦摇白。
泊芦洲为桑梓之乡，摇白是入题之秋景。

鸥性水中闲，
如水牯牛之喻同意。

龙珠波里获。
如赤水之玄珠，如龙女之献珠，此出"财"字题意。

齐封足贪□①，渭隐真奇特。奔走红尘心，一一皆成惑。
舟之安静，乐于车驰马骤之动劳，则奔走者皆惑。

---

① "齐封足贪□"，选释本作"齐封不足贪"。

天仙论语仙佛合宗

仙佛合宗语录本序

冲虚子自序曰：古来高真上圣，仙佛初修，师徒授受之际，莫不有所以为明道之语。道以语明于当时，又录之以垂诏后世。善哉，语录之心广矣大矣。而世之教鞶录语者遂多矣，而语之殊类，叛道者更多矣。夫何谓之多类，有所谓真实语者，有所谓倚语者，有所谓妄语者。彼下愚外道，不知生之由而死之故，竟失长生超劫之本，而悖证道了性之宗，指邪说旁门，为玄机妙道，此以假为真之妄语也，录之乃所以欺世。彼初学浅见，略闻三宝而不知宝之有三元，未论五仙而不辨仙之有五等。或言其炼精、炼炁之无序，务为高远之大言。或巧于谈妙误玄之无稽，流入虚空之幻说，此以少为多之绮语也。录之乃所以惑人。斯二者，害人之深，又何贵语炼之行于世哉？

予自初冠时，便有志于天仙大道，并诸佛密旨。得遇戚里之曹还阳老师，并一仙佛洞泄真宗，所闻者，真实语也。及后遇诸贤以为答者，亦真实语也。夫出世之道，非真实不足以证仙佛；垂世之道，非真实不足以辟绮妄。绮妄盛则障道，世岂有仙佛种子而可执绮妄为道哉？乃不知所以为道而何由以证佛证仙耶？尽见愚夫以却病采战者为仙道，以投胎转劫者为佛法，良可痛哉！惟是悯世之心不能泯灭，思为普救普度，乃干冒天谴，以予素所答述，足以发明予《天仙正理直论》一书，兼明佛法正宗亲旨者，集录为编，继之《直论》之末，为一大注脚。字字句句，皆从三清九霄、三十六洞天玄文秘典中流出，以及西方佛说经文直旨合语一道。从彼世人之强名曰仙者，我则名

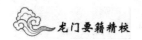

语曰《天仙论语》；从彼世人之强名曰佛者，我则名语曰《西方东土禅髓》。

予于北七真丘祖长春真人派下录此语也，当与南宗张紫阳真人《悟真篇》及《玉清金笥秘文》之书并行不悖，咸引人于当道，以推广度人之志于百千万亿劫，而流行天地之中，令人人知有正法，得有正证，正足以报仙佛度我之洪恩。后来圣真见此，若予面谈，能自策励精勤，则天仙、诸佛、世尊便从此证矣，可不勉哉！

时在崇祯辛巳年秋日冲虚伍子书于南都灯市道隐斋中

卷之一

吉王朱太和十问

从万历癸丑岁，馆于长沙府之吉王国中。王为睿帝之重孙，贞帝之从兄。御牒派名常淳，嗣邱祖龙门仙派之太和也。

太和一问曰："蒙指我以真药物，犹未明辨所以为药物之真语。"

伍冲虚答曰："真药物，即真精也。彼后天交媾之精即不真。先天元精，乃谓之真精。

第世人人人能说真精，不过执后天交媾之精，冒认指为真精者也。或有暗与道合，偶以一遇其真者有之，终不知其所以然之妙理也。何也？世人有从有念而为精者，即交媾精之类也；有从无念而为精者，即先天元精也。于斯二者，亦有炼之而竟无成功，是何故？盖由不知辨所以妙理，则亦不能辨所以妙用。不过只是遇得世间凡夫，传得世间凡夫法耳。子已从凡夫学炼药矣，按其不成，便见其药之犹不真也。当知有异于彼而为真药者在也。夫无念而得为真精者，固是矣。虽有知真精，而不得元神灵觉如是，如是精虽真，而亦不得为真精用。此上天所秘之妙，实在如是；举世间人所不得知之妙，实在如是；海誓山盟，而不敢轻泄者，实在如是。得此真，即天仙矣，即同世尊佛矣；不得此真，则谈禅说道，皆为幻妄虚言矣。子今得此于明言，精始真矣，药始真矣。下手一试修之，起首便能合道。悟一步则行一步，行一步则入一步，入一步则得一步。则知不传之妙，得果之灵，证道之速，非彼世人所得知、所及证也，而世人之误信邪师诳惑者，可胜惜哉！"

太和二问曰:"古云'水源清浊要分别',敢再求示如何分别?"

答曰:"水喻真精,清即先天,浊属后天。源者,精炁之所由以生者也。此先圣示人分别至切要之语,奈何世人妄解圣言,罔诬后学。遍古今,乃不向'源'字上致辨,只于'清浊'字劳心,谓后天中以无形之精为清,有形之精为浊,呜呼! 此地狱中种子之说也。殊不知先天元精由静极而自动,炁至足而源至清,即为真药物矣。而元神灵觉即能合和,是谓'以觉合觉'。随而采取,随而烹炼,不作世缘念想,用工一刻,即长一刻之黄芽,而金丹可就,仙道可冀。若念想尘缘,拟议习染,而后天之精因之以生,则纯是后天思虑之神所致。此源浊者之不可用,以其真炁不足,不产黄芽,而有生必有死之决然者也。或有水虽至静而动,而源亦清矣。其元神灵觉,虽觉而不能真觉,依然堕于尘缘习染,转为后天思虑之神所摄,则不复为清真,而妄用其采取烹炼,亦无成圣果之理。于此辨得'源'字真,药斯真矣。"

又问曰:"水之清浊,何由知神之清浊?"

答曰:"静定之中,神炁如一,皆静也。如是静亦神炁一,动亦神炁一。古云'时至神知',即神炁同动是也。动而外驰,逐妄则为二;动而不外驰,犹然合一。非其清之同而何? 元神一驰炁一驰,元神一染精炁亦耗,非其浊之同而何? 即《元始天尊得道了身经》云'意定神全水源清,意动神行水源浊'之说也。陈虚白云:'心动则神不入炁,身动则炁不入神。'故我邱祖真人亦有'心地上用工,全抛世事'之旨在也。《楞严经》亦云'尘既不缘,根无所偶,反流全一,六用不行'是也。"

又问曰:"辨清何为?"

答曰:"清炁者,天之本体。欲为天仙,必以清炁同于天之本体,而后能与天合德;若着有一毫,形不能妙,则同于重浊之地体,而只合于地德,止证得地仙而已矣。有志于修天仙者,不得不辨之,寻向上去。"

太和三问曰:"古云'炼精者,炼元精,非交感之精'。未审元精未及炼者,亦成形似交感之精否? 抑止于元精,而不至似交感之精否? 请详之。"

答曰:"精一也,有元精、淫精之异名者,是有主宰,主者而致有异也,岂

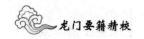

自异哉！然元精在身中静笃时，无形之精也，即元炁，即先天炁。虽能生诸后天有形，不得神宰，亦止于先天无形，而不自为后天生有形。虽久而不采不炼，亦止成先天之散炁而已。世人皆言成有形之精，谓采之迟者，及不采者，皆老而成形。此言大非也！有神宰为交感之用，而后变化成后天，非自成后天也。当其隐于寂静之中，静极而自动，曰生精，是天地人自然循环之生理，当如是也。故修丹者，由极静而生之精，名曰精，而实非精，故曰元精。未妄动，而炁本自足，炁足则能成丹，转运而胎仙出神也。然炼丹必不用交感之精者，是何故？以其或偶触目触耳而生，或妄念而生。生不由静，而炁不足。炁不足者，原非丹本，即不能成丹以长生不死。彼又以将见精为幸，不知及将见精，其势即为后天之败精而已。故紫阳真人云：'幻丹者，由未静心田，遽采一阳。阳非真阳，神非元神，以欲念而交会以生，此幻丹所以有。直采之升至脐，又无安顿处，后天的败精荡然而去，先天又无所主，此非长生之丹，乃促命之法。'此深示人，以后天有形者，必有坏也。总之，知炼之精，必先要知个精生有时，知其真生时，及当采之真时者，则得元精而炼；若不知真生时、采时者，而元精犹不能得，何以虚浮用炼？予有一诗，子其悟之。诗曰：'元精何故号先天，非象非形未判乾。太极静纯如有动，仙机灵窍在无前。梦回妙觉还须觉，识到真玄便是玄。说与后来修道者，斯言不悟妄谈仙。'"

太和四问曰："如何是药生采取？如何是运火炼丹？如何是得丹服食？如何是成仙了道？"

答曰："阳炁生来尘梦醒，摄情合性归金鼎。运符三百足周天，伏炁四时归静定。七日天心阳来复，五龙捧圣昆仑顶。黄庭十月产灵童，驾鹤凌霄任游骋。"

太和五问曰："世人学道，各立一门户。有言必调息者，执呼吸而不已，障于道而无所成；有言不必调息者，纵呼吸而不顾，背于道而无所事。一无所修，则与凡夫原来不别。我屡习为，不惟无功，而且有太害。始知彼凡夫外道，偏执断见常见，拟议作知见者耳，未审必当如何是天仙大道调息？"

答曰："调息之义，难言也。汝自悟来，而后可言。"

曰："参悟到不知旨处,故详问之。"

答曰："调息者,初机小周天火候之用,本具有进火退符、沐浴温养之义也。一呼一吸固为息,不呼不吸亦为息。当呼吸之息,心与息不相依,则不调;心息依矣,荡然漫行,而不由真息之道,则不调。古仙所谓'行之不精'是也。能由真息之道矣,行之太速,则近荡而不调;行之缓则滞,有相之呼吸炁,而必成大病。古仙所谓'非炼呼吸之炁'者是也,亦不调。《华严经》云'为践如来所行之道,不迟不速,审谛经行'是也。"

又问曰："必如何而后可言调乎?"

答曰："速而不荡,缓而不滞,自然能由真息之道者是也。不见其有,谓之勿助;不见其无,谓之勿忘。非有非无,非见非不见。合乎自然,同乎大道。此有一呼一吸者,不得不如是也。"

又问曰："不呼不吸之息何如?"

答曰："更有自然之妙用在焉,非强而闭炁也。闭极,则失于急而不调。禅家云:'转得身,吐得炁。'亦是此意,而后可称为'禅那挂杖子'。非纵气也,纵则失于无知而不调。禅家故云:'未到水穷山尽处,且将作伴过时光。'亦是此意,而后可摄心寂灭。"

又问曰："如何是此大用?"

答曰："古云:'自有天然真火候,何须柴炭及吹嘘。'如此便是自然之定静,定静不已,百尺竿头,犹进一步,至于久而安。安者,和也。和而能冲,冲而无极,冲和之理得矣。即《华严经》所云'以定伏心,究竟无余'者。然真息在内,本有息之实相,而若空空无息,非果无息而实有也。不息则无相,无相则实不见有,而亦若不见无也。所以空而不空,不空而空,而独不见空,不见不空,方是空而真空,即重阳祖云所谓'虚空返照虚空景,照出真空空不空',即世尊之'空不空如来藏'者皆是。悟得真空实性者,方能调此真息。息不能调,终难大定。人能即此息而离此息,斯可入灭尽定矣。咦,灭尽定而后能出定,神通境界,正有向上还虚合道之旨在。"

太和六问曰："药火之说纷纷,不知所以信受。一云,神是火,炁是药,以神驭炁，即是以火炼药，此言神言炁二也；一云，火即是药，药即是火，此言火药不分，神炁一也；一云，采时谓之药，炼时谓之火，意若神炁皆可言药，皆可言火。三说何不同耶？"

答曰："同。"

又问曰："言句似异，而理何同？"

答曰："皆以神驭炁也。采时炁向神中，神炁合一而同升同降，得药矣，即谓之药也可。即得汞之物，而名真铅者是也。炼时神归炁穴，神炁混融而同行同住，有火矣，即谓之火也可。即得铅之物，而名真汞者是也。总是二物交并归一矣。谓药谓火，为一为二，何所不可？我有一诗，子其悟之。诗曰：'言铅言汞总言非，日月齐轮御炁飞。子并后升天上去，午同前降地中回。历神十二皆留伏，灌顶三双默转移。古圣强名为火药，不离神炁自相随。'"

太和七问曰："请问古喻'如猫捕鼠'之义？"

答曰："以性摄情，以神召炁之喻为然也。彼猫捕鼠时，四足踞地，寂然存不动之势，两眼熟视，凝然竢擒鼠之专。故《阴符经》云：'机在目。'又云'长生久视'，佛所云'正法眼藏'，皆此义也。究此所云，寂然不动者以待通，可不似知白守黑、知雄守雌于百日关中者乎？可不似昼夜静思以除六贼者乎？究此之熟视无二，则知用志不分，凝神于十月关中者乎？亦可知佛说'偃坐静室，恒作是念'者乎？故以猫喻主人，以鼠喻真阳药物。但捕鼠喻采药，乃初关有为之事耳。过此则必忘猫忘鼠，非采非捕，而后可称了道。我今又为子原其始，当知鼠来有候，即药生有机。若不能辨真阳生机，将何能以当其真机，则谓之如猫守空窟。若有知真阳生真机，而不知当采时真机，不能得归根复命，徒然空坐顽空，则亦谓之如猫守空窟，此所以又当防为痴猫也。

太和八问曰："何谓'冲和'？"

答曰："冲和者，言不息之息中妙义也。充塞天地，薰蒸一身，不为呼吸之所障，亦不为升降之所囿。沐浴固曰当然，守中亦称密法。世人不知调息之谓何，我则曰：调其息之和而可冲也；世人不知于此当防危虑险之谓何，我则曰:防其不和而不可冲之危险也。惟和故可冲,不和故不能冲。采药以是,炼药以是,野战以是,守城以是,结胎以是,养胎亦以是也。"

又问曰:"是何景象为冲和?"
答曰:"不偏不倚,无过不及。不疾不徐,非有非无。"

又问曰:"是何作用以冲和?"
答曰:"夫妻并肩,阴阳合一。昼则同行,不前不后。夜则同住,不逼不离。如斯了悟,便是冲和作用真三昧。"

太和九问曰:"何处当防危虑险?"
答曰:"自始至终,事事皆有危险,今且略言之。如药生有时,不知其真时而当面错过,此危险也;采药有候,失其当采之候而不得其真精真炁,此危险也;火候之行周天,泛然于黄赤二道之外,茫然不见其循由,此危险也。进火不至于进之所当止之地,亦不至进之所当添者之分数;退火不知退所当抽减者之程限,亦不合于多寡之仙机,此危险也。火足而不知止火者,有伤丹之危险;得药真冲关,而窍不能真通,有药败之危险。关窍初通,而不能升三关,聚者而或倏退散,是危险。三关过矣,而危险在鹊桥。鹊桥渡矣,而危险在服食归黄庭。步步向竿头进一步,无着脚处虚空着脚,大有危险者。炼阳神而杂阴未绝,神胎就而魔障百出,大有危险者。天花乱坠,乃不能出其阳神,即不能无危险者也。及乎出定而入定,危险之最甚者,岂能尽述耶!如是诸多危险,俱究竟勘尽无余,过得了去,仅仅超脱得一个生死轮回,实证长生不死,方为有分,与道相应,向后证到虚空,始无危险,所谓'万般有坏,虚空不坏'是也。"

太和十问曰:"何为沐浴?何名沐浴?"
答曰:"沐浴者,炼精炼炁之要法,火候之秘机。机之秘,法之要,故不能直言以轻泄,而托喻为沐浴也。喻意云何?夫五行在世道中,别有所谓生死之理,即长生一、沐浴二、冠带三、临官四、帝旺五、衰六、病七、死八、墓九、绝十、胎十一、养十二之十二位是也。圣真以人生死大事之机在沐浴法,故借以为喻也。生处有死,死处有生。仙家以炼丹之法比之,谓其所云火之长生

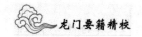

在寅,第二之沐浴在卯位,故借卯位沐浴之名,而称卯时所当用之机,以阴符其火候者也;又云水之长生在申,第二之沐浴在酉位,故借酉位沐浴之名,而称酉时所当用之机,亦阴符其火候者也。卯酉在四正之位内,而金木二行,宁无长生沐浴之理在子午乎?故崔真人《入药镜》云'看四正'是也。"

又问曰:"人皆言卯酉沐浴不行火候,今乃谓之要法,谓之秘机,得毋有火候而与众言相违乎?"

答曰:"圣真言此时之火,以不行有数之候者为候也。此隐言也,非全无火候为不行也。我得闻于圣师而知真,印之仙书而同是。实不违于众也,而众自违之。彼众人依傍仙圣之隐言,而呕吐其愚迷之臆见,遂言卯酉二时之沐浴,为全然不行之火候,而妄夸为己之知见,谬造假书,妖言惑世,而是皆后学浅见,安敢置一辨言,以为自信而救世哉?我则咏之曰:'世称沐浴不行火,且道呼嘘寄向谁?要将四正融抽补,才得金丹一粒归。'亦以此语为未来际圣真辨明之也。更精言不行之候、有数之候,为沐浴要法秘机也。后学圣真真修实悟者,必当取证于此欤。有谓二八卯酉之月不行火候,而为沐浴者,可显知其非也。且论知非之法安在?以其有重阳真人云:'子午俱无,何须卯酉?'白玉蟾真人云:'无去无来无进退,不增不减不抽添。'钟离祖之言曰:'一年沐浴防危险。'薛紫贤祖亦云:'一年沐浴更防危。'俱可证也。以此证知十月怀胎,皆沐浴为真传,非止执于二八两月为沐浴而妄言之者,皆非也。"

又问曰:"古人何故言二八月,而岂无因者乎?"

答曰:"古言二八月,固属卯酉矣。火之沐浴工,卯酉时虚比。借谓大周天,欲似其名理,勿执其幻称,误人千万纪。又观紫阳祖云:'火候不用时。'又云:'及其沐浴法,卯酉时虚比。'皆言小周天且不用时,而虚比沐浴,而谓大周天可实用月为沐浴乎?我说既云'莫向天边寻子午',又岂'于历数中寻卯酉'耶?若使养胎而废二八两月之工,则神炁散而背道矣。抑岂可使妇人怀孕,而二八两月不怀乎?今此破万古之疑,泄万古之秘。同我《天仙正理直论》之所特书者,而发明大用。后之圣真仙佛,遇天人仙师授道,嗣我邱祖长春真人嫡派者,必当从斯印证过,而后可谓之真知仙道沐浴。"

伍太初六问

堂弟伍太初,法名也。号见初,叔父之第四子,真阳子之亲弟也。

太初一问曰:"真修工夫,如何起首?"

答曰:"仙道不过炼阳精,以化炁为首者也。第少壮之人神炁盛,动静循环之机速,阳炁生而后采取烹炼,所谓'一阳生是兴工日',又谓'一阳初动,中宵漏永'是也,乃有药而后行火也。老迈之人神炁衰,谓之'老来铅汞少'者,动静循环之机迟,则敲竹鼓琴,为唤龟招凤之权法,而后阴极阳回,而为应采之珍。又云:'不定而药不生。'王重阳真人曰'纯阴之下,须要用火煅炼,方得阳炁发生,神明自来'是也。龙眉子亦谓'风轮激动产真铅,都因静极还生动'者之说,皆是也。乃有机先一着,而后生药,以行火也。此起首之玄妙天机,而世人不得知者,有如此。今举世但言衰老者不可修,盖不闻此理也。我则曰:有此一口气在,皆可为之。盖亦观之《黄庭经》云:'百二十岁犹可还。'又云:'古人八十尚还丹。'老子自言:'头尚白。'衰老者,又安可以老自诿,而不决志速修之哉?少壮者见斯,毋谓老既可修,而纵心自怠,以至于老。钟离祖云:'过了一年无一年,过了一日少一日。'丹阳云:'七十光阴能几日,大都二万五千日。过了一日无一日,大都身似西山日。'又云:'寿数休言百岁,从今古,人生七十难得。'张紫阳云:'休教烛被风吹灭,六道轮回莫怨天。'有缘遇此,当知为万古仙真,催人早修之特旨也。"

太初二问曰:"甚时候是初用工之时?"

答曰:"凡人之炁与神,皆日主动而夜主静。由天道以日为生,动生阳于静后,至夜则环为静也。人受天生,亦顺受其日动夜静者。求修行之静,莫不以惟夜为然也。静而复动,则用工也。我于万历壬寅春,初试百日关于家,而炼精以化炁。首一月调息,次一月精进。时至神知,运一周天,斡旋斗柄,默悟世尊见明星而悟道之说,契我妙用。自是以来,一夕行过三五周天,至七八周天,又至十余周天,则功将彻夜无间歇矣,精尽化炁矣,火候斯足矣,遂得止火之景而止之法。约两月之余,总三月之季,而成大药。古言百日筑基者,信哉!昔曹还阳老师下功时,年方三十,神清炁盈,夜静功勤,不

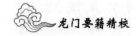

五十日而火足，采其大药，五日而得。眼有金光，鼻有气搐，耳后有风生，脑后有鹫鸣，身有踊动，丹田有火珠驰骤，上冲下突。如是六种见验也，则火珠有自然投关之妙，始知天仙金丹大道，独异于世，而同于佛。吾师独早成之于身，是为知修，能修仙道之伟丈夫欤。是亦起首得真时，还阳精、阳炁、阳神而出者欤。后来吾门学道者，可不以起首时而切切早究之哉？"

太初三问曰："止火之候，何为至要？"

答曰："药熟丹成，则必止火；丹药未成熟，则火无止景。若已熟而不知景止火，纵经多劫，而温养大丹乎？毕竟未脱凡胎凡质，犹有死生在，非证圣也。所有超脱服食、转神入定、出神之事，皆在止火之后。是止火，为超凡入圣关头第一玄机也，安得不为至要？夫火既止，当采金丹大药于混沌七日。除一日、二日、三日之前，日少而不能得丹之外，于四日、五日、六日、七日之间，其中或有一日，见丹田火炽、两肾汤煎、风呼耳后、鹫噪京山。斯时也，眼底金光，丹田中大药，一粒至矣。正世尊所谓'火化以后，收取舍利'者，此也。有名曰'水里玄珠'，有因以青龙姹女采取而来，故略言之曰'龙女献珠'。得此者，获无漏果，证无量寿。岂可忽之，而不知究之哉！"

太初四问曰："世人不知止火法者最多，其后所证如何？"

答曰："只可长生不死，为欲界初成之果，人仙是也。能守一日，则一日长生之人仙。百千万亿岁劫不死之人仙，即百千万亿岁劫久守之功也。"

又问曰："用如何法守？"

答曰："阳精凝聚，已结丹者，谓之不死之基，守在下田，当不离小周天薰蒸之候而温养之。不复泄漏，则真炁常住，所以不死，有真炁足，则无可死之理。若不久守，以镇下田，其真炁犹可散于欲境，而基亦可坏。是必要知火所当止而止之。止了之后，方可采大药而超脱向上，斯时即得六通之一，为漏尽通也。男根如童子矣，即《华严经》所谓'具丈夫形，成就如来马阴藏相'是也。不知止火者，则不能别用采工，以求大药而超脱，何以得成真了道哉！知止者，采而得药，力足以通关窍，由得清源之水，炼到火足而得止候，不差之力也。若药不应，采而不来，即邱祖所云'火少则金精不飞'之故也。或得药来，而力不足以通关，是知水源之初，未知调药，不及于当采之时，而炁微微而病。虽药来，犹是恁微力弱，不能冲关而成大道。以此久守于丹田，亦可谓长生人仙。如恁足者，亦如'留得阳精，决定长生'之小效。所有八百岁，如篯铿者；有七百年老古锥，如佛弟子迦叶者；有一千七十二岁，如宝台和尚者。皆是此类。但不能至年劫，多求其寿齐天地。而更能超劫运，惟知止火得药，而通关服食、入定出神者能之。故《灵宝经》云：'道言道寿无极，天寿有穷，人寿无定。真与道通，寿则无数。'所谓'长生久视，寿历无极'。吕祖云：'一点元阳，以炼形化恁，使形化恁，超凡躯入圣品，以三万六千年为一岁，三万六千岁为一劫，三万六千劫为一浩劫，浩浩之劫不知岁月几何，而与天地久长。'仙经云：'服丹守一，与天相毕。'所以知止后有大异者如此。钟离祖云：'丹熟不须行火候，更行火候必伤丹。'张紫阳祖云：'未炼还丹须速炼，炼了还须知止足。若也持盈未已心，不免一朝遭殆辱。'又弥勒佛云：'饶经八万劫，终是落空亡。'后圣可不知急于止火之候哉！"

太初五问曰："何谓周天火候？"

答曰："周天者，如日月行天，一昼一夜，一周天是也。"

又问曰："日月火候以何相如应喻一周？"

答曰："天体周圆三百六十度有余者，而火候亦三百六十有余者，以此为相如也。借以太阳日理言之，初自地之下而上升，转逆上于天之上，复下于地之下，所行完过三百六十度矣，谓之一周。一日一周，而明日又一周，积三百六十周而为一年，故炼金丹时之火候实似之。当神恁逆行之初，亦从地之下逆升于天之上。古人谓之'黄河水逆流'，一谓之'曹溪水逆流'，一谓之'洞庭水逆流'者，而亦复降于地之下，如一周于天之理，故以喻一周于身者。又三百六十周为一年之日，喻三百六十周亦为一炼之火候也。然言三百六十周之度，兼言三百六十日之一年，即此身中有一年之象，便能还复身中一年所损之恁，故古来圣真，皆以之取喻也。"

又问曰："身中造化，如何有三百六十，去合天上之周数三百六十？"

答曰："许旌阳祖云'二百一十六，用在阳时'者，言阳时依阳之策数用九，子至巳为六阳时，若四九三十六为度也；又云'一百四十四，行于阴候'者，言阴时依阴之策数用六，午至亥为六阴时，若四六二十四为度也。合之

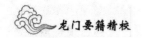

得三百六十,正天同度之周数,故取喻,其宜也。"

又问曰:"古仙皆分小周天、大周天之说,果何所用而分别大小? 意或非三百六十周数而可分别异名?"

答曰:"旌阳之说,即小周天之所用;钟离祖云'一年沐浴防危险',即大周天之所用也。张紫阳云:'只此大周天一场,大有危险者,不可以平日火候例视之也。'其言平日火候者,即从前百日关中所用之小周天也;言不可例视者,正分别小周天之有象数,大周天不限度数之各异用也。小周天用于化炁时,其中玄妙,有子午十二时之阳火阴符,卯酉二时之沐浴也。故《华严经》云'诸佛定能应时转妙法轮'是也。大周天用于化神时,其中玄妙,有不息,即有无息,从不息而无息者也。如是而言火候之周天,少有仿佛其大略者,今再并以《直论》中之《火候经》,与《语》中之众问答,而后始得全火候之粗迹。而玄妙之妙,合于天机者,犹在真参实悟,坐据蒲团,较勘处自有真知。而口头语言,终不能以一途而尽。"

太初六问曰:"蒙谕精虽真,而不得为真精用,是何故?"
答曰:"未调药之故也。"

又问曰:"从古以来,但言调息为火候,未言调药,而今又何始有此?"
答曰:"此万圣万真至秘之天机也。只为前圣高真,奉持天尊科禁,秘之不敢轻言者。后之圣真成道者,皆必由于得此。世俗小根不得此者,即不能成道者。我辈金莲法眷,也从旷劫修来,必因未得此句,则不得真可长生不死之元炁,不能成仙了道。直至今生有幸,得闻老师曹还阳真人'忙里偷闲调外药,无中生有采先天'之句,是李虚庵真人口授来,天仙金丹之秘脉也。正不敢独善一身,又恐后来人不知有此一机所必当知者,而为请求,乃至不得所以证了,只得吐露一句消息与后来圣真,好向此句寻真实入头,方有金丹成道分。若不向此句请求,终无缘于丹道,正所谓'说尽万般差别法,总与金丹事不同'。陈泥丸祖云:'若非金液还丹诀,不必空自劳精神。'调药者,正谓调金液也。"

又问曰:"如何用调法?"

答曰："药生时用调，调其合于当采之时。然邪正两门，皆言药生有时，今世人所已知之时，乃邪说旁门之所谓时，非天仙正道之所谓时。人若不信，便将他自身所已知、已行者勘过，空劳岁月，为何无成？再将他前代师家曾已行过者，皆无成而必死，即行见邪门虚假，便当知天仙之道，惟天仙知之调之，应得成天仙者，得闻之调之。凡世人不得知，不能调也。不能调，则精生之时，老嫩不齐，则其补精之用，有可不可。必单单先如法用工调药，调其药生愆足，而可采炼补精，能至满足者为是。得调者，凡药之生，皆如是时，皆可采补，方名真阳，方成真药生。生如是不差别，而后可谓之调，不然愆不足用，精不能补，则大药不能生也，不可谓之天仙大道。"

又问曰："若以辨时而调药，世人皆言有老嫩之分别，或是彼已知者，今何故言其俱不知不能？"
答曰："天仙于药生之时候辨老嫩为调。凡世邪道，以药生之形质辨老嫩，而不用调。由此不同，所以不知不能。"

又问曰："何为药生之时候用调？何为药生之形质？"
答曰："辨时候者，辨之合于清真先之先天；辨形质者，辨于重浊后之后天。"

又问曰："何为清真先、重浊后？"
答曰："觉觉是真觉，调之皆得真觉。全无妄觉，即是清真之先；若以妄念贪淫事而求，至于浊质微露，即是重浊之后。信奉如是辨者，未有不得真精为用者也。"

卷之二

伍太一十九问

丘真人龙门仙派，法名太一，仕路宦名达行，字际可，予之堂侄。

一问曰："仙道至要，闻有三，药物、火候与鼎器。世有药物、鼎器失真

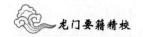

者,妄用女人为鼎,交媾取精为药。已蒙指示为妖人淫心邪说,惑世诬人,不足论矣。今言精虽真,而不得为真精用者,愿闻何旨?"

答曰:"不得为真精用之,违于妙者,是言欲学清净仙道者,亦有已知、未知两端之不能用之故也。一是未闻生有真时,及其精真时至,毕竟失于灵觉,而神不配合为之主,而不能留;一是闻知生精真时,亦不实求身中生精真时,是故不得以神配合采取所宜之时,所以不能得其精之真于当用不当用,则或过早炁嫩,过迟炁散,而不能结金丹、成大药也。故彼盲修者,俱已无成。"

又问:"古人只言'时至神知',然神知之,果又有知真时之妙乎?"
答曰:"然。"

又问:"真中辨真之秘妙,固不敢轻闻,我今愿闻,抑可得乎?"
答曰:"道以勤求而闻,以苦修而得。当知此精生真时之道,非世法中人所可知可有之道,乃遗世苦志,所有进修天仙圣真之道也。实在大罗天、三清、四种民天,三界外内三十六天尊帝圣真之所共秘,皆不轻泄者,绝以与世间凡夫所谈者不同。所以世无金丹之道,生不能长,劫不能超者,皆为无此清真之中,又有辨其至清至真、易修易成之仙机也。我又嘱诸后圣,得句之后,必当真实密悟。我虽出于多言,不过摹写其粗迹,指人以寻究之门,令人人咸入正道,易于修证,不致误归老死,效力于吕祖所谓'度尽众生之意'耳。每遇后学入道之浅,信道不笃,学道不专之人,虽能问为所以辨,我则犹是遵天科诫,而应之曰:别有辨法,非敢戏论,更不敢因其懵然泛问而遂轻言。此而若有轻言,言者闻者,皆有天责。前圣有犯,已获禁诫之报者,详传记久矣。然而后世有真心悟道者出,吾又恐其不知,所以为辨;有慈悲救世者出,吾又恐其无征,不能见信。故当必留此一语,以为纲目,以待后来圣真之愤悱者。"

太一二问曰:"古云:'圣人传药不传火,从来火候少人知。'今更闻药有不传之秘,而闻之果不闻,其世人之有此闻。是闻之,信有前因主之也。而火之不传,又何以言之?"

答曰:"火候最要自悟,悟其顺时合则,非言之所可罄也,亦非言之所能肖也。夫火何以不可罄也、不可肖也？且夫火所当起之候、随药生之候，固然矣。于其火药同用之机，有两情相知之微意，果同用不同欤？果相知不相知欤？未可言其似也。文柔之候，用进而升；武刚之候，用退而降。文不过柔，武不过刚。刚而变柔，柔而变刚。升而不离二炁，降而能顺四时。前此圣真之所已言者，抑曾已是为言乎？而谓胎息，又岂可易言乎？何为胎息？其肇始也。结胎之息，从无入有而实若无，于不息中而或暂有，有无兼用之际也。其既也，脱胎之息，从有入无矣而实无。无息中而静定寂灭，此正所谓'无余涅槃'者也。夫以不息之功而为胎，谓之万法归一矣。有一在，则为目之所易见，心之所易知也，亦犹可易言、易传者也，即《金刚经》所谓'云何应住，佛言应如是住，菩萨但应如所教住'者是也。以无息大定而圆胎，则一又归于无矣。无者，无其先天后天之二炁也，无其心之生灭、动静之环也，无其六脉而性真寂灭尽定也。故重阳祖云：'也无减，也无增，不生不灭没升腾。'《金刚经》亦云：'菩萨于法，应无所住，行于布施。'《华严经》亦云：'恒以净念，住无上觉。'又云'安住寂静，诸禅定智，入不死道'者，皆是也。无之见，目有所妙其见；无之知，心有所妙其知。而谓无之无知见也不可，何也？嫌于晦昧，非妙觉也。而谓无之不可知见也不可，何也？极于不知，所以复性真之体也。若此者，皆妙悟深入，密修密证，而可致言者乎？予斯多言，犹是摹写粗迹之教言也，犹非心悟所到之万一也。子勿执此传火，使自以闻为得，以知为得也。惟决烈精勤，以实悟修之，万幸，万幸！"

太一三问曰："《直论》中所云'当吸机之阖，我则转而至乾，以六升不降；当呼机之辟，我则转而至坤，以六降不升。'此旨玄深，实不能测，请愿直详之。"

答曰："昔钟离祖度纯阳祖时，已言可升之时不可降，可降之时不可升矣。谓若一阳初动，元精流布而欲下。故六阳时，从子而后升，皆升以升之。升之，即采取也，即机中之〇也。〇之即无降之理，则不降也，升而转归于本根之穴矣。故六阴时，从午前当降而降，皆降以降之。降之，即烹炼也，即·之也。·之时，无可升之理，则不升也。所以妙于升降者，由颠倒用之，始得其妙。此万古万真不泄之天机在是也，修士可不识之哉！"

太一四问曰："《直论》中论鼎器，以为下丹田、中丹田也。今日教言，又

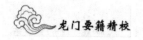

闻有乾坤为鼎器之说，虽皆出于古言，不知是一说也，是二说也？"

答曰："非有二说也，用之时异也。今言鼎器是乾坤，是百日炼精化炁时之用。凡采下之炁，必向上至于天顶之上；取上之炁，必向下至于地腹之中。斯有归着于用乾坤也。古云：'归根自有归根窍，复命焉无复命关。'虽欲舍乾坤而别指鼎器，不能也。"

又问曰："何故有向上向下之理？"

答曰："纯阳祖云'坎离颠倒，金木浮沉'是也。盖由在肾之元精属水，本性下流，易用于淫根。而五脏皆有精炁，皆由系管而行于脊后二十四椎之间。欲逆之而回，故必由之以向上。能向上，则离习气，而得真炁矣，佛经云'以海水灌太子顶'是也。在上之元神发动，皆依念虑为用。本似火而炎上，易出入于眼耳鼻舌，欲逆之而返还，故向下依于精炁，而同返还入于炁穴。既向下炁穴，则离外境，而尽脱四生矣。世尊于婆竭陀龙宫说法，又于迦罗龙宫入定，经七日不起是也。"

又问曰："中下二田，为鼎器之理如何？"

答曰："下田即炼精时之说也。而《华严经》亦云：'一切诸佛脐中皆放光明，名菩萨受生自在灯。'张紫阳云：'黄庭为鼎，炁穴为炉，黄庭正在炁穴之上。'王重阳真人云：'脐中丹田，内有黄庭宫。'古言'一点落黄庭'，即此处方真。中田则炼炁化神也。重阳真人《全真集》云：'姹娘嬉，婴子卧，搬上中田，总向明堂过。'又云：'拾得真金坚又刚，放在绛宫封闭了，满宫明耀现霞光。'谭长生真人云：'欲觅真空，只在南山尽静中。'《谷神篇》云：'百朝沐浴忙移鼎。'吕祖云：'一从提上中宫帐，万里群魔不敢当。'亦有《本行经》世尊云'若至恒河水南岸，安稳住定如须弥'之谓。又达摩祖师《胎息论》云：'炼胎息者，炼炁定心是也。当息炁于心轮，则不着万物，炁若不定，禅亦空也。'前之炼精以化炁，用上田之乾，下田之坤。极至其上下二者，而虚其中田，故天皇真人云：'以形为炉，首为鼎也。精满于脑，火炼成丹。'白玉蟾亦云'鼎用乾坤，药须乌兔'是也。化神时，用在中田。常若旷中、下而为一，如世尊于欲、色天二界中间，化七宝坊；如三千大千世界，说甚深佛法，令法久住。即此时义，而上则其所经行之虚道耳。炼神还虚时，惟虚寂于上田，不用中下二田者，炁已无而神已虚也。是由三田，各有当用之时，故亦各为之说。

有缘高士,闻此语者,当识之为定论。"

太一五问曰:"法中有五龙捧圣,前此未闻。果凡耳之不得闻乎? 抑前此圣真无此法名之可闻乎? 愿一明示。"

答曰:"有而且多,皆设为工法之喻名耳。昔世尊佛喻之曰'芦芽穿膝',岂有所坐盘石之上,真能长芦芽以穿膝乎? 达摩喻之曰'折芦度江'。岂有航海之胡僧,海不能以芦度,而江能以芦度者乎? 而浊恶愚夫执为世境之言,妄以诳世,似亦可羞也夫。"

又问曰:"此五龙捧圣之喻,亦喻出于古人乎? 抑今日之为新喻乎?

答曰:"前于佛而有。《玄帝经》云:劫初太古修来,证道于轩辕黄帝五十七年之甲子岁。当其超凡质以养神胎之际,用此法矣。后留法象于武当山,曰舍身崖,脱凡胎也;曰五龙捧圣,入圣位也。喻此以示后人,度人之心,何殷殷也。故修仙之士,得遇真仙传道者得闻,而浊恶世皆凡夫,无闻也。昔我祖师虎皮座张真人,尝幽栖于武当山。其后口授于庐江县之李虚庵,虚庵真人口授于南昌县南武阳里之曹还阳。还阳真人来,口授于我及汝父真阳,登仙派名守虚也,皆得闻此者。得与闻者,有熊秀庵,亦名守虚;邓绍元,名守空。二者新建之西山仙种也。并曹老师之子号虚还,名守玄者数人。虚庵得闻此以证道,大显神通,济世救民,仙隐于万历乙卯岁。还阳得闻此以成仙,含光太虚,妙觉无极,亦仙隐于天启壬戌夏。当此欲藏迹西山之时,已形其五龙之名于笔矣。我亦因之,以笔永其形,代为口授,普开后学。而凡夫修行仙佛最上上乘妙道者,只此是圣凡分路。他如纵说能修有证,非此一法,无以透关而脱凡证圣也。惟其为至要至秘之机,不得不露一句,令后学圣真,有仙道福分者,知所参求,知所信奉。凡有志于仙佛者,俱不得轻忽此语。背此不修者,虽修万劫,终难逃其六道也,可不思之为急务也耶?"

又问曰:"玄帝之喻五龙,有法象可证者,人皆易信。今以芦芽穿膝为佛说五龙之喻,以折芦渡江为达摩说五龙之喻,但我尚似凡夫之见,同于信心不及,不知何所证据而可令人必信不疑乎?"

答曰:"昔王重阳祖云'芦芽穿膝、上下河车、搬精补脑、水火双行'等语,先已指示,在世流通,亦详《道藏》中久矣。又西竺经目,有所谓《五龙经》,其

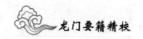

曰无字经三十二卷、有字经二十卷，岂虚名哉？即三藏来东，五千四十八卷内，三十五部大经之一，观其名，则有义在。若无据而说，则为幻说；无授而言，则为妄说。既非幻妄，后学宁可疑而不知参究之哉？"

太一六问曰："如何是养胎，如何是胎成？"

答曰："养胎者，炼炁化神之喻，非实有胎也。"

又问曰："既无胎，何云养胎？"

答曰："似胎之理，故借喻以言其似也。以炼炁之初，本要似胎中之无呼吸者，而又不能无呼吸。习入定而求，至无不定，顿然全定全无。此仙佛圣真初习禅定，自然必由之渐法也。若胎孕之将产时也，生灭之相尚在，出入之迹犹存者。名二乘，亦名曰如来。以有来，故名如来。又谓之如理而来，如理而去。故《华严经》云：'如来天仙道，微妙难可知。'燃灯佛又言：'诸行无常，是生灭法。'皆谓此也。入涅槃而未实证，世尊谓之有余涅槃，由此而渐趋者也。犹称为渐法，即此法此理，而仙圣喻之曰养胎也。其终成也，无呼吸，则言灭尽定矣。若世人男女始媾之时，只二炁合一，而未成胎，浑然无物也，生灭之相灭矣。出入之迹寂灭，心为不生不灭之心，身为不生不死之身。从此一得，顿然直与虚空同。故仙圣喻之曰胎成也，世尊佛谓之无余涅槃，而后脱胎出神。所以《楞严经》云：'既游道胎，亲奉觉胤。如胎已成，人相不缺。身心合成，日益增长。'又曰'形成出胎，亲为佛子'是也。燃灯佛所谓'生灭灭已，寂灭为乐'，正谓此也。过此向上，则为真圆顿门矣，不随天地同坏者。夫既喻之曰胎，宜若有似乎胎矣。虽曰似胎，而实非胎也。何也？生人之理，胎婴在腹；修仙之理，胎神在心。世人但闻胎之名，而遂谓腹中实有一婴儿，出而为身外身者。此又可笑，其愚痴之甚也。有志修仙佛者，不可不以此破疑，而自启其迷。"

又问曰："古人皆言身外有身，伯师今日独言非身外有身，何也？"

答曰："本性至虚至灵，无形无体，无论动出静入，本然皆无形体，我今不过以得定之性，出定而为神通，亦只虚空无形体，非拘拘于身外有身形也。若欲显身，令人见之，身外便能了身。一身多身，百千万亿身，皆能变化无穷。如此者，是因阳精阳炁，归元还虚所能也。古仙遂即所能然者，为鼓舞人趋向决烈之志。如佛之善巧方便化人,岂拘拘以身外身为言哉！昔《洞灵神鉴书》云:'念动意动出神,念停意停归真。'先我言之者亦如是。"

太一七问曰:"如何得成阳神？抑何以出？"

答曰:"先天元精,谓之真阳,得此真阳,而炼性通神,入定出定,谓之阳神。不得真阳之精,配合性真以入定、得定者,只名阴神。所以王重阳祖门下孙不二元君云:'偏执性为宗,如何出阳神？十个九个堕顽空。若得命基带了性,白面做烧饼有准。'又长春祖门下徐复阳真人云'未炼还丹,切莫内观照,恐出阴神,投舍迷真道'是也。若只习枯禅,当下了得,息无出入,心不生灭,到真空境界,方能出得个阴神。犹是有生死在,不免轮回者之小果耳。所以四果之徒,有生天生人之阶者,以此天福尽而还堕。故我祖虎皮座张真人谓之'谎花儿不结果者',言不及阳神之实证果也。夫阴神出,而亦有慧光发现,洞见百千万里如在掌中,房舍墙壁不足为隔碍,山河城郭不足为拦阻。我形在此,而慧光亦在此。惺惺灵照,而洞见远视之为妙也,非离此如逐诸境也。不如是,即昏梦中之魔境,而诳语人为阴神者也。于此着之,即入魔道矣。岂知真阴神者耶？又有一等人,似戏似诳,言曰'我是出阴神,明明行于街市而往返焉',而人遂敬信之。彼见人敬信,而益夸其能出阴神,此又可耻,其无耻之甚也。若真阴神者,有神通矣,亦止有神境通、宿命通、他心通、天耳通、天眼通,能六通之五耳。世称五通为鬼者,正此类也。今时自称诳人曰能出阳神者,果能五通欤？不知所少于阳神者,乃漏尽通不与也。佛教中言阿私陀仙、迦遮延等,得四禅五神通,所少于佛者,即漏尽通。正言淫欲未净,而阳精之漏未除,只成阴神。其天眼、天耳二通,能见能闻在天之下,不能见闻色界以上天者,即是无真精之阳炁,不合纯阳之天体,阴性不能达天之阳中故也。夫天仙之道,炼精阳精得,炼炁阳炁化,顿悟真证阳神,乃阴阳二者合一之道者也。入而静,则神同太虚而为性体;出而显,则通天彻地而为神通。千变万化,眼见宇宙,手斡乾坤,是为真阳神也。真阳神,即真空性体也。不能见性,则不得真空,不成阳神。不到见性真空实地,必不能出阳神也。"

又问曰:"若如何是真空实地出阳神之时？"

答曰:"性合虚空,而不神用,一缘不染,一尘不动,绝无出入生灭,正是

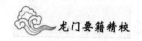

真空实地。一见天花乱坠，神念涌出顶上，阳神超矣、脱矣；向上炼神还虚而合道，超劫运矣。"

又问曰："古今圣真皆未言及天花乱坠，何也？"

答曰："天上所禁秘机，不肯轻泄道者有之；不知而后知之，不暇言者亦有之；根基浅薄之愚夫，不遇仙传者亦有之。昔蓝养素养胎于南岳，十月功成而不知此，久定不能出。刘海蟾以李玉溪十咏寄之，遂大笑而出。世尊说法，天花乱坠，而亦以此指示于人者。二祖神光说法，亦至天花乱坠，惧其未脱阁君之手，断臂达摩前，求于此向上事。钟离正阳真人云：'雷震天关鬼神惊，掀翻宇宙飞白雪。'吕祖云：'寒云散后留残月，腊雪来时向太虚。'王重阳真人云：'忽然间震动，天花遍坠，前面到有个真人。'又云：'空中早仙乐来迎，感天花遍坠。'丘长春真人云：'若到天庭，忽有天花飞，方出阳神，得初地果也。'学者当知仙佛同一功夫，同一景象，同一阳神证果。彼嘐嘐然强谈为二者，真下愚不移者欤。"

又问曰："世之从事仙佛者，皆分为二宗，各立门户以争高，今独言工夫一，景象一，证果一。然观仙佛之言若不一，我亦未识其为一，不能不同世人之分，即不能不疑今一之说，请再详之。"

答曰："道修于有为，以至于无为；道成于有证，以至于无证。仙佛皆然者也。故吕祖云：'不问神仙与佛，共同觉照。'第仙宗详言其始，所以必详始者，是何故？盖以其炼真精之难得也。凡出言为丹经者，莫不章章句句，反复宣明，不过明小乘初果之要法。不如是，则不得真精，不能成其大道。人遂疑其止能乎此耳，故亦以小成视之，而不知其后之大，而不可复有加者也。释氏子乃借仙言为小者，而小之以为贬，并不自知其佛法亦如是也。佛但略言其始，其为言若曰：'若不除淫修禅定者，如蒸砂石，欲其成饭，经百千劫，只名熟砂，何以故？此非饭本。汝以淫身求佛妙果，纵得妙悟，皆是淫根，轮转三途，必不能出。如来涅槃，何路修证？必使淫机身心俱断，断性亦无，于佛菩提，斯可希冀。'明淫欲之非佛本，必除淫宝精为清净梵行之佛本也。又曰，修禅定者，不除淫根，必入魔道。又曰：'其心不淫，则不随其生死相续。'又云：'淫心不除，尘不可出。'而谓作佛氏子、学佛宗者，可不信受佛言，而除淫根以脱魔道乎？昔迦游延先学四禅，已得五通矣。后又必学于佛，而修梵行,得漏尽通为六通。此是知除淫以脱魔道、出欲界、断生死者也。彼世之滥名修佛,而亦不知佛道,因略言其始,而遂谤佛,始之不以此为要也。若可不以为要,佛何故屡屡重宣为至要?而反扫尽之者,竟不用其为要。呜呼,可惜佛道由此一根灭绝,而无果证矣。然仙宗又略言其终,所以可略终者,以其炼神还虚而合道。斯时也,绝无所为,至虚至无,无极至极,不可以言言者也,亦不必以言言者也。不得已于救度后圣,第曰:'惟见于空,所空既无,无无亦无,湛然常寂。'后世愚夫不识,此一言已彻矣,与寂灭何异?只因其略,而遂谤为不如佛之涅槃寂灭,并亦不识佛之详言涅槃寂灭,只是息无出入,心无生灭,定而已矣。即同仙经既无、亦无、常寂之说也。千言万语,明性见心之旨,总不出仙宗炼炁、炼神、还虚后际半句之义。奈何事佛氏者,竞争为自大,不知佛之何所由以成其大,而仙本同其大;事仙家者,贬佛为幻空,不知仙之何以异于佛幻而为真空,而佛本同其真空。茫茫二宗学者,徒曰学仙,而仙且不知,又焉能知佛法乎?枉称学佛,而佛法且不识,又焉能识仙道乎?妄相讥议,皆末法学者之愚也。终亦不知二宗之道,皆以如是而了也,乃同理而异词者耳。然而从此究其言之详,亦不为胜愈于略;言之略,亦不为负堕于详者也。今而后,吾又为佛宗惜,而为仙宗幸。何也?事其道者,迷其始而执其终,弃其命而猖狂谈性,虽曰秉教普度众生,而实普陷众生者也。为其无可以入首,则无前修之根基,不知耕田博饭吃,终归于死亡之禅。按其滚芥,难以投针,而轮回有能逃者、不能逃者矣。所以弥勒尊佛谓'饶经八万劫,终是落空亡'者,正为此辈醒也。事仙道者,泥其始而以少得为足,未能究其终者有之,究而未能了其终者亦有之。或有未到最上上乘,能住持于此,终处不退念,亦不失此形躯,暂可长生不死,而可久为参请之具,为其入首,少得实地。得实地,便可进修,了末后句,于以证最上上乘,善于佛氏子者矣。求其混出世法中,能以戒行为宝者,则佛氏子实有胜者焉。后之高贤,当知人一类也,身一生也,心一性也。入佛宗者,幸毋废起首脚跟下所行,以自绝于佛道者也;亦毋二视其性,而并自绝于仙道者也。人一而性岂二耶?遇有仙可学则学,仙即佛也;遇有佛可入则入,佛即仙也。惟真修正觉以顿了,而各自努力精进可矣。不然,必为无知顽空者之所害,二宗俱不得所利益,予故说不可以有为单说仙,亦不可以无为单说佛,以其皆有有为,皆有无为,不能分而不分也。昔见《佛藏》有《正法念处经》云:先世三十三天帝释,以天福尽,故退生下世。佛释迦出世,为其说法,得不退失。既

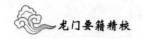

云帝释是仙家天帝,因佛说法而得道,仙道即佛法道也,有可稽也。又可分仙佛为二耶?又可诳语修仙者不参禅耶?惟大圣智,而后知同悟于极也。亦惟后圣心自信之,以图自究自悟,慎勿向浊恶愚夫言,徒然致其一笑,所谓'不笑不足以为道'也。是以仙教末学,不学仙道,以按导却病为多能,以房术采战为乐计,以烹铅炼汞为服食,猖狂行教于世,索谢利于却病之途,纵淫媾为采战之局,挟骗机于烹炼之场。举世皆然,可有一人不如是乎?不如是者,则真志于真仙者也。奈何浊世凡夫中,绝无真仙真道,而世何由以学?只闻仙自天降而度人者,内有神丞成真,外有铅汞点化,心口秘授而已。不意凡夫棍党,夸能内外,而遂以诳人,则世世被其害者几多人耶?又见佛教末学,不学佛法,徒以劝修功德而自窃此为遇缘,以化人布施而自享利为护法,以打人一棒而得胜机为超宗。皆凡夫外道空亡事耳,全与佛法不生不灭而涅槃者不相干涉。而公然骇俗惊僧,不以求真佛法为志愿,不以不求诸佛法为愧耻,为释迦三十三祖之罪人,为哄诱善信堕轮回之鬼魔,害人宁有已哉?咦,有志于仙佛者,幸勿陷入此二种外道局中,斯有可向上之望。不然这般种子,蟠结心田,何生识得灭却,而真修实悟、阳神出而还于虚耶?"

太一八问曰:"乳哺何为?"

答曰:"还丹以后之喻也。神丞定而为一神,神出矣,所为常定者,正当在是也。不常定,则失已定者矣。即神仙与菩萨,有'退堕'之谓也。夫乳之养孩,养脏腑而令具足,养形躯而令成人,乳哺之功至大矣,乳哺之用至要矣!盖初定之神易摇,必定而久定,而后了其大成。以炼神还虚之义明之,乳者,即炼之义也。炼而又炼,至合于自然真虚,即取喻乳而又乳,成其全体者也。倘不常定,则上上乘而非上上,顿而非顿,神而不神。或退滞于小果者有之,则难免于移居夺舍。或堕陷于异趣者有之。固不宜逐景而定迟,所谓无色界尚有生死者,此也。古人云:'到此正要脚踏实地。'乳至还虚,同虚空体矣。出三界之外,生死不能缚,天地不能拘,又皆乳哺之力也。乳哺又岂可忽乎哉?自此以后,即释迦佛所谓'虚空界尽,我此修行,终无有尽',言定之无已也,学者知之。"

太一九问曰:"李虚庵真人、曹还阳真人相传以来,言句以何为秘要,愿再言之?"

答曰："皆以炼先天阳精而炼金丹为秘要也。还阳真人每教人,辨浅说真道之原,以究竟其先天;我已发明之,而揭于《天仙正理直论》之首矣。虚庵真人言句甚多,遗于庐江。今且指二真人言初用功者一言之。虚庵仙祖有截句二章、律诗三首。

截之一曰:'一阳初动漏迟迟,正是仙翁采药时。速速用工依口诀,莫教错过这些儿。'

截之二曰:'一阳初动即玄关,不必生疑不必难。正好临炉依口诀,自然有路透泥丸。'

律之一曰:'识破乾坤颠倒颠,金丹一粒是天仙。要寻不必深山里,所得无过在眼前。忙里偷闲调外药,无中生有采先天。信来认得生身处,下手工夫要口传。'

律之二曰:'若无火候道难成,说破根源汝信行。要夺人间真造化,不离天上月亏盈。抽添这等分铢两,进退如斯合圣经。此是上天梯一把,凭他扶我上三清。'

律之三曰:'偃月之炉在那方,娥眉现处是家乡。色中无色尘先觉,身外有身道自香。先取元阳为黍米,久熏真炁酝黄粱。其间酿就长生酒,一日翻来醉一场。'

曹还阳真人有截句三章。

截之一曰:'一阳每动是其时,时时又至我还知。谨依师指临炉诀,自然擒住这些儿。'

截之二曰:'一阳初动本无心,有心拨动指南针。得个牛眠藏炁穴,活墓莲开七朵金。'

截之三曰:'金丹大药不难求,日守中天夜守流。水火自交无上下,一团生意在双眸。'

二真人八诗之说,皆重宣火药者耳。夫金丹仙道,至难明者,真火真药也,而二真人不得不反复为言之详也。我于今再详于《语录》,不过当时刺血同盟之语耳。字字句句之理,皆出仙师法者,故并书此语,以为吾金莲正宗后人之可考证。"

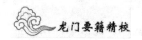

卷之三

太一十问曰:"钟离祖仙翁谓仙有五等,天仙、神仙、地仙、人仙、鬼仙之目,世人固皆知之。第犹未知何所修证之异,而不等也? 愿闻之。"

答曰:"仙虽五等,而其种则二。二种者何? 阴神、阳神之不同也。鬼仙者,阴灵之种类也;天、神、地、人四仙者,阳神之种类也。大修行人,能采取肾中真精阳炁,配合心中本性元神,宰运呼吸,而为小周天之火。熏蒸补助,补得元炁充满,如十六岁童子纯阳之体者,所谓'二八一斤'者便是,'丈六金身'者亦是,则一同天体之纯阳矣,此炼精已化成纯炁者也。炁足于下田,虽不用超脱,离下而居上,但能守在下田,即是长生不死之果,百千万亿岁,而名曰人仙。人仙者,不离于人者也。此不过初机小乘之果耳。守之则永保长年,若不守真炁,复泄真精,则与常人生死无异。为其不离于人,亦不异于人也。所以云:'神驰则炁散,精竭则人亡。'古云:'留得阳精,决定长生。'人仙者已有焉。地仙者,从人仙而用工不已,进一阶级者也。精已化炁,则采此化炁之丹,更至于服食之。淫根除矣,出离欲界矣,无炁绝之生死,能仙行于陆地,犹有重浊凡质在,故不能离于地者也。亦不能赦免三灾,由有呼吸乃尔。何也? 水灾之可以塞呼吸之窍也,火灾之可以毁呼吸之具也,刀兵灾之可以解呼吸之形也。能使神炁离而为二,故皆谓之尸解。若不尸解,与神炁一,终能久行于陆地,此地仙之名不虚也。故《太上洞玄灵宝智慧本愿大戒上品经》云:'立三百善功,可得长存地仙。若一功不全,则更从一始,而都失前功矣。常有其念,在于心膂者,则是也。'从斯以进,自一月而至十个月,行大周天之火,以有息入无息,炼炁化神,炁住矣,神全矣,是名神仙;无呼吸之气,而入水不溺,又名曰水仙。但神仙者,亦不离于神者也。由中田以证果,后天呼吸之炁已无,先天真阳之炁尽化,守久之于中,而不超于上田,即昔之蓝养素胎神十月已成,而不能出者之类是也。亦所谓'寿同天地一愚夫'之类也。于此火足神全,神炁大定,则出阳神。出神矣,则为神通变化。炼其能变化之神,而还虚合道,则曰天仙。天仙者,体同天之清虚,德同天德空洞无极。不局命于西天、东天,超越于三十二天,三界上之上,与天地齐其悠久,不可以年劫计。此世尊所以名为第七仙者,即此也。则仙亦同佛,佛亦同仙,超过阴阳天地。虽天地有形坏,这个性灵不坏,则仙佛之至矣,极矣,无以复加者也。此人仙、地仙、神仙、天仙,为一阳神之所证也。他如不知真精阳炁,亦不知真周天伏炼者,徒然只借喻☉者之为用。所修者,一性之阴而已,所谓未炼还丹而内观照者是也。性虽寂静而不动于妄,当下真空,不起念作轮回种子,不随境入轮回窠臼,出得阴神。于此禀形炁尽,只此一死,不来人世,再受生死。又为灵鬼,一向沉空滞寂去,便为空寂,禅宗之所极证,谓之得生净土,不受后有者,不轮于六道,不隶于死生之籍,故曰鬼仙。《楞严经》所谓十种仙之行外道者、四禅得五神通者,皆不出此类也。在地者,犹隶于五岳;能飞行近霄者,即同于生天。在天者,亦曰天人;天人者,犹称天上之民。虽隶于天曹,不能合天道,以行天道也。即《楞严经》云彼天上,各各天人,是凡夫业果,天王即是菩萨提。斯言之谓也。有时下生于人世,亦不能终天地于鬼者,即教中之言,生天生人者之天人,由入门之不真正,无阳炁漏尽通,不足以终天地者也。是其分量之所自限,非造物之所能限也。此即释迦所师之阿私陀仙,及所参所见之跋伽仙、阿罗逻仙、迦兰仙者。皆参四禅五神通之流,习外道定者,命终生天,不足为仙者也。又有一等在世之人,不争名利,不事繁华,不群人世,隐处深山穷谷,而亦自谓之仙,以所居为名山人也。‘人山’二字以为仙,乃五等之外之仙乎？犹有不能枚举者,而皆自谓之仙。如室罗城之迦昆罗仙、斫迦罗仙,为大幻师,和太阴精、和幻药者。西方人虽谓之仙,乌可顺从而以仙混称之,妄谓最上仙亦止此乎？后之学者,幸勿见此不仙而名仙者,遂轻视天仙等焉。得个真知实辨,则亦可为羡慕而进者。否则多歧并列,将以何者为我当行之道乎？”

太一十一问曰:“今语仙佛所修,果同一法。未知古来曾如是说否？后世抑有知者否？”

答曰:“惟有仙佛能知仙佛。自非仙佛,则不知不说也。予略举世尊之所自言者,令汝征之。《法华经》云,昔者仙人授佛妙法,如来因之,遂致成佛,此佛自言得度于仙者也。又云,佛闻帝释说法,而悟最上乘妙道,此佛自言得悟于帝释。帝释者,释教人指为三十三天之天帝,又指为治世间分判善恶、救拔众生之玉帝也。《华严经》又云:‘如来大仙道,微妙难可知。’此佛典自称为仙道者也。《华严经》又云,如来十名,或名释迦牟尼,或名第七仙,或名毗卢遮那。又云,或称持众仙,或名大仙师。《梵网戒经》赞云:‘般若兼禅,果证大觉仙。’此皆如来佛自名为仙者也！三经之文,人人之所传读讲究,人人之所见知闻之。世尊既说佛是仙,而亦得悟于仙,予安敢谤佛非

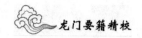

仙耶？"

又问曰："佛既自称为仙，不知仙自言曾与佛是一否？"

答曰："皆言是一。昔元始天尊为未生天地先有之灵，以始有之义，而强立名曰元始。化生天地，而化生人，乃分神化现十方无量世界，则佛亦从一分化现也无疑。又佛言从无始来，天地劫初，而化生为佛也，亦无疑。则仙佛原为一人故也。迦叶颂释迦云：'观我天尊师，处世杂秽污。'则仙佛皆称天尊也。《玉皇本行集经》云：帝初为光严妙乐国王，弃位修行三千二百劫，始证金仙，号曰清净觉皇如来教主菩萨，渐入虚无妙道。如是修行，又经亿劫，始证玉帝。是此帝也，诸佛之师，众圣之王。此见皆如来也。予按：近见西汉以前，中国无佛之名；东汉之初，佛法始入。北汉之后，钟离真人《灵宝毕法》云：'智士炼之金佛现。'言明心而见性，金来归性，则金佛现。此仙自言为佛也。吕纯阳真人云：'行禅唱咏胭粉词。'言即色即是空，当体便是也。又云：'不问神仙与佛，共同觉照。'白玉蟾真人《入室歌》云：'观音菩萨正定心，释迦如来大圆觉，亦名九转大还丹，谓之长生不死药。'此仙自言参禅见性为修道也。海蟾刘真人云：'真个佛法便是道，一个孩儿两个抱。'张紫阳真人云：'佛珠还与我珠同，我性即归佛性海。'此仙自言仙即佛也。仙佛同一性也，而自何尝分？予今据实言之：东土称曰仙，得成此道，而继其后者亦曰仙。西方称曰佛，来授此土人，得成道者亦曰佛。如世法中称父母者，呼爹娘者，人一而二称之也。末世外道，以有发无发而类分之，不知仙佛性宗，何由以识其共一法也？虽不知，不足罪也。惟是历劫修来真仙佛种子，真性不昧，而后有真知。"

太一十二问曰："请问神从何处出？阳神既不同于阴神，所出之法，或亦有异否？"

答曰："然阳神出入于顶门，而居于泥丸，为其炼神还虚，在上丹田也。故世尊入灭时，谓之入泥洹，因名经曰《泥洹经》者，亦如是也。此天仙神仙及诸佛世尊，顶放毫光者皆然。阴神亦有能出入于顶门者，而但居于心地中田。惟其亦借修佛为言，依⊙而取明心见性为证，心性不外驰而入寂灭是也。此鬼仙即佛门所度四果位之人为然。究而言之，阴神亦有二出。何也？惟证寂灭，一性真纯，命终时，与神从顶门出而生于天顶，后胁入而生于人，一也。性到真空寂灭，而未灭尽定，有时六根引六念而驰，即从六根出，而亦入于母之六根以为胎，生于畜道，及生人道之下贱，二也。如此，则神出而证圣者、为凡者、趋恶道者，尽知之矣。"

太一十三问曰："佛既同于仙，仙有五等，佛门中有五目，俱相同否？"

答曰："五目皆同。"

又问曰："仙宗下以长生为根基，佛宗下只谈凡夫死亡禅，命终而死，以轮回现而能躲逃为当机，以生天生人为转身出头，谓之沙门四果。仙家或不言此？"

答曰："仙宗亦有四果，佛宗亦有长生。然上仙亦不知于长生，而极于还虚。而与仙之名者，亦不皆得长生，其外道鬼仙，亦有死生在，为四果之列者。考仙宗之言四果，有《玉帝本行集经功德品》云'九品之内，四果仙人，运应数合，下生人中尊贵'也。张紫阳真人又目之曰投胎、曰夺舍、曰移居、曰旧住，正不免生死，而求不堕轮回者。昔陈显微云：'遇物对境，当以一息摄之，而不复有相生相灭之机。'此不轮回，不受生之妙用也，正为此也。扫除得心中境魔净，躲却轮回路，令进修有根基。从此一往，生平日行十善，虽无修行功行，死后可能生于人中。此善因之本，果得六趣中之人道也。平日行十善，又有修行功行，得初禅念住者，命终未终，犹然随念，亦住于初禅天，即《华严经》所云：'佛子，如得初禅，虽未命终，见梵天处所有宫殿，而得受梵世安乐。得诸禅者，悉亦如是。'得二禅息住者，命终未终，皆住二禅天；得三禅脉住者，命终未终，皆住三禅天；得四禅灭尽定者，命终未终皆住灭尽定四禅天，即《华严经》所谓'随所入定，境界现前'是也，此得色界之果也。或有生于欲界六欲天者，淫事虽无，而淫念未灭尽，故但欲界虽名天，而多不离于地。若生无色界空处、识处、无所有处、非想非非想等处天者，淫念灭尽，故谓之四空天。此终因之正果，得六趣中之天道也。或有隶于天曹，居下界卑职，掌人间村落小境事，如城隍、土地、社令、山主、水主、福地仙官，皆是《楞严经》所谓'地行罗刹，游于四天'者，亦是佛言三界内之众生者，即此辈俱是也。能五通而不能六通，皆不知金丹大道之流，不得金液还丹之果，不能修证上仙故也。世人求证此果，而竟不能得者多矣。吾辈志成仙成佛者，故不谈此。且其从人而生于人中者危，从人而生于天，天而下生于人中者吉。是

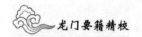

何故？原夫在欲界天者，虽淫欲未净尽，亦无淫欲事，有净行净性者，及生人中时，净性不昧，进修念专，易于证道，必于此生求成仙成佛。所谓一生天，一生人间，而顿成道者是也。如世尊自兜率陀天来，如弥勒菩萨从兜率陀天降神受生，所谓一来生，而不再来生者，故曰吉。又有在色界天者，淫事淫欲俱净尽，及下生人中来，亦于此生求，必成仙佛。如初祖迦叶，如六祖弥迦遮，如十九祖鸠摩罗多，皆自梵天来。亦尽此一来不再来而成道者，故亦吉。是只生色界不生欲界之说，此即斯陀含一生天上，一生人间，上品之果。若生人中，而复转生于人者，善与恶相半，淫与净相半。及至转生于人时，旧念依然相半。若善与净行长，则升为七生天、七生人者类也。是生欲界之说，此即须陀洹中品之果，故亦吉。如轩辕黄帝，久居天上，因议大行，故下生人间。一世为民，二世为臣，三世为君，乃成上仙。又王重阳祖与马丹阳真人，连十世为道伴，皆遇正法而未迷。及此世为师徒，同证天仙。又如世尊，过去世不即成佛，必历三大阿僧祇劫，积修而后得道。又如三洲护法韦驮天尊，为十九世童真者。又如天台智者云，梁之祐律师转劫为唐初之律师道宣者。此由人转生于人，功行渐增而升者，故从危中而得吉也。若淫行与不善同长，则日趋于下，易堕于三恶道。同凡夫俗士之苦趣，故无吉而终危，如《华严经》所谓'耽着五欲，远离诸佛，障碍生天'者是也。人中志高者求生天，志卑者求生人。何以知生天生人之异？又何之所以异求也？其妙在于仙道佛法中之一⊙耳。人能于平常绝淫欲，自少壮至老，昼夜皆不失此⊙功德，得至寂灭，谓之凡夫涅槃，则能生天。故《华严经》云：'如此三昧，能令一切众出地狱故，免畜生故，闭诸难门故，开人天道故。'涅槃而有生死，谓之凡夫涅槃，尚有六道而求脱轮回者；涅槃而永断生死，即是佛涅槃，而自无轮回者。学仙佛者，当知之为趋向。平常不行⊙之功，而失此功德，及临命终时，七日能如此⊙，即《华严经》所谓'于世界中，死此生彼，心无痴乱，入胎出胎，心无痴乱'者，则亦能生人中之洪福，如永禅师，转身生为房琯丞相是也。故《智度论》者云：'欲界众生有三种，以善根有上中下故也。上者六欲天，中者人中富贵，下者人中卑贱。'又云：'上分因缘，天道果报；中分因缘，人道果报。'此生天生人之二者，必虽圣师度知，而后有所宗主。学仙佛二宗之末学，若不悟此⊙者，不遇真师传此⊙者，且不能生于天、生于人，又安能成道？此正于鬼仙，及禅师凡夫禅之同者如是。故《华严经》云'奇哉众生，愚痴无智，于生死内，受无数身，不以不坚固身，求坚固身'者，正谓此辈也。有所谓声闻佛者,《华严经》云:'声闻乘随他语解,智慧狭劣。'是因师传道之声而闻道,可自进修,亦可度人进修,知佛道而能成佛道,故亦曰佛。即仙宗中遇真师,得度正道,而未行道筑基之人也。若肯行,亦彻底有所证。有所谓缘觉佛者,于修行时,缘色便觉空,故曰缘觉。即仙宗中百日关中除淫根,以炼精化炁,空却色缘而得纯炁,长生不死之人仙也。葛抱朴所谓'下士得道,长生世间'者。所以大毓禅师云:'学佛之士,勿执无漏,便为了当。要超出阴阳之外,则佛事方毕。'有所谓二乘佛者,心有生灭,以生而趋灭,息有出入,以有而归无。以有无生灭二者循环,故曰二乘。自念住、息住、脉住,而趋至于如来寂灭海。即同仙宗十月关中,玉液还丹,关节相通,抽铅添汞,阴尽阳纯,炼炁至无,而得化神之神仙也,葛抱朴所谓'中士得道,栖集昆仑'者。有所谓最上上乘佛者,不涉有为,不落言诠,无名无相,非佛非法,寂然妙明,天地阴阳不能死生之,寿命无量,过于天地。即同仙宗九年面壁,炼神还虚之后,超出于天地之先,不坏于天地之后之天仙也。五等五目,皆同者如此。"

又问曰:"今说佛言长生不死,从何证据?"

答曰:"按《佛藏·因果经》云:'悉达多太子启王父曰:我欲出家,为有四愿。一愿不老,二愿恒少壮,三愿无病,四愿恒不死。'此便是世尊求长生不死之志。《法华经》云:'佛说是经,八千劫未曾休废。说经已,入静室,住于禅定八万四千劫。'此便是世尊得长生不死之验。又曰:大通智胜佛,寿命五百四十万亿那由他劫;舍利佛作佛,寿命十二小劫;迦叶成佛,寿命十二小劫;须菩提成佛,寿命十二小劫;大迦旃延作佛,寿命十二小劫;大目犍连成佛,寿命二十四小劫;富楼那成佛,寿命无量阿僧祇劫;憍陈如成佛,寿命六万劫;阿难作佛,寿命无量千万亿阿僧祇劫;罗睺罗作佛,寿命无量千万亿阿僧祇劫;提菩达多成佛,住世二十中劫;威音王如来佛,寿命四十万亿那由他恒河沙劫;药王菩萨成佛,寿命四万二千劫。《华严经》十一卷云:'一切功德须弥胜云佛,寿命五十亿岁。'又云:'虽经劫住,而身不离散,不羸瘦,不变异。'又云:海云比邱于彼佛所,千二百岁,受持普眼法门。《地藏菩萨本愿经》云:'佛言觉华定自在王如来,寿命四百千万亿阿僧祇劫。'《净业障经》云:'世尊言无垢光如来佛,寿九十劫。'又《稽古略书》云:宝掌和尚,西竺中印度人也,于汉献帝建安二十四年来此土。后扣达摩大士悟旨,住世一千七十二年而逝。又唐太宗时,天竺方僧婆婆寐者来此土,自言有长生术,太宗

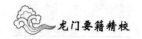

深信之。如《华严经》所云'得智藏身,于不死界,而得自在',又云'具足修行,离老死法',又云'得不老不病,常住命根'者,皆佛法门中长生不死之证,同世尊四愿无二也。后之修佛法者,安能悖佛愿而二之耶?"

又问:"何为小劫、中劫之年数?"

答曰:"按《佛藏·娑婆论》云,中劫有增减算法。减者,从人寿八万岁起,以一百年减一岁,减至十岁,为一减;增者,从人寿十岁起,以一百年增一岁,增至八万岁,为一增。如是十八增减,为二十中劫,约一增减十分之九,便是一中劫之年数。小劫未见定论。以八十中劫成一大劫推之,当是一中劫亦可折为八十小劫,大约即见其年数也。非不长生者,能超越如是劫数也。然又当知,以劫数计寿命者,数有尽,犹有坏劫在。如声闻缘觉四禅菩萨二乘等,与天仙地仙人仙三等者同,也以劫数计一定者。当知定之,如是相续不已,劫劫如是,超越无穷无坏劫,直超天地阴阳,此世尊佛与最上乘天仙者,同长生之极致者耶!"

太一十四问曰:"阳神出,非必执于身外有身,已承明命。但习闻旧说,犹不能释然。谓本是无身,若谓果无形相可见,不知何以谓之出,请再详以教我?"

答曰:"仙佛之种性,即本性之灵光,非有非无,亦无亦有,隐显形相,安可拘一?昔轩辕黄帝以火龙出;施肩吾、钟离正阳、吕纯阳三祖,以十二级红楼出、以七层宝塔出;刘海蟾真人以白炁出,化鹤冲天;马丹阳真人以风雨雷震出;孙不二元君以香风瑞气出;刘朗然真人以金蝉出;苏耽真人以白鹤出;西山十二真人王祖师,以花树出。此有相可见,而非身也。邱长春真人,出则通天彻地,见大地山河,如同指掌。又云:'三次撞透天门,日月自别,直下看森罗万象。'南岳山蓝养素先生,以抚掌大笑出。此二者无象可见,而亦非有身也。释迦牟尼佛世尊,以白毫光出。故《华严经》五十卷云:'世尊从白毫相中,放大光明,名如来出现。'又《法华经》云:'世尊放白毫相光,照见东方万八千世界,靡不周遍。下至阿鼻地狱,上至阿迦尼吒天。'南西北方,皆如是照见周遍,此所出亦非有身也。有时出而化火龙吐火,有时出而化金刚密迹执槌杵而吐火。此有相可见,而亦非有身也。众圣高真仙佛,所出各别,何尝拘拘以身外有身为出哉?"

又问曰："何故有此不同？"

答曰："得定而见性，真空矣。于可以出定之时，偶有此念动而属出机，未有不随念而显化者，故不同。其久久常定而大定者，则变化显现，皆由一念。千百万亿化身，亦皆由一念。故念不在化身，则不必见有身；念在化身，则不必不见有身。予之此言，但只为我钟、吕、王、邱、李、曹诸祖真人门下眷属，得道成仙者谛言。是谓家里人说家常话，非谓诸旁门凡夫恶少言也。故虽见之闻之，亦无所用。后世有缘遇此，志于天仙，出我长春邱真人嫡派受道者，必须记之，免当机惊疑也。"

又问曰："如拘拘以有身为出，或者无有不是？"

答曰："得证大定，真空见性，遇出神之景而出，有身也可，无身也可，亦不可强执无用为是。但起念作有身想则有身，随其自然空性之念则无身。未到见性地位，不能真空大定，即是未成阳神，惟期望有身为出，被此妄见障碍，不得向上全神，则无神可出，入魔道矣。此正是内起之阴魔也，可不速灭之乎！昔山东张先生在圜中，见承尘板上落下一人，立于面前，没入于地，复涌出于前。彼不知是外来天魔，错认作阳神出，为身外身。遂出圜，问邱祖。邱祖曰：'眼里见者不是，切勿着去。'初不信，又问郝祖，郝祖曰：'邱哥说者便是。'又不信，执信为身外实有是身，已得道矣，竟落空亡而不知悟。由是观之，但信有身，则此有身抑可拘拘认之乎？我故曰：'不可着此。'惟于本性中，念动则出，出亦是念；念静而定，定亦是念。初定七日必一出，出则便已用于六通之一矣。对境而无逐境，邱祖言不可着他者是也。一出便收，回于上田，用乳哺之功为至急，入常定也。出久不收，又恐迷堕，逐境轮转。古人言：'到此地位，正要脚踏实地。'佛亦言：'虚空界尽，我此修行，终无有尽。'世言神仙有堕轮回者，正要此一出之时也。过此而能常定常住，则永无迷堕矣。佛宗菩萨之有转劫者亦然，如大势至菩萨转劫为二十七祖般若多罗，文殊菩萨转劫为杜顺和尚，弥勒菩萨转劫为傅大士。志公言达摩大师，为观世音后身。又文殊转劫，现为唐之寒山子，普贤菩萨为拾得。金粟如来转劫为维摩诘。及传言定光佛，皆转劫有后身者。如是诸佛菩萨出世，或分身化现后身，以接引当来后世。或亦在此初出定，一时回向迟误，此案详《佛藏》中久矣。非无此事此理，而世人妄以是非口之流言者。我今为惧出定者自误

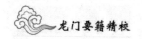

迷堕，故已谓出定入定时之宜防危虑险，修士可不慎之哉！若只定而不出，虽是寿同天地一愚夫，亦能超劫运，但不能显神通。故出定者，是显神通之枢机也。守此定，二七出，三七出，久久亦一出，久而又久亦一出，即所谓调神出壳，乳哺婴儿，加持顿入于大定，一定至于九年而一出，则定同于虚空之无极，是曰圆顿，曰还虚合道。定至极久，而出亦可极久。自是以后，久出久定也可，倏出倏定也可，六通也能，十通也能，千变万化，无所不能。此真证天仙佛地之顿法也，所以我说出定之初，即为入定之始。谓得大定以后，无有不定之时，方能解脱神通。我《直论》所谓'神通境界，毕竟住脚不得'者，此也。穷天地之年劫，止同一定，而亦出也可。正是仙佛以上事，超天地劫运，无天地无世界、无仙无佛、无形无神、无知无见，又何必以见有身为言？"

太一十五问曰："前之炼精化炁，故曰从无入有；中之炼炁化神，故曰从有入无。前此皆有功夫，后此皆无功夫。既无矣，神出矣。本自然无为之道，又言九年面壁，炼神还虚。何故于此说一'炼'字？抑亦可以无为言炼乎？"

答曰："然。自一七定，至二七三七定，至九年定，及佛言加持，即此时'炼'义也。菩萨修上八地以证佛，即世尊所谓初成正觉，乃至龙宫入定者七日，观菩提树下入定七日，至二七三七，于乳汁林入定七七四十九日不食。所以八地加持至九地十地，再加持至十一地等正觉，皆如此。《华严经》所云'虽证寂灭勤修习，如修如空不动地，佛劝令从寂灭起，广修种种诸智业'是也。前此有为之炼，以十月习定为炼。昏沉多，外驰散乱多而内定少，则用炼炁化神法以补其神。神满不思睡，神定不思驰，则昏沉迟散少而渐无，内定多而至得真定。无炁与息，则息无出入，谓之息住；神在定，则性无生灭，谓之禅性无生；此由习定而得渐法所至，故谓之渐。此仙佛如来正修行之渐，非若五祖宏忍门下首座神秀辈，讲经说法，生天生人，兼行世法之渐者可比也。一得定而专一在定，则谓之顿法。以其无世法缘念之间断，张紫阳所谓'顿超无漏作真人'是也。后此九年之炼，皆顿法中之定，故曰常定，曰大定，常在大定。则纯是一性炯然，自一日至七日，二七三七，三年九年，纯纯全全，顿然在定。《华严经》云：'恒住涅槃如虚空。'又云：'心常正定，灭除觉观，而以一切智觉观，从此不动，入无色定。'如此而炼，谓之还虚。有为之炼，全无着处。若执炼义以为有者，则堕凡夫知见，岂天仙宗还虚时之所可语耶？故世尊云：'虚空界尽，我此修行，终无有尽。'而《圆觉经》云：'如来圆觉，本无修习及修习者。'如是，则我真虚无矣，真寂灭矣，我至天地先矣，安可以'炼'字致思议？"

太一十六问曰："炼炁化神，古今皆言十月怀胎，不知果决定以十月能完胎出神否？请再详之。"

答曰："十月者，以人世怀胎之例大概言之也。凡人之子在母胎，以无息而至呼吸成，必由十月之久，至成人而后生。化神之炁，大周天之用，自有呼吸而返至无息之初，亦必由十月而后能无息尽定。一变一化之道，自然之理如是。故仙真度人，即此十月而发明之也。或有不必满十月，只九月八月七月而能出神者，生人亦有。然或有满十月而不出，过十一二月、十三四月、数年、数十年，而后出神者，生人亦有然。甚至胎完大定，愈久而未能出者，何也？此又未知出神之景及出神法，如南岳蓝养素，故如此。此皆李、曹二真人相嘱之法言也。"

又问曰："何故有不满十月而出？"

答曰："神炁精明，志念勇猛。昼夜勤功在定，定定相续，无一息一瞬而不在息定，自然得无息无瞬之不有间断，而大定可易得。得大定之日，便是胎完之日。神胎既就，毕竟景现而出，自然之理也。所以神既定于父母未生前，不可又强留在胎，为不神通之愚夫。借曰生人之胎，孰能留而不出？古人所谓'果生枝上终期熟，子在胎中岂有殊'是也。"

又问曰："何故有满十月不出？"

答曰："神昏炁滞，志念不猛，一定之间，或昏沉不遣而任其不定，或散乱外驰而任其不定，则定不相续。不常定，则不能入大定。所以《九转琼丹论》云：'又恐歇炁多时，即滞神丹变化。'如是十月，焉能得定？虽一年年半、二年，或至多年，亦未可量也。昔世尊在雪山修定六年，昼夜长坐，方得成道。又《金刚力士经》佛言'若于佛事，有不足者，不入涅槃；佛事周讫，乃入涅槃'之说便是。若人只知十月为期，不识胎之完否，可不于未定而妄认为定，不宜出而妄出。出无阳神，为其未得定足，不成阳神之故。如是只名走丹，前功尽废矣。"

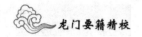

又问曰:"前功如何得尽废?"

答曰:"既妄出,而不急急专心于入,未得大定,便以少定为足,逐日逐月只如是,更有何日能神定胎完? 只在尸解地位小果,不得形神俱妙,此世尊所以云是'有余涅槃'。言其趋涅槃而实不能得尽涅槃,故曰'非无余涅槃'者也。修士最宜慎之!"

又问曰:"如何知得是未成阳神,出无阳神?"

答曰:"神定胎完,自有当出之景。不见此景,即是神不宜出。故邱祖真人云:'功之未足,则道之不全。'《楞严经》云:'不恒其所觉,云何获圆通?'所以十月为大概之言,而不可拘也。"

又问曰:"如何得不废前功?"

答曰:"不执于期月,惟定定相续,亦定定增长,息息归无。故邱祖真人以'辊石逆上高山'为喻者,示必谨其难也。盖言一日十二时,似山有十二分高,定得一时,如上得一分高;定得七八时,如上得七八分高。到此地,步步难挣,毕竟逐时逐分挣上山顶。已到尽处,方有大休歇,大自在,十二时一周完已。故释子禅宗人亦云'一句合头话,万劫系驴橛'是也。日日如是则胎就,神出景到,阳神见景而出,安得废功? 景未到,必废功,故曰切不可出也。既在高山上顶,顿然独立三年,而往真趋大定,无不定,而亦不知有定无定,无驴无橛,而寂灭为乐,大事方了。"

又问曰:"既要入定,何故又要出定?"

答曰:"不入不神通,不出不神通,出而不入失神通,于是神通必要调出调入。又至九年一定之后,劫劫如是,始为纵横天地之能事也。"

又问曰:"阳神之定如此,阴神之定同否?"

答曰:"入定之法略同,而定中之得失大异。何由异也? 是异在昏迷,而不在散乱,以散乱则不在定也。然阳神在定中或有少许昏沉,则迷歇大周天之火候。斯时也,六种震动自现,阳炁自来,阳神自觉,所以不致久昏久迷,而能孤明独照。阴神之动者,其元精元炁不足,则不知其动机而修补之。或亦有知动者，又不知其当补之时，不能足炁，不能不死，故定亦不成阳神，只名阴神之定。所以阳炁无从得，六种不震动，妙觉不灵应。入定之久，定中或有宿念之根尘未净，迷而不觉，如鱼在水中则忘水，逐境不返，如人在境中则忘境，此身在此，而灵性已驰入别胎壳去矣。昔《楞严经》云：'所穷空，不尽空理者，为不回心钝罗汉。若从无想诸外道天穷空不归，迷漏无闻，便入轮转。'正言定中之失而有异者如此。今略举定中之失者一端，而例知其余。《华严经》有云'如歌罗逻入胎藏时，于一念间，识则托生'是也。世人又传一禅师留记云：'昔日无为子，今朝却姓陈。'在定之僧为前身，随洪福之念，生陈太守为后身是也。到得后身数尽，或有能回定于前生者，无为子是也。或有不能回定而在异类者，云光和尚堕于牛中，而直受之不能辞是也。此皆可防之危险也。夫阴神学者，得定而能自出者，固有人矣。其不能自出者更多，所以禅人在定，每用护法侍者。于此定久，则必惊响之声以出之，盖防此识念托生之危者。纯阳真人亦常言之：'免颠危，要人叫。'习定者，可不警省之哉！"

又问曰："定法如何是同处？"

答曰："最上一乘，仙佛阳神，始初以⊙为宗，行住坐卧之间，不离这个⊙。其行也不离一○，佛谓之'游戏三昧'；其住也不离一·，佛谓之'禅定三昧'。有此⊙则化阳炁，无此⊙则化阳神而还虚，证无余涅槃矣。彼阴神及四果人，棒喝拂指，直指单传者，亦以此⊙为宗。行住坐卧，不离这个。行不离○，住不离·，亦自有⊙至无⊙，此言其大略似同处。第仙佛正法，禅定之行住⊙，本乎自然。道君言'一切诸法，皆空寂相'，佛言'随顺寂灭境界'是也。祖师禅及四果所宗之行住⊙，实由强制。但看高峰禅师所说'忍饥'，寿昌、金粟、三峰三和尚等所说'吞声忍气'，及'气急杀人'之语，可见此阴神比阳神似同而实有不同之妙。学仙佛者，不可执此便为全同。大用止乎如此，则轻视仙佛，等之和尚、凡夫禅矣。当精求所以六种震动、阳炁自来、阳神自觉之妙，而后可谓之胎神、见性、真定。"

太一十七问曰："仙佛既同一道一修，而又有食荤食素之异，得无毕竟有戒无戒之不同乎？"

答曰："斋戒俱同。斋者，斋其心志；戒者，戒其贪性。《太上虚皇四十九

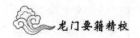

章经》之《斋戒章》云：'天尊曰：说经斋戒者，道之根本，法之津梁。子欲学道，清斋奉戒。念念真正，邪妄自泯。一切众生，舍清净域，耽嗜荤膻，而以触法。譬之饿鬼啖食死尸，火烧饥肠，无有饱满。又如蝇虫，争夺臭腐，妄为膻香，而以触法。三宫溷浊，六腑不净，尸魄欣昌，乐于死地。子当割嗜欲根，入清净境。无作诸苦，无造诸恶。无生诸见，无起诸邪。子观戒文，同世律法，欲有所犯，慎金木刑。子于戒文，精意奉持，凛然在前，如对所畏。秉心正严，灭一切想，谛听不二，可会正真，是吾弟子。'《苦乐先后章》第十八，天尊曰：'学道之士，断诸爱欲，却绝肥鲜，长斋清肠，研味至道，是为苦中求乐。能知其苦，不见其苦。吾道苦而后乐，众生乐而后苦。吾今告子，当明慎之！'《不杀章》第二十，天尊曰：'子欲学吾道，慎勿怀杀想。一切诸众生，贪生悉惧死。我命即他命，慎勿轻于彼。口腹乐甘肥，杀戮充啖食。能怀恻隐心，想念彼惊怖。故当不忍啖，以证慈悲行。'《清净章》第二十一，天尊曰：'学道之士，以清净为本。长斋渺思，啸歌太无。睹诸邪道，如睹仇雠。远诸爱欲，如避臭秽。除苦恼根，断情爱缘。冥冥浊海，自得净界。如白莲花，生淤泥中，亭亭出水，不受污染。五脏清夷，三田草素，太玄真人，自与子邻。'《洗心章》第二十六，天尊曰：'六根不净，当洗其心。心不受垢，自无诸秽。'《元始洞真报恩成道经》，元始天尊言：'孝道慈悲，好生恶杀。食肉饮酒，非孝道也。'《灵宝出家因缘经》道言：'勤修行业，长斋奉戒。精研上道，转神入妙。念念增进，永不退堕，克得道真。'《太上洞真智慧上品大诚》云：'修斋求道，皆当一心，请奉十诚。'又云：'长斋奉诚，自得度世。'《洞真智慧大戒经》天尊言：'不杀不淫不盗，减酒节行，调和气性。'又云：'人不持戒，则智慧不通。'《元始天尊说九真妙戒》云：'不杀不淫，不嗔不二，奉戒专一。'《虚皇天尊十戒文》云：'不得杀害含生，以充滋味。不得淫邪败真，不得饮酒食肉。'《洞玄灵宝因缘经》云：'此十戒者，自三清以下，乃至十方上圣真仙，莫不皆由持此戒也。'又云：'众生饮酒食肉，致生病恼，弥益罪根。吾不饮不食，抱道自然，变化无方，长生不死。'《太上十二品法轮劝戒经》元始天尊言：'欲受戒时，先须清净。受真戒者，不得屠杀，不得邪淫，纵恣嗔怒，不得饮酒食肉，使戒根牢固如玄都山，戒相端严如玉京殿，戒德光明如琉璃珠。'《太极真人二十四门戒经》云：'戒约烦恼，隔绝魔心。努力勤修，早求解脱。'《老君二十七戒》云：'戒勿费用精神，戒勿食含血之物，戒勿忘道，戒勿杀生，戒勿为诸恶。'《老君五戒文》曰：'戒者，防其失也。'又《化胡经十二戒》云：'戒饮酒,戒食肉,戒淫,戒语,戒恚怒。'《洞玄灵宝千真科戒》云:'出家不交世俗,不作有为功德;静思入定,降伏外魔,名为净戒。《玉匮明真科戒》云:'弃色断情,长斋持戒。'《灵宝元阳妙经》云:'有持清净法戒者,则得真道。'《太微彻视经》云:'学道修真,念念持斋。心心不退,归心于寂,直至道场。'又云:'学道者,不勤行业,不修斋戒,难达至真。'《玉皇本行集经》云:'奉戒持斋,冥心大道。'《七百二十门要戒律诀文经》云:'长生神仙,要在清斋。志学之士,急务修斋。斋真斋心,守戒为主。主以制心,悉当清斋,以戒情欲。一切含生,智愚不同;一识既动,无端竞兴。外来曰动,内住曰寂。来不惊寂,去不劳动。动而不劳,不离寂也。寂而不惊,不疑动也。寂照明彻,故无惊疑。无惊疑者,常乐常住。住无所住,为而无为,为道之最。'又曰:'变化无穷,由悟守一。守一须资,惟戒为急。持之不亏,邪不得入。自然混合,与道同真。由戒入道,故谓之门。普劝行人,悉令持戒。究竟归根,同成正道。识悟既明,终持一戒。'一戒者,惟戒于心,不起他念也。《胎息伏阴经》云:'若不持戒行,未入胎息,岂得合神?'《太微灵书紫文仙忌真记上经》云:'人虽有仙相,复有败仙相者。十条犯而败之,亦不得仙矣。一曰淫,魂液外漏,精光枯竭,神焦魄散;二曰酒,魂忘本室,魄游怨宅。七曰勿食肉,食则神不守真,魄生邪勃;九曰勿杀生,以罪求仙,仙甚难也。'《太上灵宝大乘妙法莲华真经》,其《七伤品》有:'第一之伤,带真行伪,淫色丧神,魂液泄漏,精光枯干,气散魄零,骨空形振,神泣穹府,上闻天关,真仙远游,则与凡尘结因,土府同符,岂复得仙?第二之伤,外形在道,皮好念真,而心抱阴贼,凶恶内臻,愿人破败,嫉能妒贤,口美心逆,面欢内嗔,形论得失,妄造罪原,毁慢同学,攻伐师友,三官所记,标为恶门,仙真高游,邪魔攻身,走作形影,飞散体神,故令枉横,极其恶深,考满形灰,灭于九泉,徒有玄名,岂保自然。第三之伤,饮酒洞醉,损气丧灵,五府攻溃,万神振惊,魂魄飞散,内外朽零,本室空素,赤子悲鸣,真仙高游,邪魔入形。如此之学,徒损精神,虽有玄机,空失玉名,神升上宫,身灰幽冥,恍惚求延,年焉久停?第四之伤,行不引物,贵人宗医,心忽口形,骂詈无常,瞋喜失节,性乖不恒,怃激神散,内真飞扬,魄离魂游,九红尘埃,五府奔丧,皆由性之不纯,行之不详,真仙高游,外痫入形。如此之学,将欲何蒙,虽有玄图,不免斯殃。第五之伤,或有玄图表见,得授宝经,或偶遇灵师,启授神文,而不依科盟,形泄天真,未经九年,投刺名山,使青宫有录,金阙结篇,使传于人,流散世间,轻真泄宝,考结己身,图有玄名,反累七玄,

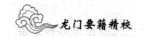

仙道高游,身死幽泉,长充鬼责,万劫不原。第六之伤,身履殄秽,灵阙失光,五神飞散,赤子蹇扬,邪魔来攻,内外交丧,如此之学,望成反伤,真仙高逝,空景独映,沦于混浊,仙胡可望?第七之伤,啖食六畜之肉,杀害足口之美,尸气充于脏腑,伐生形于非己,真炁扰于灵门,游神骇于赤子,魂魄游于宫宅,浊滞缠于口齿,仙真登高于玉清,己身沉顿于地里,图有玄名于帝简,亦不免于不死。'元始天尊曰:'为学之本,当以七伤为急。不犯七伤之禁,将坐待灵降,白日升宸。如外勤好学,内不遣于七伤者,此将望成而反败,期生而反亡,故上学有七伤也。'又云:'学道者,要在行合冥科,然后始涉大道之境。若自不能,徒劳于风尘,无益生命之修短。'诸经言斋戒者如此。又太极左仙公云:'学道不修斋戒,亦徒劳山林矣。'戒者,戒诸恶行。若不持戒,道无由得。葛仙翁曰:'学道修仙,先修戒行。'叶法善从太极紫微左仙卿,下降在胎,十五月而生出胎,天然不茹荤。吕祖律诗云:'斋戒兴功成九转,定应入口鬼神惊。'又云:'斋戒饵之千日后,等闲轻举上云梯。'《敲爻歌》云:'斋戒等候一阳生,便进周天参同理。'刘海蟾《至真歌》云:'但知恬淡无思虑,斋戒宁心节言语。'王重阳祖师云:'寂然刀圭根本,斋戒换西东。时中十二,常常觉照,内调神炁玉炉功。'又云:'酒饮清光滑辣,肉餐软美香甘。世人迷误总无厌,个个临头路险。独我悟来口远,惟予省后心嫌。十分戒行愈精严,没分酆都赴点。'又云:'受寂寥餐素。'又云:'性乱因醪误,精枯缘色炉。'又云:'化道王三已弃家,豕羊滋味久相趄。'又云:'大凡学道,不得杀盗。饮酒食肉,破戒犯愿。'张静虚天师《心说》云:'斋戒,以神明其德。'邱长春祖师云:'去声色,以清净为娱;屏滋味,以恬淡为德。'马丹阳真人云:'优游恬淡养真人,不须酒肉与荤辛。酒为乱性之浆,肉为断命之物,直须不吃为上。'又云:'我在俗时,秤肉斗酒不厌,而今已戒十数年矣。他如食肉饮食,亦可做得神仙,只是较迟了些。若人心不怀道,又嗜酒贪膻,徒恣口腹,罪报难逃,终为下鬼。'又云:'分明说与出家人,斋戒须知厌五辛。'又云:'垢面蓬头摧壮锐,粗衣淡饭远轻肥。'又云:'奉劝同流听仔细,断荤守戒全容易。'又云:'腥膻未戒,断了慈悲。'又云:'腥膻戒尽常餐素,挂体唯麻布。待百朝锁钥重开,效吾师内顾。'又云:'全戒腥膻及戒辛。'又云:'斋食不可美之又美,更何须异馔多般,但一味而已。'王栖云真人云:'酒肉吃了,便可飞升,也休吃。'白玉蟾真人云:'辟谷断荤。'萧紫虚云:'闭关绝俗及腥膻。'陆师云:'大戒三百,以杜未兆之欲。'萨真人云:'道法于身不等闲,思量戒行彻心寒。

十年铁树开花易，一入酆都出世难。'李云卿真人云：'上真高仙，必须精持戒行；来问道者，皆赠以绝欲断荤四字。'是众仙翁之言斋言戒者又如此，未尝不言斋戒也者。所以我祖师北七真皆斋戒，即于现在世而速成道。我所以独言斋戒之同于佛宗者，亦以北七真此证有在也。后之人学道之志不笃，修行之念未真，故不以斋戒而浴德。又且无由见藏教经录之为诫，故不知斋戒为首务。倘有夙缘，继起于邱真人之门，而欲修天仙者，不可不遵天律，自斋戒始。"

又问曰："佛宗戒杀戒荤之说云何？"

答曰："《梵网经》云：'佛言：若自杀、教人杀，乃至一切有命者，不得故杀，是菩萨应起常住慈悲心，方便救护一切众生。而反恣心杀生者，是菩萨波罗夷罪。'又云：'一切肉不得食。夫食肉者，断大慈悲佛性种子。是故一切菩萨，不得食一切众生肉。食肉得无量罪。故食者，犯轻垢罪。'《楞严经》云：'其心不杀，则不随其生死相续。杀心不除，尘不可出。如不断杀，必落神道。当知是食肉人，皆大罗刹鬼。'又云：'不蹋生草，何取众生血肉充食？'《楞伽经》云：'大慧白佛言：愿说食不食肉功德过恶，令众生慈心相向。各于住地，清净明了，疾得究竟无上菩提。佛告大慧：有无量因缘，不应食肉，我今略说，一切众生，从来辗转因缘，常为六亲。以亲想，不应食肉。令修行者，慈心不生，故不应食肉。以杀生者，见形起识深味着，故不应食肉。彼食肉者，诸天所弃，故不应食肉。令口气臭，故不应食肉。空闲林中，虎狼闻香，故不应食肉。凡食，作食子肉想，不应食肉。听食肉者，无有是处。我说一切悉断，如来应供等正觉，尚无所食，况食鱼肉。视一切众生，犹如一子，是故不令食子肉。'由此三经观之，捷见身心切害，则知不可不戒杀诸生，戒食诸肉。而仙佛之贵于必戒者，大约皆同于此。"

太一十八问曰："仙教中有以点化成银、服食升仙为言者，佛教中不言此，必此为仙佛之所以异乎？"

答曰："不异。然不异亦有所征，由佛所言点化服食之说，在《华严经》久矣。经之七十八卷云'有药汁名诃宅迦，人或得之，以其一两变千两铜，悉成真金'者，此点化之言也。又曰'有药名大莲华，其有服者，住寿一劫'，又云'人服延龄药，长得充健，不老不瘦'者，此服食之言也。仙之言者，合言之，曰点化服食；分言之，点化言外事，服食言内丹。若以外事为可服食升仙，则许旌阳真君首言服食飞升者，不必言'脐间元炁结成丹，谷神不死因胎息'，于《石函记》中不必言'元精药母'，于《可惜许》歌中不必言'男子修成不漏精，女子修成不漏经'。此皆言内丹之理，则外事服食，不足飞升也可知。所以但称为点银之仙术，则知非为身心性命升仙之道也。若必以外事言服食，今亦举其似者一言之。比如升打之灵药，皆金石类之所成也，有服之以治愈疡梅疮，治愈结毒者，治愈痔漏者，治愈膈噎者，皆有痊效，使病不促寿算，而身可复生而久安。病痊则立速止，多服则害大。唐宋多君，妄信方士之诡言，以金丹外药可服食，服之不已，而求长生。中大毒而身裂，而促算速毙，又可鉴也。故《本草》有云：服金石药多而中毒者，以麦门冬汤解之。又云：凡丹石药服过多，致食不下者，以莺粟壳和竹沥煮粥，日食之而安。又方云：如服金石药，中毒发疮者，以白矾末一茶匙，将冷酒调下，三服愈。即以诸天真仙圣真，有解服食丹毒之方药，及医家俱有解服食石毒之方药，而备观之，则丹药不可轻易服食为仙，又当知也。虽服之者，有仅可救病延年之功效而已，犹且难遇。于升仙脱胎，神通变化，通天彻地之能曾无有，服之果何益哉？钟离祖云：'访仙求友学烧丹，精选砓砂炼大还。将谓外丹化内药，原来金石不相关。'又云：'内里明时是至真，外边入者即非亲。若教异物皆轻举，细酒羊羔亦上升。'吕祖云：'可惜九江张尚书，服药失明神气枯。不思还丹本无质，翻饵金石何太愚？'《太清修丹秘诀》云：'天地鼎炉却在身，阴阳不测谓之神。元炁飞霜成九转，还丹本是太和精。'皆言服外物为理之必无也。"

又问曰："既言仙佛皆有服食之说，是的言其有；又言服外物为理之必无，是决言其无。两其说之不同。何也？"

答曰："非不同。因问二氏之故，则述其皆言。因古之有病者则用治，无病者不用治，故古仙不用者更多，而用之者少也。故详辨之曰'无能升仙，只可治病'。然仙佛言有服食，如治老病与疮毒之异症，只求救死而延其年于暂，非为冲举、神通变化超劫之计。服食之而后内炼金液还丹，如张天师之自修，与茅真君度二弟，及佛说延寿一劫者。观之，可知其半。愚人遂弃其所实用之内，而惟说服外者，自愚之甚，而又愚他人故也。且仙是本性，以见性而成仙。出而显神通，亦性之灵运而神者也。外物只可助形体而除病救死，不能见性神通，此理人之所晓。后学闻此，可不如是而究之乎？今又指其内丹书之言服食者究之,曰:'饮刀圭,窥天巧。'又曰:'一粒金丹吞入腹,始知我命不由天。'又曰:'朝服一刀圭,暮即生羽翼。'又云:'只吞一粒金丹药,飞入青霄更不回。'王重阳真人云:'修持如会识金丹,只要真灵本性在。'马丹阳真人云:'烹丹鼎,下丹结,中丹热,大丹凉。不须炼白更烧黄。自然玉性,万般霞彩射人光。'邱长春真人云:'修炼事,地轴锁天关。出有入无三尺剑,长生不死一丸丹。'究此众仙真之言,而内丹服食益明矣。若谓欲究何以有外丹之说,今且又言外丹之术之有无与真假者,然此事非世人可能之事,亦非世间有此法传,乃神仙助修道之资而为然者。惟遇仙传道者,即兼得传仙术,所以皆谓之仙机;若不遇仙,无仙道者,必不得传仙术。况无志修仙道,而徒狂乱妄想,苟求富贵者,上苍安肯以此仙术付之耶?况志于拐骗愚人财宝之贼,将何德以当天授?又安能得仙术乎?当知尘世凡夫俗子,炼丹不成,便可自醒自戒矣。今之轻言于炼银者,尽属拐骗之贼。假托此术,以拐骗人之财,骗人之饮食,但名方士,非实有知,能可言也。"

又问曰:"方士既非实有能知,每闻其入门时,亦能可成银用者,又是以何巧骗而为能乎?"

答曰:"全是假银,但可欺诳愚人而已。或是伪造假物,非银而略似银形,每欺人曰此银也,而使用害众。又或伪造假物称曰丹药,私地垫入真银于内,曰'垫手'。又有以银制成灰如末药,便诈称为我已炼成之丹药,点于铜汁中,大火消去铜,而银末复还为银。愚夫俗子未能识破,谁敢不信?此二垫法也。有以银制如铜样,诈为出山生铜,寄卖店中,或巧立为异名,令买者得之。彼以不相干之药诈点之,铜亦复体为银。浅见寡闻之初学,谁敢致疑而识诈?三垫法也。入门有成,以取信于人者,类皆如是而已,无真能也。但取信于人,而人信之,由贪炼者之必遭其拐骗也;其不贪炼者,任方士有多诈能,而进身无地;能明真丹经之理者,则方士无投诈之隙,而诈炼无所施矣。再举所以为教言之,或教人以草药制水银假死,配真银为用;或教人制红铜假白,谓之红铜皆去血,配真银为用。如是假法,曰养砂不盗母者,曰养砂资母者,曰青金,曰白金,曰青天晥,曰黄天晥,曰死晥,曰死雄,曰死砒,曰死硇等,三千六百余门。故《海客论》亦曾指其伪,言所云秋石,本河车、黄芽一类,反诳曰尿精;铅汞精髓,妄曰青盐。更以万般草木药内,或言出于河北,或言产于三吴,或言仙草在岭南,或言真药在西南,或言鸡子铅出鄱阳

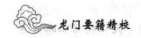

湖，或言真汞在辰州。尽是欺言，皆无实理，只是延挨岁月，久骗衣食。今年等药至，明日药未齐。愚贪者不知，尽被骗害而已。又太古真人《还丹至诀》云："大丹受水火焉足以成。若以杂石药参杂，意希化宝，举浩劫而无成。"况百年短景，而妄想成耶？惟吾辈修仙修佛者，以修德立行为基址，则不为不用也。"

又问曰："世人求丹法炼银者尽多，果向何求而可得真？"

答曰："全无真法，不必学炼。惟当苦志学道修仙，则财与命可兼得矣。可授道者，即可授术。道得在心，则术亦可得在心也。道可以了生死，而不复生复死，轮回永绝；道可以寿齐天地，而超过天地之先后，掌握乾坤造化，而常极乐；道可以撮土石成银，呵气化金，举念得珍宝，不必苦心劳力以求而自得者；道可于自己性分中求之必得，而非若辈妄求之而不得，终为虚幻者比。抑何疑惮而不求道哉？且我今言不必求炼银者，亦有故。有一等贫穷人，心甚滥恶，谋学假银欺人，以供自给。或幸得一假方，诈则游访外护，拐骗财宝，拐骗回家，戴方巾、穿色服、造华屋、买腴田、娶娇妻、广爱妾、养家丁、称相公，逞富于人前，何尝以丧人心、悖天理，自愧自罪哉？抑何尝以彼苍苍有三官九府，风刀掠考，九幽六洞，狱治轮回，报应为惧哉？而犹以其诈法，出入仕门，愚弄其士大夫之愚贪者。而士大夫深以为德，而不疑不惧，亦可笑、可惜之甚矣。方士者，谁不借言诳众曰：某官某人，我为之炼成服食；某官某人，我为之炼成点化。固为惑人自荐计。由是士大夫之愚贪益彰，不有可恨耶？此贫穷恶棍，骗人利己之流，皆如此。又有一等富人，家赀饶足，初信方士诡言，遂欲烧炼，求为大富。尽遭提手骗法，提罐骗穷，以至壁立无措。要知学烧丹者，未有不破家赤骨而穷者。亦以所闻假法传，为访护拐骗之谋。此由自陷于不得已，而亦谋为提骗。如久嫖之客，便甘心为作乌龟之类是也。举世皆假，绝无丹法，绝无人知丹理，更向何处求真？虽苦求之，亦不可得，我故曰世人不必求学。"

又问曰："方士中也有专言内丹，不言外事炼银者，抑真知有内无外乎？"

答曰："总为愚弄世人之言也。此亦有二种人：一者是贪淫恣欲，用女人为鼎，以采战为道，无志于谋他事。二者是本意谋外为骗局，其所以又言无外者，为其人被外事拐骗之多，有不再信之意。故暂言无外，以投其机，入身以餂其疑。既入身，则渐渐言有外，托言惟某处某人，独成点化，致大富而置官致大官。此法为我能知，我代为之者也。此所言无外是计也，非彼真言无外也。亦非真有、非真能、非真代之也。当其言有内时，亦必言用阴阳采取。以阴为女人之身，以阳为自己男身，男媾女为采取，补我得长生之说。此何故为是言也？盖自为取淫欲之乐，故先诱其淫乐，动其淫心，为畜生聚麀之状而不自羞。纵是显宦名儒，甘心入其局中。自称能事，不顾外人之耻笑，为淫欲迷惑之而已矣。久之则又兼进外事，而亦复遭拐骗，乃知初言无外为诈，非真知言无外也。后学者，不为此二种人所惑，而能信向真正清净自然仙道，则亦屡世积修，心地光明，仙阶有证者而后能之。所以王重阳真人与马丹阳真人，十世同修，皆遇正道，而不信邪说。此世师徒同证，是当为后修之鉴者乎！"

又问曰："今我欲言无外事，何故古仙皆作丹书，详言精妙之理？既有丹书，必有可为之事，请详言之，决后世疑。"

答曰："古有此理，而今无此事；仙有此事，而凡世无可得此事之人。若只信有丹书为必有事，殊不知真书少而假书多。假书者，棍徒捏为拐骗，具以欺世而取证，如'许行为神农之言'；真书者，古仙之作，其意一则为得仙传者之印证，二则为凡夫妄为者之解惑。夫欲解妄为之惑，谓凡夫偏于贪利，无不妄为，造假为真，以欺骗人，贪为掩暂。既得假银小利，恨不炼大丹而成大富。岂知仙诀大丹，上天重禁秘藏，不为世间凡夫用，更不为灭德者用。彼贪之不已而误信者，是不见有真丹法之正，未解其惑而然。若有见真书之理，必当自思：我之所为皆不如是，所闻者又无从得如是。既不如是，即不如是理之可成。是今之无此事也明矣，而妄求之心亦当已矣。好将求外欺人骗人之心，洗刷忏悔净尽，戒恶改过，从善修心，勤求身心性命正道，修个可得仙道之根基，便有外丹仙术之因，可不勉哉？欲求仙术成银，而不积德修正道，是犹戏台上优人自称汉祖唐宗，终日说入关中、取凤城，口妄说而终不可有得也，何以异乎？

"可得仙传之印证者，以何书为真？如太上之《黄芽歌》、《金碧古文龙虎上经》，元君之《玉清内书》，金华玉女之《说丹经》，鬼谷子之《九转金液大还丹歌》、《术中经》，广成子之《浮黎鼻祖》，许真君之《石匣记》、《神楼赋》，谌母元君授许旌阳之《铜符铁券》，吴猛真人之《直指灵文》、《大还丹歌》，葛仙

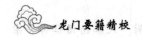

翁之《采金歌》、《神符经》，九霄真君之《大还丹歌》、《妙解录》，钟离正阳真人之《破迷歌》，吕纯阳真人之《认真歌》，程昭之《析理真诀》，张紫阳真人之《金火歌》、《金丹四百字》、《大丹歌》，李灵阳之《玄灵备览》，严君平之《铅汞歌》，王果斋之《金丹铅汞歌》，萨真人之《太上指迷直论》、《铅汞歌》，范文正公之《渔庄录》，虚靖真人张天师之《管见歌》，高象先之《金丹歌》，张三丰之《铅汞歌》，白玉蟾真人之《金华冲碧丹经秘旨》、之《地元真诀歌》、《三元枢要》、之《金碧宝鉴》，尹文始之《大丹歌》，李真人之《龙虎还丹诀》，李元光之《海客论》，彭晓真人之《明镜匣》、《识一歌》，百玄子之《金丹真一论》，淳和子林太古之《龙虎还丹诀》，雷一阳之《黄白破愚》、《黄白鉴形》，王敬所之《金丹捷要》，张元德之《丹论诀旨心鉴》，刘太初之《金丹辨惑》，陈自得之《外丹敲爻歌》、《黄白直指》、《金谷歌》、《竹泉集词》，玉田氏之《金火灵篇》，慕阳子之《慕阳真诀》、《铅汞歌》等书。仙术之同，为真理之可取证者，略举如此。而我伍子，不获已于无言，耻举世之为大惑，亦作《神丹经论》九篇，痛为之辨。已出于世，诚世之愚，以答张、李、曹三真人之付嘱。他如《秋日中天》，如《梦觉新书》，如《金丹法藏》，如《百法问》，如《洞天秘典》，如《火莲经》，如《观花记》，如《黄白镜》、《承志录》等书，醇疵真伪相半，不由仙传，而亦不同仙术。作于夸能之臆见，而陷人以疑论，固不足证矣。又如《度世真机》，如《我度法度》，如《琴火重光》，如假《渔庄》做手，如假《黄白鉴形》做手，如假《地元真诀》做手，如《三十六照》，如《六十四匮法》，如《七十二家炉火》等书，犹假甚之，不可取证者。并我所未及见者，姑不枚举。是所必不可见者，见之，则害人心术。吾又论仙师之传道，必择心专志笃，能修道者，故有直提财物，助弟子得以供日用，而遗世绝俗以密修。虎皮座张真人，助李虚庵真人以行道之资是也。而又授以已成之丹药，兼授炼银之仙术。故秘授成银之仙术，得以潜炼助道者，亦甚多人。于中亦有不能得授成银之仙术，贫乏不堪潜修，必用外护者。又有说焉，当其初修仙道于世间，则亦必用世间之财，为日费之计。而资之外护者，室中三四人。日费用银不过五六分、七八分，岁不过三十金。二年工，则二其三十；三年工，则三其三十。世间每有信向仙道，能出些微之财为护者尽多，及愿为如此等护者亦尽多。要知护仙佛者，即得仙佛。凡用护者，必先见得此人德行可证仙佛，志念可证仙佛，则用其护，共修同证。如佛所言'施者受者，同成佛道'。若无可证仙佛之德之志者，不可用其护。所谓'不使人间作业钱'，避天罚之无成，岂容一概混用哉？古仙所谓‘财不难兮侣却难’者，又言‘择侣择财求福地’者是也。”

又问曰：“修仙道者，果能炼银为好乎？抑不炼银为好乎？”

答曰：“昔龙眉子云：‘欲为跨鹤之游，必藉腰缠之助。’炼银固为美事，但炼银不密，而为招祸之媒，或至丧身失命而反误道，或至遗弃所戒而不能护道，虽炼之亦无益，此皆不奉仙师炼丹之戒者而然也。不炼银者，未有不依外护；依外护者，则宜不甚于远世人之居，而便给衣食。炼银者，自有护，必入深山穷谷居之，古仙所谓‘起来旋点黄金用，不使人间作业钱’是也。一切皆取之自办，遗世可矣。甚省交接应酬闲是非，得以专心悟道而速证果。古仙依此修行者，其证果甚大。若不炼银及不用外护者，又有居山二法：一法者，三四师徒道友，各办银三十两，为自身一人之费，三年亦足用。不必妄疑而多求，则各具而各足，何难之有？且居孤寂之山，不能多藏蓄。欲为弭盗之法，莫善于以银镕入铜铅中。凡取用为买办，则煎销些微，若是从布施来者。及一切衣食等物，皆不令多余。或每人以三十金，人为攒米堂之资，则亦足。二法者，三四同志，再多用二三人之力，耕以取食，凿以取饮。苦修行之，正仙佛所当然者。后学若以此法自修，亦可矣，亦不必炼诲盗之银也。切以此嘱！昔曹还阳真人嘱予曰：‘银真是仙术，天福所关，只许汝一见，不许汝妄意一为，为之恐迷于财利，甚丧厥志。且古云不受苦中苦，难为人上人，三洞圣真，无不由苦行精修有得，子其勉之！’予敬守斯诚言，而亦宣言以诚后人，后人其亦奉诚自勉之！”

太一十九问曰：“佛教不求长生，而任其有死者，必有后生。凡人之生于世间，生有身矣，则必有死。及其死矣，性灵无所依泊，则必又生。抑何所为不生于天，而生于人畜？愿语与后学知之。”

答曰：“生畜之因最多，不善而贪嗔痴淫，皆畜因也。故世尊教人，戒淫为第一事，即其故也。故有序云‘观其原始，不离色心。生灭轮回，斯为苦本。圣人超悟，息驾反源。拔出三界，然后为道’是也。今详说之，人若能修众善，能断淫事淫欲。所谓命根断者，乃能不受后有而生于天。其已生于天者，动一淫念即堕下界，况在人中淫念不转生乎？故有虽修众善，不能断淫，必受后有之身。”

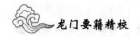

又问曰："若受后有，有得人身，有得畜身，分受之时，抑何可以转其畜机，而生为人乎？"

答曰："亦由自作而自受者。《佛藏·辨意经》云：'贞洁不犯外色男女，护戒奉斋精进。'故世尊《戒经》云'不近沙弥'，禁男色也；又云'最不喜世间女人入我教中'，禁女色也。人以素贪身前行淫者，同于人媾，兼有善因，必受入身前淫受之胎而为人；专贪身后行淫者，同于畜交，兼无善因，必受入身后淫受之胎而为畜。人若不信，但观古云'欲知后世因，今生作者是'之说即是。世世皆有一等痴人，最贪身后淫事者，即所谓'一条尾千定万定'者矣。入二教修者，可不亟戒身后之淫哉？即《业报差别经》云：'具修十善，得生欲界天；若修有漏十善，以定相因，应生色界天；若修远离身口，以定相因，生无色界天。'《正法念处经》云：'持戒不杀淫盗，此三善得生天。'如是既生于天，且不受生于人，况其畜乎？六祖卢能云：'除淫即是净性因。'诚至言也。惟禁戒精专，不犯身后之淫，始可灭却畜机而为人也。谈禅说道者，专为身后之乐，其心于知法犯法而望不畜者，必不得矣，因根固结于心故。致口心不一，禅道尽成诳语矣。我问世人，倘见此言，亦肯戒慎之否？"

又问曰："每见宗门人言了生死，不入轮回畜道，又却扫仙佛之道为教而不足学，彼自有法，愈于仙佛。果然乎？不然乎？愿说欲闻。"

答曰："了生死者，生死已无了，不生不死之谓也。凡人既生有身，必难得无死；既死无身，必难得不生。此常理之必然，亦常人之不能不然者。欲了生死，必保得此身不死，灵性常在此身中，更无何性往彼受生，此生死自然了矣。若不能保身而至必死，则性离此坏身，急寻依泊，必复生为彼身。岂可以今之死，而冒称为了生死乎？惟仙佛能不死，而不生。惟仙佛之道，是不死而不生之道也。以其使炁神住定，不相离身，有寂尽灭尽定之功，然后能保身不死，而亦得不生，为真了生死也。此仙佛所说之法，教人远离恶道苦趣之说也。末世邪人外道，不知寂尽灭尽定，不惟不知，而不能求知。又且扫去禅定而不用，叛却仙佛正法，极言禅定至灭尽之非，指内顿难，不如己捷。彼极不能灭尽定，如何了得自家生死？反用诳语欺哄世人，害得遍世间人，皆不知以仙佛正道了生死，甚可痛恨也！"

又问曰:"彼以此死为了生死,与不了生死者,无甚差别,何以为异?"

答曰:"即是一个不了生死。惟真了生死者,此身既不死,其定性灵光,独超劫运,不随坏劫而坏,安有六道轮回?故六祖云'性在身心存'是也,即《大般若波罗蜜多经》云'入菩萨正性离生'是也。不了生死者,平日只行世法中邪恶事而不改,身死时,性只如前行邪恶事不改。然世法事,原皆背却天道的,俱是六道中所为之事,为六道种子。如性偏好贪暴者,则同狼性之贪暴,死后化入狼类;如性偏好悭好狠毒者,则同犬性之悭狠,死后必化入犬类;如性偏好淫者,则同猪性之淫,死后化如猪类;如性好毒害者,则同蛇虎之毒害,后死化入蛇虎之类。不分未死已死,此念不离,必因此念入畜道矣。只说还是在人生时,一般不知。已死无了人身,入畜身,既不知入畜身,不求脱离,便成了个坚固畜身矣。只有畜生的受用,万般苦楚,无能脱离。此所以修身心者,贵于不死而不生于后世也。禅宗亦有高僧求不投入胎者为此。凡人死后,灵性所在之处即曰生。又有一等,其性贪食无厌足,如饿者不舍一口与他人吃,此必生于饿鬼道。由生时死时,皆无厌足之心故也。又有一等十恶重罪者,入地狱必矣。如阳世牢狱,禁之待发落之义也。此皆不了生死者如是。有志者,岂可误陷于不了耶?故古云:'了即业障本来空,未了还须偿宿债。'明达者,其思之。"

李羲人问答

崇祯丙子年秋中朔,伍冲虚子在金陵,将远行,羲人诣小斋。羲人,初为应天府学庠生,精《易》学。己巳岁初夏,参博山无异和尚,尤精于祖师禅,机锋敏捷,宗闻最称自悟者。自丁卯与予相知,至庚午季秋望七日,拜入予宗。为扣性命双修之旨,竟游楚浙七年。如新兹始,还金陵之家,乃有七问。

问曰:"昨观先生《直论》,所云炼精化炁,如何知得是化了炁?"

伍子答曰:"精化炁者,是初关时设,为次第之名目也。只为精由炁化,则以炁之发动时,不令化精,而复全真炁,是即元炁还元炁而言化炁。元炁即无形之元精,不顺去化有形,故曰精化炁也。若谓后天之有形质者,而可妄指为精,则有形质者,以形质为碍,不能化炁。身中虚灵之处,亦无安顿

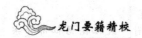

处，亦无通达处。凡借精化炁之言，指人以执信者，乃房术①邪说之人，执以诳世，以舞弄后天。不知所谓烧矿成金矣，而金不复为矿；烧木成炭矣，而炭不复为木，亦不复地炁而长旺。以此喻观之，可无疑矣。于发动时而还静，还于本地，用周天火薰蒸之。薰蒸得理，则炁归本地而更长旺。薰蒸不得理，则不能如是。今日发动时化炁补得一分，明日发动时化炁又补得一分，动而至于不动，补而至于不用补，补至十分，而元炁俱足。俱足时，便化炁了矣，不复有精，而亦不复为世法用。大药生矣，谓之华池莲花开，谓之赤水得玄珠，亦谓之地涌金莲，亦谓之天女献花，亦谓之龙女献珠。万般喻名，但要悟得此理，而后不失之浩瀚无稽，茫然称博。"

问之二曰："精以化炁，而精炁之一，因以化言则易知；炼炁化神，炁神原二物，而亦以化言，是何故？"

答曰："炁神二，以其有炁有神现在，故二名之。及至心息相依，一向清净，随顺至于寂灭，得息无出入，心不生灭，大定而常定矣。夫息无出入，是无炁矣。而息住脉住，其神寂灭为性，独有真觉真照。其先若无此元炁助神，则神不能常觉常照。炁不合神，则神亦不能常觉常照。即神之能常觉照，由于炁。炁神归一，而为神通，非炁化神乎？"

问之三曰："如何名为小周天、大周天？"
答曰："有异用，而后有异名。"

又问曰："请详其所以异？"
答曰："小周天者，坎离交姤之火候，以其双修性命者。所用者小，故称小。所谓'十二时，意所到，皆可为'，一日内，不知其几周天矣。究其妙，正饥时吃饭，困时打眠。始觉名如，本觉名来，时之理也。如觉照，则用小周天。不觉照，则不用。用之时，有升降、有不升降。钟离祖语吕祖云：'可升之时不可降，可降之时不可升。'若是者，皆可以为小也。大周天者，乾坤交媾，阴阳混一之火候，法轮迟缓，绵延昏默，终日间如醉薰，如浴起，而暖气融融然。禅宗人自喻为山中水牯牛，略似也。所以张紫阳祖云：'即此大周天

① 房术，底本作"房"，据辑要本补。

一场,大有危险者,切不可以平日火候例视之也。'究其妙,我师还阳祖云'此候无颠倒、无进退、无升降',则其大旨,便可推知。即白玉蟾祖所云'无去无来无进退,不增不减不抽添'之谓也。其始也,以一时为一周天,以一日为一周天,以一月为一周天;其既也,至于十月,而不知其亦为一周天。其大如何? 以其用大,故称大。夫既以候之缓而周者曰大,自然妙合于缓,而不得不缓;候之速而周者曰小,自然妙合于速,而不得不速。然又当知小周天,本无天可周,而且建立为有,谓之从无入有也;大周天,始周有为,而渐入无为,无火候境界,谓之从有入无也。若所谓心能依息,则万法归一。心息大定而涅槃,而一又归于无。此周天之异用,为大小异名也,如此。”

问之四曰:“《直论》谓炼精化炁在下丹田,炼炁化神在中丹田。下迁中,是一迁。而三迁之说又如何?”

答曰:“按三迁之说,于钟离祖答纯阳论还丹云:'还者,往而有所归;丹者,丹田也。丹田有三,炁在中田,神在上田,精在下田。自下田迁至中田,中田迁至上田,上田迁出天门,是为三迁功成。既自下而上,不复更有还矣。'吾见钟离祖此语矣,闻吾师之说同。夫炼精化炁在下田,至化炁时绝无有精,而惟含真炁,炁尚在杳杳冥冥之间,采之而至似有似无之妙,此可迁中田而化神炁者。中田曰离南,所以文殊菩萨往南游行者即此,龙女变男子,往南方无垢世界者即此。《华严经》云善财童子五十三参,皆往南行者,亦即此。予尝闻还阳仙师云:炼精在下田。虽曰反复循环于三田,而此真性,常若不离于下田。即世尊不离菩提树下,而上升须弥,升天宫之秘旨也。化神入定在中田,而始之冲和塞乎两间,归之无极,常若浑然旷中、下而为一。所以世尊'于欲色天二界中间,化七宝坊,如大千世界,说甚深佛法,令法久住'。久住者,大定也,即其事也。其所以然者,精炁本地在下田,故二者专归于下。炁在下,而神本地在中,故虽化神在中,常浑合,若冲塞,若虚空,其中下而为一。此又古仙之不肯轻言,凡夫之无所授者。今敢直语之,为后圣诵。”

问之五曰:“仙家不用定,今或可不必言?”

答曰:“王重阳祖云:'呼吸相应,脉住气停,静而生定。大定之中,先天一炁,自虚无中而来。'又云:'定中知动,方是造化。'邱真人云:'息有一毫之

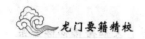

不定,命非己有。'薛道光云:'定息采真铅。'石杏林云:'定里见丹成。'马丹阳云:'功夫常不间,定息号灵胎。'太上云:'转神入定,以成至真。'《斗姥心经》云:'知守本来真身,更能精修大定,乃至形神俱妙。'元始天尊云:'息依神定,性定命住。'张紫阳云:'惟定可以炼丹,不定而阳不生。阳生之后,不定而丹不结。'《中和集》云:'九载三年常一定,便是神仙。'诸说重宣如此,而人犹不信,不肯承当,亦不知天上无不入定之仙也。"

问之六曰:"古禅师,有数十年入定而不出者,可同否?"

答曰:"同者也有,不同者也有。同者,同于能绝淫欲,持梵行清净,则阳精不漏,精根如童子,得漏尽通者。此六通之果,古谓之不生死阿罗汉,惟圣僧、神通僧有之,是则同。不同者,为漏精不尽,精根不能如童子,则无漏尽通,不过谓之五通鬼耳。虽能入定,全是阴性阴神,双眼皆合,不及漏尽通者双眼开也。惟十二时无昏沉,方能使十二时慧照。眼合者,敌不过十二时,即无真定。有出定迷而转生于人世者,或迷而转入于横生者,性已堕去,而空壳在斯,亦何取为定哉? 此不同之谓也。顽空入定、无慧照者,皆如此。不可不明辨之!"

问之七曰:"形神俱妙,赤血化白血,及拔宅飞升者,皆还虚后事。今言初定初出时,何故言俱妙,似欠是处?"

答曰:"不欠。是到得大定而出定,即得不死不坏之形,不生不灭之神。神能超越天地,而形亦随之超越天地,何不可言俱妙? 即此一得永得,直到还虚后,亦只是这个俱妙。故说初生时是这个人,乳哺大时也只是这个人。如八地成佛,是这个佛,再加持至九地、十地、十一地等觉,也只是这个佛。何尝有异? 如此,则知俱妙矣。又谓赤血化为白血者,此非所以语神仙、天仙也,乃人仙不老者,及尸解之类者耳。何以辨之? 人仙者,精全而元气固,依呼吸之为用。有呼吸在,则有炁血行,由静多而动少,炁为踵息,血化白亦宜也。但能延年益寿,而差异于常人耳。若曰神仙、天仙,其炁化神矣,不化气血。息也住,脉也住,更有何物可流行,而为白血乎? 所以古人云:'血化膏,肠化筋。'诚理言也。古天仙又云:'说尽万般差别法,总与天仙事不同。'然此一会说也,皆本之予《直论》而重明之者,但未闻究问元精,我且嘱之曰:'元精有真,不可以凡拟;其中有信,不可以历拘。为上天之秘机,愿再致思焉可矣。'"

卷之四

散问答类

长沙王朱星垣二问

　　长沙王朱星垣殿下，一问曰："精满不思欲，炁满不思食，神满不思睡。必如何得满，亦必如何知得是满，请示教？"
　　伍冲虚子答曰："得满则有知，而满则由于补。如补精之法，谓之筑基。凡人之精，已为淫媾耗损，无修仙之基，为不满之物。大修行者，补精时，必遇精生于先天之真时，即用火以薰蒸。薰蒸者，即补也。补到化炁，而在内未发生之本炁，亦并得薰蒸之炁补。此即炁纯，无精可生，便知实满，百日内事也。精既满，而窍自闭，大药一到，淫根自缩，同于童子。纵欲不可得，何用思欲？世所称返老还童者是也。而阴藏如马蝗者，是说乃为世尊三十二相之一，此欲界执身不行淫者之功。若精窍不自闭，淫根不缩如童子，不如世尊之阴藏如马蝗，则不得谓之精满。淫根既断，即得长生小果。若能躲避三灾，亦可如纯阳祖所云寿同天地者，亦可如佛说寿命几千万亿劫、几阿僧祇劫者。从此以上，出欲界而升色界。心在入定化神，不至思欲。《楞严经》所谓'淫机身心俱断，断性亦无'是也。此又何思之有？然先补精，有神炁配合时，固已补得神炁俱旺。及所化之真炁，超脱过关时，前之炁归元海为坎实者，渐渐以坎实点离虚。虚得实而皆实，即所谓'禅悦为食、法喜食'者。实则不饥，何用思食？太上《胎息气经》云：'呼吸如法，咽之不饥。'尹子《至德经》亦云'吸炁以养其和，孰能饥之'是也。然十月胎圆者，固皆不食。初一月即能减食，三月而谷自辟除，四月以后绝火食。当知此后真不食，故曰：'炁满不思食。'世尊亦曰：'如来应供等正觉，尚无所食。'此而犹食，犹是有生死的凡夫，无定力也，不可得谓之炁满也。如《楞严经》所云'食地中百谷，足不离地'。必使身心二途，不服不食，我说是人真解脱者。若不食，则已渐入于仙，仙则神满。神满者，纯阳无阴也。古仙谓'分阴未尽则不仙'，如有一分阴在，即有一分昏沉睡魔。十二时中，灵光不自觉照，神亦如何得满？

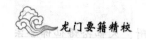

则不可以谓之以神补神，则不可得谓之神满。观太上云：'转神入定，以成至真。道行不备，仙亦不成。'我故曰必使神住定，炁亦随之而住定。神炁俱定，从一月之一日起，即能不睡，昼夜常觉，惺惺不寐。十二时中，无一时不入定，亦无一时不在定。如是十月之间，方得神满不睡。既无睡，又何思？到此心无生灭，息无出入，已成阳神。仙佛到此，皆出阳神，便出色界，到无色界矣。不存知见，而全归于无为，炼神还虚合道之义。当知此又神满以后，九年面壁事也。"

又问曰："可是别有精炁神，补此精炁神否？"

答曰："非也。真正金丹大道，非待外求。只是自身中现在精炁神，当发生长养向外时，还于身中，合而为一，归根复命。自然发生长养于内，自然充满，亦强名曰补、曰满，实非补、非满也。说到神满时，精炁尽化于神矣。神定于见性妙觉，同于虚空，出无色界矣，何满之足言？"

长沙王星垣殿下二问曰："闻古人云：仙养神胎，炼炁化神而出阳神；佛修禅定而悟道，道成则出定。昨者言仙全是入定出定，莫是以胎息转为入定之名，抑以佛法拟之仙法否？"

答曰："皆非也。《道藏》经中，有《太上妙通转神入定经》云：'转神入定，以成至真。'有《太上斗姥本命延生心经》云：'修炼九还七返大丹者，持此顿悟玄关，灵光现前，了证太玄三一之道。知守本来真身，更能精修大定，乃至形神俱妙，与道合真。'有《太上胎息炁经》云：'安静则神定，神定则气和，而元炁自至。'有《太上智慧本愿大戒上品经》云：'当制念以定志，静身以安神。'有《元始天尊得道了身经》云：'息依神定，性定命住。性命双全，形神俱妙。'有《太上九要心印妙经》云：'神定则炁定，炁定则精定。'又云：'意定神全水源清。'又云：'饮食太饱，息炁难定。'又云：'息依神定，神凝气结。'又云：'性定命住为养火。'有《文昌经》云：'万气齐和，得入定门。'又云：'修真妙行，初定通炁。大定全真，妙行通灵。'经之所垂训者，皆如是言定。又钟离真人云：'三关不固，神炁不定，岂不走失元阳？'又王重阳祖云：'圣胎既凝，养以文火。安神定息，任其自然。'又张紫阳云：'恍惚杳冥，定之象也。惟定可以炼丹，不定而阳不生。阳生之后，不定而丹不结。'又陈致虚云：'炼己日久，六根大定。'又马丹阳真人云：'神不外游，精炁自定。'又云：'要心定念止，湛然不动，名为真心。'又云：'工夫常不间，定息号灵胎。'又司马承祯《坐忘论》云：'但心不着物，又得不动，此是真定正基。'又《中和集》云：'造道原来本不难，工夫只在定中间。会向时中存一定，便知日午打三更。药物只于无里采，大丹全在定中烧。'曰：'无念之静定纯熟，可致无生。'曰：'九载三年常一定，便是神仙。'又陈泥丸云：'以端坐习定为采取，凝然静定，念中无念，工夫纯粹，打成一片。'又《还真集》云：'湛然不动者，谓之定；定中觉灵者，谓之慧。'又白玉蟾云：'以虚无之境界，为静定之功夫。'此诸仙之所言定也。未有性不定，而可谓之成道者。予今以二家言异旨同者而重宣之：仙家言胎息，言如胎中之息，息之在胎，呼吸不及于外，而若不呼吸者，渐入于定也。此息定，而性随之定，炁神皆为一神。神既一而全，而大定得矣。《楞严经》云：'既游道胎，亲奉觉胤。'又云：'形成出胎，亲为佛子。'所以云出阳神即是出定。邱真人云：'息有一毫之不定，命非己有。'为此言也。佛家言入定，以初禅念住者，心不外驰，而不着欲境也；二禅息住者，如胎中之无息，正父母未生前也；三禅脉住者，呼吸绝而炁息定，惟内炁之息定，而后身外之炁脉不动，身无六脉，大死一回之验也；四禅灭尽定者，胎息久久绝无，一得永得，大定而能常大定。'胎完神就'之说，以胎完足，自然要出阳神，定极自然要出定，本一也，不可异。识得了，原来只是这个。"

伍守虚二问

　　问曰："昔同于曹门问魔事，曹老师云：'凡遇魔来，速用焚身三昧火，为降魔之法。'我今忘却，请为我再言之。"

　　冲虚子曰："三昧者，佛言正定中之受用也，所谓然臂然身者即如是。而仙言薰蒸四大，与焚身三昧火何殊？火炁盛，则魔不能容，而其真我藏于火中，则不见有魔矣。"

　　真阳子二问曰："古云：'得之者早修，莫待老来铅汞少。'《太上灵宝大乘妙法莲华真经》云：'精多则魂魄强，炁少则性情弱。'又云：'人有久视之命，因嗜欲灭其寿。若能导引尽理，则长生罔极。'每见有铅汞少者，不知彼修如何？"

　　答曰："一者亦有师传仙机，采药炼精，内补筑基之法在；二者亦有服食

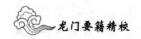

草木凡药,外补之法在。单用其一固可,兼用其二速效犹神。故《黄庭经》云:'百二十岁犹可还。'钟离《灵宝毕法》云:'晚年奉道,而炁不足,十年之损,可用一年工补之。'此言补于筑基也。然有补之易者,亦有补之难者。易补者,谓阳虽衰,尚有生生之机,所谓'一年补十年,精神可复盛'。而成童体。若难补,则有阳痿之类者,阳炁阳精将绝,无可补之隙,则必用敲竹鼓琴以唤招。但精既竭,而无顺以生人之具,即是无逆以生仙佛之本。有顺则有逆,谓'见色便见心'者此也,谓'众生即佛'者此也。无顺则无逆,乃所以补之之难也。然所以无顺生者,是何故?或以房劳之故,或以采战所胜故,或受地气湿故,或受沐浴水湿故。至筋软者,软则不能复劲;至筋缩者,缩则不能复伸。皆生理之由也。所以生理绝者,则必曰其绝得其生理者,而后能长其生。思惟曹老师昔云:'精不足者,补之以炁;形不足者,补之以味。'遂乃授予一妙药仙方,气味俱全,兼补难易,而能起死回生,易为采取,功成大道,谓之'助道金丹',此亦盖世无二之方也。不忍私之一己,用以公之同志。令在世者,得以补衰种子;令超世者,得以助道还丹。"

又问曰:"请示方之名,药之味,制之法,治之症,施为有用之言,普救无边之众,可乎?"

答曰:"陈希夷华山碑记之方,勒方于石碑,亦永传之意也。方名老奴苍龙丹丸,老龙返为童之义也。歌曰:'此药甚灵验,添精补肾堂。去冷除风疾,扶经更起阳。老成宜修合,秘密莫传扬。服之保元气,延寿永安康。'广木香五钱,治脬渗,小便秘。灯心草二钱,通利小便窍,利小便,治癃闭成淋者。破故纸一两,大温涩,能治脱。故得元阳坚固,骨髓充实,治劳伤,除囊湿而缩小便,暖丹田,腰疼、膝冷、肾寒与阳痿。核桃肉一两,治房劳伤,止腰疼。牡蛎粉一两,入肾血分药也。同熟地黄用最益精。止尿管遗,止鬼交精遗,又治老痰。车前子一两,入膀胱,通水管,淋漓疼,不走精气。益精强阴,止尿血,利水道,令人有子。马兰花一两,能破宿血,养新血,止吐血,又治鼻衄及血痢。草薢一两,补肾益精,缩小便,治阴痿失溺,强骨节。又治痹,除风寒湿、腰背疼、筋骨掣疼,明目。韭菜子一两,归心益阳,止茎管白浊遗精。同桑螵蛸止漏精,补中止梦遗,缩小便数,治下元虚冷,小便不禁。木通一两,利小便,泄湿热,泻小肠之火。山茱萸肉一两,补肾兴阳、长阴茎,益髓固精、节小便、止滑精,阴虚者急当用之。暖腰膝,明目,逐湿痹,治耳鸣,除风邪,强力。桑螵蛸一两,治虚损肾衰,益精、强阴、补中、除疝、止精泄、愈白浊、通淋闭、利小便。又禁小便自遗、身衰精自出,房劳致小便利者,加而用之。全蝎净身一两,治疝气,又治风痰、中风口眼歪斜、掉眩、搐搦、耳聋。母丁香一两,壮阳。又温暖腰膝,杀疰坚齿。紫梢花一两,肉苁蓉二两,治绝阳不兴、泄精、尿水遗溺,补房劳,坚筋骨,能除茎中寒热疼、膀胱邪气。暖腰膝,长力。远志二两,肾中气分药也。益精壮阳,益肾气,强气志、倍力。菟丝子二两,益气强力,补髓添精、止梦遗、强阴坚骨,治茎中寒精自出、尿血、溺有余沥。蛇床子二两,治阴囊湿痒,炒为末,撒上即干而不痒,坚尿茎,令人有子。白茯苓二两,入膀胱、肾,助阳、利窍、通便,不走精气,长阳、益气、除湿。又养神、驱痰。仙灵脾二两,绝阳不能兴者,即能兴。补肾虚,得酒助良。治劳气、病冷风、老人昏耄健忘者。巴戟天二两,止梦遗精,补虚损、劳伤、阴痿、健骨、强筋、益精,肾之血分药也。八角、茴香二两,主肾劳疝,治膀胱冷气,起诸痿。当归全二两,全用者,治血不足、湿痹不举、腰疼,又治中风挛拘蜷,客血壅塞,客气虚冷。沉香七钱,助阳益精,又治冷风,肢体风湿,骨节麻痹。又云:火盛阴虚者不宜。干漆二两,续筋骨,杀虫,补中,治湿痹。熟地黄五两,滋肾水,增气力,填骨髓,益真阴,补元气。大黑蜘蛛七个,愚谓此味,伤其七生,不必用。若肾子无个上个下,亦不必用,曾不用亦妙。

"共二十八味,制完为末,只有四十两四钱,二斤半之数。用生蜜四十两与药等,将蜜炼至滴水成珠,只三十两为准,每斤必要炼十二两。和药时,加清水十两,凑足四十两。和药捣千杵,丸如梧桐子大,准有四斤半丸。每服温酒下三十丸,空心或早或临卧,每日一服,七日见效。大虚极弱而阳久绝者,五十丸更妙。半月见效,即如少壮。或连服半月、一月,又隔三月、五月,再服半月、一月亦可。或在蒲团上催工之时,连服不间断更妙。

"予说此方之妙无穷。何以见得? 盖药非劫性,又非偶用而暂效者,乃平常逐日所服,能养元神,补元炁、元精,坚其骨,补其血与髓,则颈项脊腰坚硬如铁柱,利于坐、坚其肾、益其精,则易坐生妙而易采补。无凡情欲事者,亦可用,并无害。有凡情欲事者,亦可用,其功胜膏散涂贴者万倍。胜用女鼎,假称采补,无益有损者,如天壤之隔。空劳岁月者,如冰炭之异。实顺用之,足以助生人之道;逆用之,足以助仙佛之道。利益无量,大哉! 服食之丹药之一论也。其能返老还童也有如此。予谓倘中年、少年有服此,或疑其略热,外加炙甘草三四钱,黄柏二三钱,少滋补肾阴亦可。"

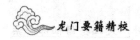

又问曰："昔有以饮食滋补者，与此草木药，大较何如？"

答曰："不戒荤食者，或以膏脂厚味为补，或以腥辣助阳之食为补，汝我所共闻。第恐妨天曹之禁戒，曰斋戒者，道之根本，法之津梁，而亦难于具办，非贫家之所能。虽用者而效亦缓，不如药食之为灵焉。吾辈戒荤，遵抱朴子之言，只重以药食为世教也。"

又问曰："方近于房术计，莫亦不宜于正耶？"

答曰："似房术而不为房术用，亦何妨？但生生之理同，不过以顺生为逆生，总成就一个逆则成圣而已耳。慨观希夷留此方，在世已七百余年，而未得遍为世用。今而附梓流通，以出世遍于天下，极于未来劫在世、出世者皆得用，普渡宁有涯哉！所谓不能以百日而返炁者，以此药之返者兼用之，少为一助其速耳，有道之士珍之。若财力不及用此，则有机先生药之工，以精补精，以炁补炁，在前语矣。后来圣真，亦详而自量之。"

顾与弢六问

一问曰："如何是摄情归性？"

伍子答曰："性为人心虚灵至静、尘念俱无之时，便是先天。真阳之炁，由至静而微动，谓之鸿濛一判，有可为媾精之具。性真便亦觉其有可为媾精之具。即此发觉，便名曰情，俗谓之神情。复此神觉，还为性真，管摄此炁同归，故曰：'摄情归性。'其实即采取配合之说。是以《参同契》云：'金来归性初，乃得称还丹。'金即真阳，亦即所谓情也。古云'二五媾精，妙合而凝'者，正同此说。凡言情者，兼神炁。如儒言气质之性，性附于气质而动为情，则亦从摄于性而复性也。"

顾与弢二问曰："闻元精有清浊老嫩之辨，正不知用老为是？抑用嫩为是？"

答曰："至清而合于无过不及之时是也。《易》云'初九，潜龙勿用'，喻元精微动而炁嫩，则其发生变化不旺，故曰'勿用'；'九二，见龙、利见'，喻元精壮盛而炁充，故云'利见'，如郑思远真人所云'月圆玉蕊生'是也。即其勿用于初,而利见于二,便知用炁足之二,不用炁不足之初,而天机判矣。我《直论》所谓'嫩之炁微不结丹'者,以此之过于嫩,而'炁不足补其炁,精不足以补其精'之说也。又谓'老之炁散不结丹'者,以极老而太过,言即亢龙之有悔也。亦如'月缺金花卸',及'金逢望远不堪尝'之说也。但看过嫩过老之皆不宜,则其中自有可用者在。《直论》所谓'非觉而动'者,言浊也;'实动而觉'者,言清也;'觉而不觉'者,言辨初阳嫩之故也;'复觉真玄'者,言见龙利见之时也。若到此当机,又怕迟缓,失其正炁。所以邱祖门下徐复阳真人云'披衣又恐起来迟',亦言防其炁散也。凡用功时,于此炁足之元精,只要不着欲念的,便是先天纯清。着欲念计较者,则浊矣。念念在道,自然真清。"

又问曰:"炼成大药亦有清浊老嫩辨?"

答曰:"初正则末持,源清则流清。惟清真之精炁,合和神炼,而始生大药。则大药之清真,即由元精之清真而得者。初不清真,则炼药不成,安有大药? 此不必辨,而辨在其中矣。"

顾与炳三问曰:"凝神入炁穴,不知还有呼吸升降否? 若有升降呼吸,不知又如何凝入?"

答曰:"许旌阳老祖云'太阳移在月明中',又云'金乌飞入姮娥户',即此义也。升降者,是采取烹炼之要旨;凝入者,是归根复命之秘机。但升降而行也,神炁合一,神在炁中;不升降而住也,神炁合一,神在炁中。不说是'凝神入炁穴',也不得。"

又问曰:"昨闻教言:妙于升降者,由颠倒用之,始得其妙。此尚茫然不解,再详其说?"

答曰:"当升则专升而不降,谓进阳火者是也。进足,则颠倒之以为降。当降则专降而不升,谓退阴符者是也。惟是升之专,则采取方有得;专于降,则烹炼方有成。非若世人只知以一呼一吸,便为升降者此也。所以纯阳祖云谓'大关节,在颠倒'者,正言此也。若不识此,虽采取,而不得所以为采取;虽烹炼,而不得所以为烹炼。万万不能成丹也!"

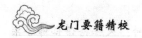

顾与弨四问曰："先生于冲和之理，其中答作用之问，以夫妇昼同行、夜同住为言，固可臆知。第不知彻首彻尾皆如是乎？抑有时如是、有时不如是乎？愿详其说。"

答曰："夫妇为一神一炁之喻，同行同住为心息相依随息之说。初关有神炁，则有小周天，故可以如是言；中关炼炁化神，有炁有神，而至于无炁有神，由大周天而后，可以如是言，其似而实有不如是之妙；在末后上关无炁，则无火候行住，无昼夜周天，惟炼神还虚，顿然见性地位，则不可以夫妇言者，非二物也。一神且归于无，何况二乎？其冲和之炁本属有，于初关更真亲切。"

又问曰："小周天如何以子午十二时为言？"

答曰："一天之周，原有十二位次，斗柄所旋转之度，周一日之时，故借喻言十二时，用九六之理数也。世尊所谓'见明星而悟道'者，此也。人或闻推移斗柄运周天之说，遂以心运炁，行十二时位，此亦可笑也。何以故？为其心已逐气外驰，则神不定，失真炁，而炁不凝聚，丹已走矣，必不能证圣。禅宗人拘拘然只谓'北斗里藏身'，又谓'北斗望南看'，落此局中矣。"

又问曰："必如何得不如此？"

答曰："斗柄外移，而天心不离当处。六时进火，六时退符，而天心亦不以进退而离当处。离此，则非我祖钟离仙翁'凝神入炁穴'之理也。"

顾与弨五问曰："先生语胎息之初，谓从无入有而实若无，于不息之中而或暂有，有无兼用。愿详其说。"

答曰："依文悟之，自见其妙在。观之北七真之孙不二元君有词云：'有中无，无中自有些儿个，有无中里面搜取。无内藏真，有里却如无。无有双忘，还同太虚。'明此，则知亦过半矣。"

又问曰："日日精思，犹不能得其有无景象，真聪慧过颜闵不能者。"

答曰："任你有精思，有问辩，不过劳心之幻役耳，未若实行功夫所悟之得真实也。所以先师云'思而不学则殆'之病，与'学而不思则罔'者等也。君再思中用学，即得其妙。"

逾日又问曰:"'有无'二字,终难投窾,必详言而后可。"

答曰:"无者无息,有者有息。即如在胞中,成胎之所以息。初结胎本无息,渐有息,而十月成,生而离母,则我身中无息,息在鼻矣。今要在身中无息处,而作为有息,故谓之'从无入有'。既入有,则有息。若愚人便强执作有息之相,便堕有相虚妄,是病,非真息也。故云实无息相,还证不息之胎息。此二乘菩萨厌生灭而趋涅槃寂灭之时,不能顿已于生灭出入,故于不息中,而或暂焉少有微息。此有无兼用,亦未完胎神,未得大定之初基为然。若非有无兼用之渐法,必不能至离相寂灭,便堕强制外道,而非仙佛正宗无息无相寂灭为乐之本旨。知此而行,方可得无有双忘,还同太虚。"

顾与弢六问曰:"六候进退,但闻其理。请详如何用于实悟时?"

答曰:"理明事,事行理也。本非进退,乃借虚喻以说明此一端理耳。若必执'进退'二字,而勉强言之。盖古以子至巳,六时为阳,阳合乾,故用乾爻乾策。乾爻用九,而四揲之为三十六,故阳火亦用九,同于四揲。子、丑、寅以次,皆用四揲之三十六。乾策总六爻之四揲二百一十有六,故阳总六时亦二百一十有六。以午至亥,六时为阴,阴合坤,故用坤爻坤策。坤爻用六,而四揲之为二十四,故阴火亦用六,同于四揲。午、未、申以次,皆用四揲之二十四。坤策总六爻之四揲一百四十有四,故阴总六时亦一百四十有四。合之得三百六十,而完一周天度数之义。但其中又有卯酉二时,不用九六之四揲,则不满三百六十之全数。言三百六十者,亦只大略言其火符之初粗迹耳。我承圣师所授,曰阳火,曰阴符。谓定而静者,属阴以不行火,而阴若符合火之候也,故为阴符;如是,则行而动者即属阳,而为阳火矣。行动者似进,定静者似退。若究及精微密悟,必如此悟之,为得真实玄妙。"

又问曰:"有言夜半子时行阳火,日中午时行阴符。似说只子午二时,不知如此,亦似此理否? 亦可成个甚么否?"

答曰:"甚非也,绝无所成。但有犯说拘于天时,即是邪妄诳语。为我命由天,非我命自我不由天者也。只因自己无传,不知所以然之理,扭捏造为此言,以欺世耳。或却病亦借其说而言之,非仙道中和自然之理也。仙家活子之后,六时皆用阳火乾爻;午之后,六时皆用阴火坤爻。乃心中虚比,活用

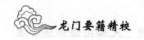

子午十二时,何等直捷自然!非止子午二时之太少,何等适宜？若用天时子午二时以行火,则我身中药生时,全不相遇,故不用天时也。"

又问曰:"得传所以然者,何法何义？"

答曰:"总是要遇阳炁自生时,取回以补阳炁,令满足耳。故将呼吸者,以收还阳炁,归于炁根,以薰蒸补助。若无呼吸,不能调和;若无薰蒸,不能补助。及至呼吸薰蒸,周天一周,则阳炁得补,复纯静矣。于此再加呼吸薰蒸,是不宜于静中强加动。必俟静而自动,又得阳炁发动之机,为可补阳炁者。总是要补,必再生再补之理,要得真传也。"

又问曰:"火候不宜断,不宜续,卯酉二时,不行二时火候,莫似断否？"

答曰:"非也。神炁相抱而不离,焉得断？"

又问曰:"采时是子时前,是子时内？"

答曰:"前也。子起则名烹炼。"

又问曰:"采法与封法,如何分别而行？"

答曰:"当采时则用采法,当封时则用封法,当沐浴则用沐浴法。每用周天,皆不异。《心印经》云:'三品一理。'《大涅槃经》佛言:'达一切境,不离一法。'达摩祖亦云'四候别神功'是也。"

三、评古类

引语曰:古今来学道,必仙道大明,从仙师降授而得者,而后可以说仙话,垂仙教。不然,妄言之罪莫大焉。若不明宗旨,惟蹈袭古人几句糟粕旧说惑世坑人者,元太虚、阳葆真之作《直议真诠》,尹蓬头之作《万神圭丹》等书是也。他如卢丹亭之作《广胎息经》,最邪妄淫恶,诈托旌阳为说,僭渎帝经为名,罪深无间地狱,不必言之而可易知其为邪。惟是似是而非者,最害人之深,不知道信其为道,余则见其非道,每欲为众辟其邪说而未及。兹因同友携至之,命详阅。余因得以所欲言,数彼之妄,令后世不堕其坑穽,毕所愿也。

或问一曰："紫阳、玉蟾二真人皆言'凝神入炁穴'。《直议真诠》云：'神至灵妙，如何凝聚得他？盖息念而返神于心，则炁亦返于身，渐渐沉入炁穴去。'二说不同，请问如何即是？"

伍子答曰："彼言神返于心，则神归本位矣；炁亦返于身也，只言归得本位。不似张、白二真人所说'神入炁穴'，是神炁有交媾，在此正有修为处，非神返炁返，各归而不合一，便谓可证道者。此《直议》之错认心与炁穴，大悖道也。况张、白二真人之言，出于钟离祖化神后之言，安可妄议之欤？"

或问二曰："葆真子议无炁穴，谓'元阳真炁散于四肢百骸，又为视听言动，岂有区区藏一穴之理？'此议如何？"

伍子答曰："人当受天命而生时，则元炁是根本，原自有着落处，故发明之曰炁穴。其在四肢百骸，视听言动时，炁之绪余为用者也，犹有根本仍在炁穴内，惟不为身外之用时，亦有根本仍在炁穴内。且人不能一日无元炁，有元炁自有所在。有穴无穴，虽不可见，何必议有穴无穴哉？不过炼精化炁时，以下丹田为主；炼炁化神时，以中丹田为主。皆由三田反复，有行所当行，住所当住。化炁时固在下丹田，而炁穴又岂在下丹田之外而别议之耶？元精藏于肾，不发动时，即是元炁。而可谓炁穴远于下丹田乎？强议无炁穴，自己落空亡，则归根无所归，复命无所复，后学毋为所惑也。"

或问三曰："元太虚议云：'凝神入炁穴，只是收视返听，回光内照而已。'葆真子议云：'非是执着所在，而用意观照之，不过虚静以返神于内。'其师徒二说孰是？"

伍子答曰："元太虚所议八字，乃阴神家活计，非仙理也；葆真子所议，乃空亡之妄语，无果证者。殊不知钟离仙翁所言'凝神入炁穴'者，正世尊所言'心目所在'之谓也。彼借'回光内照'四字为训，但可训'凝神'，不能训'入炁穴'。要知仙真所谓回光内照者，异于是。当炼精化炁之时，即回照精炁；当炼炁化神之时，即回照炁神；当炼神还虚之时，即回照虚。故不可着不相关之处用照，亦不可着内用照，皆落空之境耳，去仙机颇远。所以佛说七处征心皆无有是，独俞玉吾所言'回光内照，呼吸太和'，是炼精化炁时之内照，以其有'呼吸太和'四字而知之。至炼炁化神，非呼吸之可言，所以钟离祖正

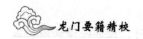

谓炼精化炁而发。元、葆二说，不足以语此。”

或问四曰：“李清庵云：‘毕竟如何是道？须向二六时中校勘。不与诸缘作对的，是个甚么？’此言是否？”

伍子答曰：“此禅家套语耳。不知仙真上圣、诸佛世尊之所谓道者，无形、无情、无名，至虚极之妙也。其所谓道之一而生二，今言缘言对，当知缘一也，对缘者我，又一也，则二非道矣。不与诸缘对者，去缘而尚有我在，着校勘亦有我在。我为道中之一物，一为道中之一数。一在，故未至虚极之妙，安可指一便谓之道？一在，即神在也。化神时，此心着不得缘境。一着缘境，即堕六道。虽化炁时，对缘而心着之，则不化炁，何莫非不对缘，而遽称为道？惟如斯而已哉。殊不知炼神还虚，还之无极而至极，方为与道合真，齐眉于仙佛者也。今古尚无，又岂可以二六时为言耶？”

或问五曰：“《坐忘论》云：‘勿于定中急急求慧，求慧急则伤定，伤定则无慧。’此言是否？”

伍子答曰：“此言非也。何以知其非？盖言性体，灵照是慧，动而发用，从耳曰聪，从目曰明。逐于外，不定于内，则失慧矣。不用聪明于耳目，而回光复其本体，则名慧、名定。是名慧于定，不名慧于不定。定此慧则名定，不定此慧则不名定。彼言定中求慧，则视为二矣。果定于先者何物？而反求慧于定中。不知已定者便是慧，何待于求？此所以非我天仙顿法道理，一性而二称者，同语也。观‘定慧是一不是二’之言，六祖卢能已知此矣。”

或问六曰：“金丹必言鼎器，如何即是？”
伍子答曰：“‘先把乾坤为鼎器’，此天仙家起首之定论。”

又问曰：“李清庵乃云：‘身心为鼎器。’又云：‘乾，心也；坤，身也。’是否？”

伍子答曰：“乾非心也，坤非身也，乃《易》所谓‘乾为首，坤为腹者’是也。行得三田反复之工者，方能真知炉鼎之妙。”

又问曰：“然则清庵云‘乾心坤身’之说非欤？”

答曰："彼亦误也。古云乾心坤身者,是'取将坎位中心实,点化离宫腹内阴'之理。言坎肾中阳,抽出而成坤;离心中虚,填实成纯阳之乾。乃言百日关中炼金丹时之造化,及十月成神之所证也。彼清庵遂混一言之,不发明所用之理,不分辨所用之时,则非也。若必求鼎器于身心,惟百日炼金丹,其烹炼之工,用下丹田为鼎器,可以坤身言,不可以乾心言。盖乾为首,乃有妙用在乾,而归根在坤,非言心穴也。十月炼神丹,用中丹田为鼎器,可以心言,不可以乾言,亦不属于坤身,而其妙用归根,皆在心,非身也。则知清庵之说,与张紫阳真人所言乾坤共为鼎器者不相合。此秘密天机,学者须要得个真知实授来,始能用真鼎器、真皈依而后可成道。不然,万炼千修,毫无所益。"

又问曰:"鼎器之说,更多有言脐者,言非脐者,言脐下一寸三分者,言外肾上之毛际者,言心肾两间折中之当脐上者,诸说皆有所用否?"

伍子大笑曰:"皆非也。此巧言惑众者,无根之可归,无命之可复也。金丹大道,因有丹之名,曰丹田,就是长生金丹之田也。非针病灸艾,何用点穴胡为?"

又问曰:"今言金丹、神丹,何所分别而二名之?"

答曰:"肾中真阳之炁,名水中金。炼肾中精而化精炁,故名金丹;炼炁化神,故曰神丹。"

或问七曰:"昔紫阳真人云:元性非他物也,亦炁凝而灵耳。请详其旨?"

伍子答曰:"但看天地,亦炁凝而灵,而人之小天地者,即如是。此张真人发万古之未发,令人真知性命之宗。"

又问曰:"如何是炁凝而灵?"

答曰:"人从父母二炁初合,只为一炁耳。此炁渐化成微形,中有一点灵光,如萤光朗照,渐渐微动,为呼吸之状。呼吸成,形体全,而神明具也以生。由是而观,非炁凝而后灵乎?且谓仙道炁凝而灵之妙旨,原夫精化炁者,精由炁化,使炁不化精,而复补全其炁。炁以化神,而仙道成,则纯是一神,而不见有炁,非炁凝而灵而何?惟此一灵以动而用,则曰元神,在静时,则曰元

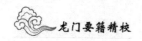

性是也。"

又问曰："如何补？"

答曰："古云：'以精补精，以炁补炁。'凡人当至虚极之时，元精元炁将发生而为世法用，此正元精元炁生长之微机也。我则不以世法用，而还归之于原，则元精元炁得外来生长之机而生长之矣，正所谓'金丹内药自外来'者。于此生而采取之时，即补之时也。运小周天火候，烹炼薰蒸之工，即补之功也。得此时此工，则机相乘而相投也；不得此时此功，则后天呼吸之气无可施之理，亦无有益之用，先天精炁亦不得其所以补以生长也。则炁不凝而不灵，何以脱凡而证圣哉？"

或问八曰："昔有一人，究玄关一窍。李清庵云：'于二六时中，行住坐卧，着工夫向内求之，语默视听是个甚么？'此言是否？"

伍子答曰："大修行人顿法门头，于语默视听，一无所着，谓之透得境界过，着了即系缚于尘妄，奚可生心向语默视听，求外驰耶？"

又问曰："如何为是？"

答曰："我仙祖李虚庵云：'一阳初动即玄关。'又《金丹四百字》亦云'药物生玄窍'是也。古人又言'非有定处，只是至玄至妙之机关'，则不止于一阳动而为言，亦不离一阳动而为言。总此大道虽多，事事法法，皆不无此玄妙机关。且如药生有时有处，是一玄妙机关；火候调息，进则进而不退，退则退而无进，行当行之道，住当住之所，是一玄妙机关。有鼎炉之在玄妙中者，则鼎中之烹炼，炉中之采取者是也。如炼炁化神，十月养胎，人不知前以炼炁之有为沐浴，即此玄妙机关；后乃纯神之无为沐浴，亦此玄妙机关。神有将出之景，亦有所出之法。如何是炼神？如何是还虚？超过虚无，于寂灭至极，皆玄妙也，机关也。故紫阳仙翁又云：'一孔玄关窍，乾坤共合成。'又云：此一窍玄关，即玄牝之门，冬至药生，火候沐浴，结胎脱胎，俱在于此。则一窍之旨尽矣，志仙机者识之。然至玄妙之机关，由其心实悟而得。若徒口说而不心悟，亦安有此玄妙哉？学者犹当勉之。"

或问九曰："古人云：'心息相依，久成胜定。''神炁相合，久致长生。'二者可能得否？"

伍子答曰："胜定、长生，皆有先天之炁为心息之所依，为神炁之所合，非只言此出入息之气也。以出入息是后天幻化之物，有成坏故。"

又问曰："有云随息之法，'与息俱出，与息俱入，随之不已，一息自住'。此言亦是心息相依，久成胜定之说。岂亦非欤？"

答曰："天仙家真息之妙，只有升降，而至于无升降，不可以出入言。有出入者，即凡夫，非仙家上上乘顿法也。所以云'凡夫之息以喉，真人之息以踵'。徒播弄呼吸出入者，谓之守尸鬼耳。学者当精求所以为先天炁者，而后可言依言合。"

或问十曰："'息息归根，金丹之母。'陈虚白所言何如？"

伍子答曰："根者，元炁所居之地，烹炼金丹之所，大药所生之处，即所谓炁穴，亦曰产药之西南本乡。炼成金丹，则曰根基。凡炼丹时，采药于此，运用周天火候于此，则息息不可不归于此。息息能归于此，则三家相见，金丹可成，生出一粒黍珠，而为服食之宝。以其金丹之所由以生，故曰母。此百日关中之理也。"

或问十一曰："何为真人呼吸处？"

伍子答曰："人之呼吸似天地，故呼亦出于天根，乾辟是也；吸亦出于地根，坤翕是也。旋乾转坤，是真人呼吸至玄之机，非脐肾中央口鼻诸处。范德昭所云'内气不出，外气不入，非闭气也'，正知呼吸之妙旨。人若不知呼吸之妙处，则不能得鼎中之丹，去仙道斯远矣，最宜究竟。"

或问十二曰："有云'始修炼必至于胎息，而后炁归元海，方是纯坤十月之功'，此言是否？"

伍子答曰："非也。元海者，元炁之海，下丹田便是。凡十月之功，息不归于下丹田，其烹炼与息皆至于无，而为神在中丹田矣，故非可以炁归元海言。"

又问曰："如何是炁归元海？"

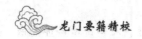

答曰："元精、元炁，生于元海。每将顺去，而为后天交感之精。真人依法采取，归于元海。烹之炼之，渐长渐盛，成服食金丹，故先圣云'炁归元海寿无穷'者是也。此百日炼精化炁时事，非十月化神为言也，余故曰未甚说透。"

或问十三曰："阳葆真子《直议》云：'三宫升降，乃其自升降，非人升降；周天运用，乃其自运用，非人运用。'此议是否？"

伍子答曰："全是邪说，误人太甚！岂不闻古圣云'神运河车无了期'乎？钟离真人亦云'丹田直至泥丸顶，自在河车几百遭'，刘朗然真人亦云'华池神水频吞咽，紫府元君直上奔，常使炁冲关节透，自然精满谷神存'。所以古来高真上圣，教人升降要似自然，运用亦合自然。非言不用人力，而自然升降运用也。凡夫不行道者，升降由经络管系，非三田也；运用由五脏而循环，非周天也。惟能三田反复者，方能三宫升降；得仙师秘授火符者，方能周天运用。所以邱长春真人云：'运行周回，自有径路，不得中炁斡旋则不转。'学者当以此言质之。"

四、杂问答类

或问曰："道人争高曰仙大，谓老子度释迦成佛；僧人争高曰佛大，谓仙必参佛而后成真。果有是欤？非欤？"

伍子答曰："无征而妄争者，两俱非；有征而曲为强辨妄争者，亦非；亦有两足可征而不可掩处。自释迦出世时，老子曾过函谷关，西渡流沙。但未闻老子自言曾渡佛否，佛亦未自言曾授老子度否，后人故不见犹龙之叹。邱长春真人于元始祖四年壬午冬十月，西渡流沙河，止于雪山之阳，从元始祖皇帝征西域时所请也。亦未闻其自言，曾度何佛，曾参何佛。吾人皆当置之不必言，此无征者。又有俗僧，称佛先生而度老子，诳世人宗佛而勿宗仙。我考之，佛生于周昭王二十四年甲寅者。老子于商阳甲时入玄女胎，至武丁二十四年庚辰二月十五生者。自武丁起，历祖庚，祖甲，廪辛，庚丁，武乙，太丁，帝乙，纣王，九君一百八十年。又历周武王、成王、康王、昭王四君，九十四年。共商周十三君，二百七十四年。是老子出世已前于释迦之岁年，非后于佛者，即令为佛之师也无不可。反妄称后于佛而受教，岂可乎？此可证而曲为强辨妄争者。佛之言曰:'昔者仙人授佛妙法,如来因之遂至成佛。'后乃指其名曰阿私陀仙,乃西方五通之仙也。事在《法华经》,此仙度佛之有证而不掩者。昔阿般提国,有仙姓大迦㴲延,名阿罗陀依频陀山阿私陀仙,得四禅五神通矣,后归佛修梵行,为佛大弟子。又云商那和修尊者,乃雪山飞行仙人也,见阿难坐于中流水面,踟跌入灭,飞空而至,阿难付以正法眼藏,而为三祖。又弥遮迦尊者,中印度人也,为八千大仙之首,昔生于梵天,遇阿私陀仙授法,已经六劫,投五祖提多迦,得正法眼藏而为六祖。事皆在《传灯录》及《五灯会元》。此三仙参佛而成道之有证者,亦皆西方事与东土无干。我所云俱是有证者,征此也。非若此而妄争,则非矣。"

又问曰:"东土有此事否?"

答曰:"道光禅师,陕府鸡足山下人也。初为僧,号紫贤。先参修西岩,闻道眼因缘,'金鸡未鸣时,如何没这音响'之句;又参禅如环,问'如何是超佛越祖,闻糊饼圆陀陀地'之句。遂能宗说兼通,机锋敏捷,诸方无能过者。参悟到极处,识破无证果而生死不可了。乃自叹曰:画饼不可充饥,悟得个皆这边事,不过说禅谈道而已,于佛祖超劫寿命慧命全无干涉。乃参张紫阳真人门下石得之,闻仙道而成真证佛。又曰:'投胎夺舍是执空之徒,伏虎降龙得还丹之妙。'又曰:'我教沙门,只知悟性为宗,非世尊所示先除淫根之妙义。金丹之道,得药为上,然必明心见性为主,方为最上。若以精竭淫身,悟性即成佛,万无是理,佛已说其落魔道。若不炼性而徒求金丹大药,终是渗漏无成。'又曰:'大丹未现前,大药未明透,一毫渗漏,抛身入身。若圆明照了,兼修金丹,道成十极,号曰真人。'此东土佛参仙之有证者,未闻仙参佛。"

癸酉年端阳节,李义人过问曰:"今有一人,自北都来南,自言顶门开矣。众验之,果然。人能如此,可谓工夫久者,不知何功能得到此?我且走欲询之。"

伍子答曰:"顶开有真假,自称为顶门开,假也无疑。"

又问曰:"手验之,则顶门边直长一路皆动,如是而可谓之假,吾不信也。"

答曰:"君焉能识得破?信得假。君将谓顶门何故以开?盖为神出而开。

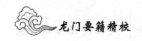
阳神阴神俱已到得真空大定，可以出定之时，则迸破顶门而出。阳神则有六通，阴神亦有五通。若无神通，顶门不软，便是弄假。君可曾知他有神通否？"

李曰："未曾问，尚未知有无。"

答曰："不必问。凡有神通者，千万世之先后，千万里之内外，皆能见、能闻、能知，况百千步之间，不能用神境通而知见乎？当君去求见时，彼不先知所见之人，又不先知所见之意，则是无神境通、他心通矣。既无神通，顶门焉有开理？"

又问曰："顶门既非真开，何由得有这动？既有这动，何又言得假开？既此尊见与我见，便觉有一是一非，而不能两可者在也。"

答曰："惟有这动，愈知彼是弄假法矣。世人不知顶门之真开者不动，手按之则软，不按之则不见，与凡夫异。何以故？由神炁大定，息也住，脉也住，神也住，而后能开顶出神，是顶门开于囟。但透其旧软窍之骨而不动，为无息脉之动。故若有息脉之动，则通身之脉皆同动，故小儿顶门动，正与息脉同动者。此理征之，勘破彼动之假也。"

又问曰："虽云彼动是假，恐亦难能得此动也。"

答曰："易能易知，只在瞬目之间而已。世有一等假行气者，自脑后逆上至顶，转前而下，则顶之前后直长一路有动，是因暂时行气而动，非若小儿随呼吸脉动而动者。汝若不信，观察他不行气时则不动，便识破他未开而假说。何故我又说他是假行气？为其平时本不行气，欲哄人观顶门之动，乃暂时行气以动之，不对人用哄，则不行气是也。世间又有一等人，全不行气，乃务为诳人之捷法，教人以手印试其顶，将眼睛双双上下连视之，一上下则一动，两上下则两动，不上下视则不动。动也只是浮皮，与骨开窍软，无相干涉。如此诡计，虽有盛德大志学者，不过初学浅见，焉能辨彼之奸邪？而遂轻信之。惜哉，惜哉！"

又问曰："若如此容易假为得，吾辈人皆可顷刻能之乎？"

答曰："如今诸人便可上下视一试之，上下视皆动，不上下视皆不动，诸人亦是有功夫开顶么？"

又问曰："彼何为此假事？"

答曰："为人学道，须要把万种机心、恶心、妄心、欺心，一切割断，便断尽轮回种子，做个了生死、证圣果之人始得。若堕在外方游说之党，无往而不为诳骗人之局也。识之慎之。"

一友问曰："尝闻炁化精，今闻精化炁，何谓也？"

伍子答曰："人自有生以来，身中一点元炁是性命之宗。及至十六岁，乃元炁自能化精之时，身体壮盛，能行淫媾则化精者正此。元炁化一分精，则损一分炁，逐日淫姤太甚，精竭而元炁亦竭矣。至人炼金丹服食长生，必要元炁全足如胎中时，然后得长生。精炁不足则不得长生，故已竭者，必要补之。补之之机，因其化精之炁机有动，方可补得。不然，不得元炁增长。凡炁机一动，趋事淫姤者则为精，乃世法中炁化精之所尝闻。不为淫姤而收回炁穴，外用周天火候薰蒸四大，则发动之炁因薰蒸而长旺，内用元神配合而宰定，乃仙道中之精化炁也。所以元炁复足者，由于留得元精，不至耗失而得，即其由精而后炁足，非精化炁而何？"

五、本行纪类

万苦修仙歌

冲虚伍子有仙阶，万历元年住母胎。
父由贡举齐青教，却从文庙毓吾来。
母梦庙前榴树果，颗颗如丹又如火。
吞之一颗化生人，十月将满遂生我。
又梦环胎九凤多，仙兆重来瑞若何。
二年正旦朝将午，翻身下降入娑婆。
半载随官临浙浒，伯阳仙里绍兴府。
五龄父别牧滇南，所怙文章黄尽土。
当年童子侍师筵，叔兄兄叔叠纯愆。
十龄奋志明经学，得遇纯阳祖七篇。

十三岁初生异志，念念寻真求出世。
十六许可批其文，不向桥门争二试。
廿龄名利便休心，儒衣敝履幡然弃。
家中颇亦有红陈，无奈三年水荒至。
不敢荒年受福多，也食蓼根十数次。
涉水传餐救饥人，足指生疮疼及身。
衣遭跌湿朝三换，饭竟加粱日倍蒸。
仓中空谷皆人贷，券上售钱有几诚。
此情有若婴孩拙，便是修仙性地仁。
二旬五月得逢师，还阳曹姓戚之儿。
南昌同县武阳地，三里邻居遇合迟。
一论天仙最上理，请到家中时扣之。
谓我先人世有善，谓我前生佛授衣。
前生修佛犹昨日，转世后赋性如一。
今生今日得逢仙，醒后昨心还不失。
持到中秋八月时，卖田护师同入室。
师之兄曰公子家，势焰偏高忌及他。
骗得道闻又取宝，乌能悔转度人差。
且做生涯还本利，我自为之更赚些。
弟兄同到宁州宿，信个山人解梳木。
山人骗去半本钱，到家折尽愁思哭。
语予折去百数金，愿把外丹酬你欲。
我求超世证仙真，何欲丹金堆过屋。
予唯不好师固传，但记在心著在目。
铅砂凡体入池煎，黑尽白见成金木。
面上片片红桃花，心中颗颗碎金粟。
真铅真汞是此真，物白物黄皆此物。
次次丹头实所依，鼎鼎薰蒸化天禄。
超之脱之即丹铅，暗进明进如酒曲。
壬子春来一试焉，般般已验符亲嘱。
虽堪点得住世金，怎敢妄为满天福。

未惜食田屡卖之，依师远出相随逐。
宁州旅邸投徐家，粗家难期常食足。
渴时苦菜药般汤，夜后柴房虎伴宿。
孔方用尽囊且空，疮毒生多眉又蹙。
孤身安饱不暇图，修仙决志无疑卜。
也不为时尝政事，也不帅师抒火计。
七书八尺若为仇，百史五经不再识。
璇玑倒杖尽休哉，禽遁握奇俱已矣。
时值周期日有余，五月廿二奏天衢。
投词符节合同了，刺血灵官王证之。
在我耳边说两句，聊通一路修仙路。
不是等闲人得闻，修仙便要应仙度。
从今隐处辟邪市，朝食忙趋日问师。
一年间有三百日，半月参将百二时。
十五年间勤侍教，万千句里切寻思。
眼见师餐饭两顿，心忘我受腹重饥。
整整忍饥不想食，渐渐肠疼亦不医。
向到黄昏方返舍，或明或暗到家迟。
家中饭办次三炊，倚门人望不归儿。
如此朝朝并暮暮，祷苍惟愿道闻之。
每逢朔望进黄表，一坛清醮奏青词。
又斩无常三十夜，勤心进道有天知。
仙机佛法都问过，誓今决要天仙做。
生平诸病欲将无，些小句言便称贺。
万般职分总休心，一念机缘全炼我。
道若不明仙不成，枉做世间人一个。
曾求妻下耳金环，并下银钗凑护财。
网巾圈子割还尽，护得师功大药来。
师家少食我推食，师家少衣我解衣。
孀慈罪我倾家计，荆布愁予远案眉。
家众贬讥图个甚，乡人谈笑愿何为？

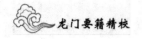

几遭骂辱凭干唾，便逢欺打未还捶。
说来未尽千千苦，学道如吾未见谁。
师言汝志我已知，苦心学道是仙机。
十年三受天仙嘱，速我将伊毕度之。
此道先须辨真伪，真者长生阳神贵。
炼精化炁炁化神，神还虚矣名极位。
精生本是元精生，不是凡精后五行。
淫心淫事凡精者，浊秽焉能证洞清？
只为浊形不化炁，无形之炁始飞升。
元精一返补还满，证果初基自有灵。
精满无生超欲界，心灵方出尘凡外。
五龙捧圣到南方，入定化神功可大。
未到化神必欲化，炁停脉住不庸餐。
只为北堂孀秉节，可无孝德了其间。
忆母年将九十足，金陵孤子归宁速。
成道世尊两视亲，岂我潜心违所欲。
蓬头垢面已多年，蒲团兀坐不成眠。
一任顿超无量劫，不须犹说未生前。
天先地先先有我，不生有我是真我。
我到地天无无无，方许天仙是这个。

六、杂咏类

道隐斋杂咏

和答吉王朱太和殿下

道凭一字作根基，运化从心妙转移。
金自水乡还白液，汞由丙穴返青璃。
丹凝神炁栖玄谷，星拱罡台照碧溪。
待到无垠坱圠竟，黄庭独坐伴希夷。

又和答吉王太和韵

旌阳曾为斩蛟来，一剑功神速自回。
千二百年吾复至，几微一窍炁重开。
丹凝玉鼎风生耳，火伏金炉息住胎。
此道久将无处用，求生舍我更寻谁？

元精何故号先天，非象非形未判乾。
太极静纯如有动，仙机灵窍在无前。
梦回妙觉还须觉，识到真玄便是玄。
说与后来修道者，斯言不悟枉谈仙。

又答吉王太和

阳炁生来尘梦醒，摄情合性归金鼎。
运符三百足周天，伏炁四时归静定。
七日天心阳复来，五龙捧上昆仑顶。
黄庭十月产灵童，驾鹤凌霄任游骋。

又答吉王朱太和

言铅言汞总言非，日月齐轮御气飞。
子并后升天上去，午同前降地中回。
历神十二皆留伏，灌顶三双默转移。
古圣强名为火药，不离神炁自相随。

无题

妄将得道赞名流，误杀阎浮后际人。
醍醐未见芽穿膝，鹊巢何由雪满眸？
我欲一针通具眼，果谁同证果谁谋？

答陶先生见赠和韵

道隐幽斋怕觉迟，正逢天女献花枝。

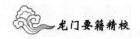
知斯子夜金还候，便是庚方月出期。
看过乾坤旋石磨，任他尘世隔藩篱。
虚空且尽何庸语，怪煞狂言不学诗。

和陶先生卜隐韵

洞古经年乏所归，几多岑寂剩斜晖。
可趺石冷吉祥座，解语花含微笑机。
欲讯人何离境去，待拈锡好傍空飞。
不堪忽有栖禅者，先我陶君一展衣。

见达摩遗像

忆君当日叩鹦关，不识空教对上谈。
石臼井泉何用记，灵心道乐枉言丹。
折芦浮渡西来水，面壁长参少室山。
瞀视六花飞洒后，岂劳只履误人间。

过古峰洞

石窦玲珑号古峰，虚中曾是有仙踪。
灵泉暗自供丹灶，翼鼠时来鼓巽风。
唐士旧分题句景，明候新效补天功。
吴侬自适将东渡，不信人间即蓬岛。

过道吾山古刹

道吾境颇幽，逸老强登游。
草织山腰路，桥连洞口流。
石龙浮涧面，仙座列峰头。
不见高僧定，空闻旧证修。

道隐斋禅关即事

击柝呼鱼食，推轩放鹤归。
静中看飞跃，天地亦微微。

记曹老师西山炼神处圆示

林疏亭腐草,山断路连桥。
中有空王定,年深不识秋。

葵叶扇

似月不随缺,生风不由穴。
纺世则趋炎,此君宁去热。
懒障晋尘污,羞押郑歌歇。
安赋通天常,亦非洁不屑。

蒲草扇

曾谓风行草偃,于今草舞风生。
造化原于感应,天机之道皆然。

千秋岁词

寿先五福,乐添筹,盈屋。龟息住,鹤胎足。七桃献寿三瑞,八仙会逢六。驻童颜,齐唱道生来金粟。虚中清于竹,坚白精于玉。阐宗风,宣化育。天厨供天禄,看寿元,百千万亿从今祝。

又

福先称寿,花甲周时候。彩衣斑,兰芽秀。具庆书香旧衣钵,犹胜在二十四考中书右。物外圣贤流,图中逍遥叟,适天真,超万有。须弥是古锥,恒河非面皱。乐寿延,击虚空和衡山笑。

赠禅人号

五蕴空华藏,孤灯贯顶门。
西来些子意,悟得是真人。

赠邻馆友人入关避世

违范于今月五圆,忽闻入室竟求仙。

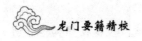

传经帐后情归性，炼鼎炉中汞摄铅。
依君正切春中树，隔我遥沾海外天。
愿视蓬山峰下药，得来住世乐千年。

闲坐禅关习定

避尘不为世缘忙，一窍中藏极乐邦。
渐汲涧泉烹佛性，旋烧神火炼金刚。
刹竿倒却门前幻，宝炬长燃殿上光。
眼藏本来浑正法，孤高身已在西方。

赞胡僧画像

绣发胡僧一法无，蒲团蹲踞自如如。
天花悟后忘文字，饲口缘空释槵珠。
生死了然言句外，禅那迎彻月轮孤。
堪夸味净莲生舌，龙虎同归一钵盂。

登天涯寨绝顶

天涯绝寨步云行，石磴巉岩绕寨城。
烟雾锁腰征旺气，震霆显迹护山灵。
正期池上群仙宴，了却人间一局情。
潇洒达观尘世外，空中时觉有鸡鸣。

寿门下法眷罗秀才母九旬

沙星焕彩寿来征，九十萱华傲菊明。
鹤柜足呼苏氏养，杏林傍视董仙成。
群英会庆夸风苑，令子葆真近木乡。
好却吴侬微一祝，愿言王母是同庚。

寿文人四句

待漏墀东晓带星，侧观南极远增明。
暗回四度辉文字，会际三元焕大城。

草莽定征人寿考,江皋会是客豪英。
书之物色求考德,咸谓当时叶子生。

道隐斋中勉门生学

人生飞去不同群,正谓天分理自真。
十五未之先学性,寻常虚度此青春。
不信经书皆师范,安得襟裾迈等伦?
举目试看当世士,螭头立者是何人?

四季画

阳回春布泽,醒眼看沉浮。
地道潜难渡,慈航慨独游。
草庵环绕涨,林麓压新流。
境色浑忘却,秦来又此邱。

四季画

独酌东篱下,浊醪洒葛巾。
追来怀玉盏,悟往似霜金。
三笑非禅律,万钱安住心。
但教清气味,千载作知音。

四季渔家画

生涯专泛宅,渔泊芦摇白。
鸥性水中闲,龙珠波里获。
齐封足贪□,渭隐真奇特。
奔走红尘心,一一皆成惑。

金丹要诀

伍冲虚大真人　著

澹修弟子赵执信　笔受

大真人自题

乩授千言,人入洞天。

野狐欲竞得,雷火化为烟。

金丹大旨

夫金丹之术,乃修真之要路,成仙之梯航。然有至理存乎其间。苟不先明斯理,往往误入迷途,多至白首无成,反怨仙经荒谬,所以丹道不明于世也久矣。予得祖师指授,幸成正果,岂敢矜为独得,不思济度后人?况坛中二三子,皆凤有仙缘,诚心求道。故特剖尽疑团,直陈丹术之详,俾心目了然,知所遵循。

请言夫道:道即一也,一即先天也,先天即太极也。儒者谓之“太极”,释家谓之“圆觉”,道家谓之“金丹”,皆此一也。故未有天地,先有太极。太极乃天地之祖气,万物之母气。自太极而生天地,清气为天,浊形为地。气,阳也,不得谓之纯阳焉而阳中有阴矣;形,阴也,不得谓之纯阴焉而阴中有阳矣。何也?盖太极纯体也,而天地破体也,由纯体而生破体。今欲反本还元,必借破体而返纯体。陈希夷云:"破体炼之,纯体乃成。"此正炼后天而还先天旨也。内外二端之理,不出乎此矣。

试以天道言之:天,阳也,而倾于西北。西北,金水之乡,是天有木火而少金水矣。地,阴也,而缺于东南。东南,木火之位,是地有金水而少木火矣。若孤阳寡阴,不成会合,何能生万物哉? 必也乾坤交媾,四象具而五行全,天气降而地气升,方能育万物。《易》曰:"天地氤氲,万物化醇。"氤氲之气,即先天也。

又以人道言之:当父母交媾之初,即犹天地氤氲之气也。倘男精先至而女血后包,则成女;女血先至而男精后包,则成男。故男则外阳内阴,有似离卦,外阳为木,内阴为火,是木火同宫而无金水矣;女则外阴内阳,有似坎卦,外阴为水,内阳为金,是金水同宫而无木火矣。苟鳏夫寡妇,不成配耦,安能生育哉? 必也艮兑相合,坎离相交,震巽相符,使四象具而五行全,男化精而女孕育。互相施化,复还太极之体,方能生人形。《易》曰:"男女媾精,万物化生。"媾精之气,即先天之气也。此皆以后天而还先天之义,乃顺则成人之道,而逆则成仙之旨,即于兹可悟。

奈世人见不及此,以讹传讹,但以一身之阴阳,乱配乱合,妄将后天渣滓之物,百般搬弄,谓可成仙作圣,致成千古梦话。呜呼,何不思之甚耶? 正阳子云:"涕唾精津气血液,七般灵物总皆阴。"又云:"一身四大皆属阴,不知何物是阳精?"盖一有我身,便属后天,况身中之物乎? 又或者认此识神为先天,谓其灵明活动无形之气。殊不知父母未生以前,何尝有此识神? 识神乃形中之气,非先天之气也。必先有命,而识神生焉。倘男女不媾精,则识神从何而生? 苟此身不坚牢,则识神依何而立? 而世人但存心想肾,从事于水火抽添,出神入定,辄望拔宅飞升。故吾师有"出神入定虚花语,徒费工夫万万年"之语;紫阳翁有"存心想肾总徒劳"之句。此皆指误认先天之谬。夫既曰先天,则天地尚且未有,而我身中何得有先天哉? 虽然无先天不成后天,故曰"人人各有一太极";苟无后天,何以返先天,故曰"返本还元是药王"。

然则金丹下手工夫,终奈何? 紫阳翁曰:"劝君穷取生身处,返本还元是药王。"又云:"穷取生身受气初,莫怪天机俱洩尽。"至哉言乎! 其真洩尽天机者乎! 明乎此,而内外二丹之理,一以贯之矣。

请更以外丹之道言之:昔玄元圣祖,万化由心,以内事为法而炼金液神丹,识得天地间有朱砂焉。外砂赤象火,内汞青为木,外阳内阴,故象离卦。

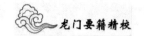

水火同宫,亦犹天之倾西北。且木火之性,易于动摇,百炼不沉,象天形之清轻也。有矿石焉,外铅黑象水,内银白象金,外阴内阳,象坎卦。金水同宫,亦犹地之缺东南。且金水之性,至静至澄,百煎不浮,象地形之重浊也。是铅也,有金水而无木火矣;汞也,有木火而无金水矣。倘孤铅寡汞,不相配合,何以成丹哉?必也铅汞合体,水火相济,金木交并,使四象具而五行全,铅施精而汞受胎。互相既济,复还太极之体,方得丹成。经云:"二五之精,妙合而凝。"妙合之气,即先天也。此亦是后天而返先天,逆则成丹之旨也。

夫此金液神丹,小则成宝济世,大则服食飞升。《石函记》云:"中有灵砂鼎,干成水银粉。点汞作黄金,何啻千万锭。济世不为多,未足为神圣。服食作金仙,白日升青天。超出三界外,不被五行牵。"岂诬妄哉?

呜呼,内丹者,守雌抱一,以有为无,凝成一点纯阴之体;外丹者,七返九还,自无而有,结成一点纯阳之气。二丹合而为神仙,为天仙,为大罗金仙,夫复何疑?然经又云:"外丹不成,内丹不结。"故嗣是先以外丹详切言之,俾知实际工夫。篇中或有疑义,不必妄参,味后言自明。莫谓余言鹘突,仍一未剖疑团也。

言先天

真铅(黑)、真银(白)、真砂(赤)、真汞(青)、真土(黄),此无形之金、木、水、火、土也。真铅先天水,真银水中银,真砂玄元火,真汞水中金。真土名黄婆,即金母也,盖先天无形之气也,张虚靖云:"先天气也。"又云:"以先天言,五者皆虚。"先天妙于无象故也。

言后天

凡铅(水)、凡银(金)、凡砂(火)、凡汞(木)、凡土(土),此有形之金、木、水、火、土也。凡铅即黑锡也,凡银即世宝也,凡砂即朱砂也,凡汞即水银也,凡土即甙土也。实死砂也,盖后天有形之物也。张虚靖云:"后天形也。"又云:"以后天言,五者皆实。"后天滞于有形故也。

先天契后天说

凡银凡铅，凡砂凡汞，互相制炼而成土晄，是有形者终归于有形，本乎地者，亲乎下也；真铅真汞，真银真砂，混融煅炼而成真土，是无形者还归于无形，本乎天者，亲乎上也。盖无形者，神气也；有形者，渣滓也。形必藉气而生，气必依形而立，即晦庵所谓"天依形，地依气"，阴阳互为其根者是也。夫丹道妙在用气不用形。砂汞虽有形，入火则飞，形无其形。银铅亦有气，用之未免气耗而形存。故知气化之妙，非深达造化，不可以语此。然气者，非邈然无象，说无象何以知其有气？言形者，非蠢然顽质，此形质乃渣滓之物，岂能生化万物？必也铅汞合体，神形俱妙，方能变化。何谓神形？比喻人身为形，而非神安能活动、运用、应酬？运用者为神，而非形何以持立负载？金丹之理，亦同乎是。

盖神为先天，形为后天，故必以先天而生后天，亦必以后天而取先天也。《渔庄录》云："先天有气原无质，故向后天质内寻。两般交媾为夫妇，炼出真金始有形。"又云："砂铅二气既相合，便是先天契后天。"其词明而意显矣。所以诸祖丹经，只言气化之妙而不言形。故《秋日中天》云："阴阳二气交媾成，不是凡砂及水银。"而《石函记》云："水银便是长生药，不是凡间水银作。"皆言气而不言形也。独张虚靖云："非干砂汞炼成，岂是银铅锻就？说无砂汞，舍砂汞难立根基；欲弃银铅，弃银铅怎求神室。是以凡中取圣，浊里求清。"以四浊而涤三清，将九还而归七返，则形气并用之旨，惟张翁独自发露。夫此先天后天，是丹道第一要着。若二者不合，必不成丹，故特揭出以告学者。

制凡银凡铅真诀

用黑铅十数斤，以银矿山出者为妙。置大铁锅中，放八股炉上，大发炭火镕化。看浮面有渣垢灰石，旋拨去之。随以铁铲大炒一日或半日，若现青灰色，是阴癸未尽，还当炒之。务必炒成老黄色细粉，然后将铅粉乘热入阳城罐内，放八股炉中，三足钉架稳，再发大火镕化，倾于锅内，俟冷定敲出，其铅遂如淡金色，研筛极细，收贮听用。

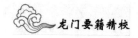

又以灰池煎洗过足色纹银一二十两，入阳城罐内，化清如水，急投铅粉，比银减半，用大火炼之。每炼一次，以炷香为度，不拘遍数，务以铅去尽癸水为度。盖铅最难枯，必须将母久炼也。其炼过之银，又必须次次独炼一回，待金花至方歇，以退出银中所吞之癸铅。不则，银中含有癸铅，不能抽铅中之癸矣。《玄灵备要》云："以铅炼银，则银得铅之气足而阳华自现；以银炼铅，则铅得银之气足而阴癸潜消。"阳华现，盖为煎多；阴癸消，只缘炼久。如此则铅枯而乃灵，银刚而不弱。此银铅相制之理也。后炼圣铅，义亦如此。

制凡砂凡汞下手真诀

先以砂研细，用纸包压成饼样，然后将枯铅镕化。乘铅化时，即忙退去火，急以砂饼栽上，以盖盖之。冷定取出，再镕再栽。如此九次，方将母银与砂同养。至七日后，以枯硼砂盖面，同入阳城罐，放八股炉中，三足钉上，打微火二香，大火二香。俟冷定，敲碎罐，其母在下，其砂在中，其硼在上，各自分胎。再将枯铅母银，与砂交炼九次，方成养生砂之死药。

大抵死砂之法多端，而人在玄门者，或有能之。但理路未清，不能进步耳。若识得铅枯母刚，不犯杂类，必能制得砂死，砂死则自能干汞。然必须砂至老死，尽抽去砂中之汞，方可再养生砂。老死之法，不离乎母也。《金火歌》云："未得水银死，先将水银死。自家无气力，却去扶人醉。"[1]《金谷歌》云："若要水银死，先须死水银。"皆言砂要转转老死之谓也。今炼家亦有不犯杂类，将硫交母一二遍，便去养砂。或母弱砂生，不肯分胎；或硫与银混，欲去养砂。皆无益也。

筑基说

构屋者，以治地为筑基；炼丹者，以死砂为筑基。地基不坚而构造，必有倾颓之患；丹基未固而求成，必至前功尽弃。世人亦有知其说者，但略才下手，便误认清真，妄论虚无，徒纷然搬弄孤铅寡汞。不知大道全在和合四象，攒簇五行，追二气于黄道，构三姓于元宫，以炼成一粒黍米之珠。倘基地尚

---

① 醉，底本作"一"，据陈自得《金火歌》改。

虚,则诸般不全,一粒之珠,何自而生?《悟真篇》云:"不辨五行四象,那分硃汞铅银。烧丹火候未曾闻,早便夸张神品。不肯自思己错,更将错路教人。误他永劫在迷津,似恁欺心安忍?"噫,说到此,真可憾可悲。

夫初下手,制银铅砂汞,乃头截工夫;"清真虚无"等字,乃后截炼精化气、炼气化神、炼神还虚之旨,不可误认在先。所谓"差之毫厘,失之千里"者也。且阴汞易于飞腾,苟不坚凝,何以造丹乎?犹人之性命不牢,死期殊促,何以修仙?故外丹筑基死汞,与内丹筑基接命,原无差别。伯阳子云"清真"二字,含蓄无限妙义,非俗子之所云云也。盖丹接至三转,才望清真;接至九转,才见清真。然则丹道岂止于九转而已哉!《石函记》云:"白雪九年重入转。"其妙义可知。今用死砂以作丹基,乃到头之法。《渔庄录》云:"因初起难得真铅,故用银铅之气以死朱砂。朱砂既死,亦名真铅。是谓弄假成真,是亦真也。"又云:"砂汞成银丹立基,生生化化任栽接。接至清真不受煎,自然点化无休歇。"《法藏》云:"大丹只是头难倒,倒得头来是水流。"《黄白鉴形》云:"但倒得头儿,明得超脱,何愁不臻圣域?"

观诸经言,瞭如指掌。又须知砂汞见宝,一毫不可转费。盖大丹起手,既著许多工夫,砂汞成宝,又将煎宝费之,犹农家指望秋成,先自食其种子,可乎?故以砂死汞,汞死,然后以砂煎宝,以汞死砂。砂死,然后以汞作道粮,救贫厄。待接至二三胎后,自然点点化化,成宝合易。俗论谓"砂盗母而不效,子死砂而不灵",不知砂盗进母气,则砂内之阴汞方出外面,又将阳母伏砂外之天晥,砂方实死。此内外用母之要诀,一并拈出。先师混其义曰"脱天晥",厥旨奥哉!呜呼,人能细心体此行之,丹基坚固,不难矣。夫丹基一固,万化在手,丹果难成乎哉?

死砂接生砂真诀

先以凡银与枯铅煎炼去铅,然后将九煎十煎的天晥死砂与银多多煎炼,方为纯粹。然后去银,将死砂放入铁臼,用力捣细,以绢罗筛过,研成粉面,用白芨糊丸如黄豆大,使生熟易于分别,子母庶不混乱,以便拣出再制。凡砂须要响焙极干,方入罐。每死砂四两,配生砂一两为准。生熟同拌匀,入铁鼎内封密,或阳城罐内封固。罐内火候,难以捉摸,不如铁鼎之为优也。养火一七,取出烧试,有十分烧,方好。如无九分、十分,再养之,务必得十分

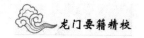

烧,方住。大抵火候从微而至著,配砂只以多接少为妙。无论斤两,养砂只要实死为度,莫计日期。先师曰:"计日乃入门之诀,良工岂屈指而谈。"青城丈人云:"只要药灵,多期何害。"《黄白破愚》云:"砂为真母,节节次次,务令归祖。祖非祖乎之谓,即母砂死也。"《渔庄录》云:"死八石,还以八石为母。"《洞天秘典》云:砂若不先从真土养过,径去见母,则有飞走之患。故苟以凡银养砂,必不能死,以其非真母也。

补母说

死砂真母,既抱子出,其体必弱。若不补益母气,则败矣,安能连生数子乎?即勉举数子,其子亦必弱,又难以转制矣。此时若无汞银母,即用凡银母。以枯铅久炼,待金花大到,取出去铅,将银母入罐内化清,候金花到,即投养遇过子的母砂入内镕化清,他日飞去青烟尽,再以极老枯铅盖面,炼一日,候冷定敲出,取母砂如前捣细备用。养子后,苟知此补法,则一母可生百子矣。《玄灵备要》云:"生母体羸令子瘦,婴儿气壮赖娘肥。"青城丈人云:"母气弱,子先受损。子体亏,孙更难求。"《洞天秘典》云:"母弱岂能生圣嗣,眈灵方可作丹畦。"

以上语意,皆补母之说,但隐而不露耳。

强母足子法

其所养出之砂,取出烧试。若无足烧,未可便住火。犹之六七月堕落之胎,性命岂能坚固。始苟用原母养之,则母气先弱,必不能孕壮子。须用补过气之母,重复再养,不拘日期,不论遍数,然后坚老足烧,而胎人方得形骸完全,斯时才可以离母。《玄灵备要》云:"弱母岂能孕壮子,米入土内不生苗。"《黄白直指》云:"幼儿离母重添母,弱母抱儿可换娘。"《承志录》云:"欲脱先将土缶开,开取一粒火中栽。频频烧试无烟色,铁鼎中分一子胎。"《洞天秘典》云:"朱砂出土绝纤尘,气结银胎尚嫩新。又要将砂烧试看,无烟方可见慈亲。"

以上语意,皆要强母足子。

过母说

（过渡、过度等名义同）

将母砂死仍前同庶母交炼数次，补足其气。从此撤去凡母不用，但以枯铅煎之成宝，待金花到，住。如此连煎数次，则母刚健不亏，任从生子，名为"过母"。此处丹经概不说明，但云"过渡"，或云"过度"。后人不得其旨，胡猜乱做，致成梦境。

盖砂本属火，砂死成铅，名曰神水。是火入水乡，故谓过渡。渡者，水路也。水银活者为木汞，木为青龙，化为白金，金为白虎。青龙在东方房六度，白虎在西方昴七度，是木入金乡，故名过度。古云："水银不过度，神仙迷了路。"此乃步步向前之路。若不知此法，但用世上凡银乳哺，是不分圣凡，何能得造化之柄？夫用凡银，乃仙翁起手不得已之计耳。既得汞银，便当以各转之汞银为母，庶使祖孙父子，九代之宗派，秩然有序。古又云："生而不灵死而灵，初而不灵久而灵。"是以愈炼愈灵，得臻神化之域，皆此母超脱之功也。葛仙翁云："你死我死，先天在此；你灵我灵，乘化入神。"沔阳子云："超上一胎，脱下一程。"《石函记》云："白金原是水银胎，返本还元水银制。"又云："洁白见宝，可造黄轝。"《金火歌》云："四斤黑铅髓，八两汞银配。"

以上诸经，皆言砂汞成银作母之旨。如母尚且无，子安得有？学者于此，可恍然矣。

庶母乳哺说

婴儿初离母腹，形骸略备，必须乳母乳哺三年，方得神全气足，长大生子。乳母者，庶母也，非生身之母也。盖银铅为五金，砂汞属八石，五金不可为八石之父母。死八石，还须以八石为母。汞死为银，乃化形于别类，故名"庶母"。此庶母当先用枯铅煎炼数次，每次要金花到，方得体刚。然后投以死砂，久久交炼，砂方实死。将砂煎试，有十分足方好。若少一分，未足为妙，必须一钱煎十分，方合养砂节制。《秋日中天》云："节节不离乎阴阳，务气清而老死；代代必求乎毫釐，须气足而神全。"《渔庄录》云："生母羸瘦少精神，却寻乳母投西邻。"又云："养砂干汞任施为，再寻乳母归西宅。"《黄白鉴

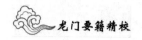

形》云："炼汞硬又硬，养砂青更青。砂青与汞硬，配母便成银。"又云："死砂死汞，元无优劣，配母俱可成宝。"又云："已土干汞，不必强求成宝。汞死便是真银，若要见宝济贫，必须乳母乳而复乳，成色自足。"又云："砂为真母，银为庶母。庶母者，五金之类，与砂汞不相入。若认此为真母，竟以之死砂死汞，则惑矣。先死汞，必求真母。待汞死后，藉以伏气可也。不得其旨者，或谓必用凡母，或谓不用凡母。不用凡母者，不用以死砂；必用凡母者，必用以乳哺。均乖谬矣。"

以上诸经，皆谓先以真母死砂，后用庶母足其神气，方能成宝。词甚明显，世之丹客每以生砂生汞与凡银养炼，何能超脱而成圣胎也乎？

以上自养砂至庶母乳哺，虽分五节，其实一串工夫。成宝①后，造作阴阳两池，将宝独炼九九转，每日一转，每九转后，养火九日，至一百六十贰日，便成黄白丹头，可以点化五金。养火时，一转归阴池，第二转便归阳池。阴居其五，阳居其四便了，与三元大丹作用相似。但黄白丹兼用形，三元丹全用气。黄白丹煅炼之功居多，三元丹薰蒸之法为主，是则稍异耳。

述《洞天秘典》诗，以释前五节之义："一娘生九子，此理实还虚。养过砂应弱，还逢母有余。洞河群水注，孤干众花舒。九转工夫毕，黄金粪土如。〇砂汞阴霾重，休教见母银。自须先制伏，始觉倍精神。得诀调金鼎，移时握大钧。独窥浑沌窍，千载有何人？〇铅汞贵吞吐，不吐丹不成。朱砂饱母德，昃体夺兑精。岂有侵凌意，无非眷恋情。凡银若相混，入火即同倾。〇丹炉谁作主？金母是根宗。能补婴儿气，兼华赤子容。多来休浪费，留取要缄封。莫作飞尘看，凭将御六龙。〇金铅妙枯朽，活宝宜静观。气味滋银液，精光灿金兰。善调震龙伏，更使离汞干。生象犹未灭，彻底难成丹。"

以上五首诗，人间失传已久，存此可与前诀印证。

超神脱胎说
（即炼金铅法）

二十斤黑铅既已炼枯，未可便以之配砂打晄，恐癸水未尽，必要炼至四斤金铅，方可转致。若就将来养砂干汞，是犹源头未清，其流必致混淆，宜脱

---

① 宝，原作"实"，据前后义改。

其形骸,超其神气,方显通灵入圣之用。苟不明此,是谓有形无气,有魄无魂,纯阴无阳,终是死物。夫所谓超者,言超出其阳神而升于九天之上;脱者,言脱去其阴魄而入于九地之中。即形神俱妙之旨也。"形神"二字,丹经有金鼎土池、乾炉坤鼎、真金真火、神火神水、黄金白金、华池神水、黄芽白雪、天魂地魄、金乌玉兔、圣父圣母、月精月华、南铅北铅、铅精汞髓、金荷紫粉、圣灰圣胎、勾庚缩货、六神伏尸、五金八石、灵英三华、真一之炁、真一之精、戊己之门、玄牝门、玄关窍、刀圭所、神炁穴、黄庭神室,种种异名,不过只此铅汞二物,观炉中造化景而言之耳。脱乌衣、脱绯衣、脱皂袍、退砂皮、剥龙、退笋箨、脱壳解甲,又皆超脱中之谜语也。若出池而言,亦曰己土、天硫、衣衫、砂皮、伏尸、八石、罴尘、石骷髅,皆此实死真铅之壳而别为号耳。能知此超脱一著,药物之真假、火候之深浅、配合之窍妙,尽在其中,二十四品神丹,七十二家炉火,头头是道矣。

法用三斤真枯黑丹,捣细如粉,以纸摊几上,粘于丹罩钟口,将黑铅七八钱,匀铺罩内纸上,再将紫土坚池如饭碗大底平者,看池大小,置洗过凡银一二十两于内,以枯铅盖银面,以龟盖盖池上。上下大火,炼一二炷香,拨出枯铅,加大火炼出金花,急将丹罩扣上,随即取去丹罩。又以枯铅细末,盖于黑铅上,小火温煮半日,至午又拨出枯铅盖,银面有小赤金花。又如前栽黑铅一两,又盖枯铅末,温煮半日,至晚又拨出枯铅。又栽黑铅一两,盖枯铅末,小火温煮,更加细炭,随炉中宿火养至次早。如池好,即发火如前再炼,连炼三日,至第四日,不加黑铅,只以枯铅盖面,自早炼至午后,拨去枯铅,上风箱大火,炼半日,务要红光闪炼,金花堆锦,即栽黑铅如前再炼三日。至第四日,又大火退阴气半日。如此接去,若池小,须分池炼之;若池坏,即便换池。务炼至黑铅内阴气尽绝方好,不则恐为后患,慎之慎之。大抵池内金铅多,栽黑铅亦可多些,不论分量数目也。将此铅配养生砂,以接黑铅之气,是不离乎母也;将此铅接黑铅,又养炼至金铅方住,是不离乎金也。古人所谓"铅枯汞自干"者也。火候药物配合,尽在于是;临炉作用,巧妙在人。

祖师云:"金丹说破罪非常,殃及九祖非一身。"予既不避风刀,直陈本末,仍指出此段要妙工夫,更载诗歌于后为证。要令同志得意忘象,得一毕万,不至临时更问津耳。

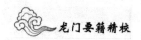

阳池诗

开看阳池见至精,绛霞笼月宝珠明。
秋深蟹味金樱沫,方是中央真土生。

阴池诗

开看阴池别有由,琼林玉树结狮头。
如斯造化阴符退,方入阳池炼赤虬。

——以上陈自得著

阳　池

阳池只在片时间,入了阴池不等闲。
三十六宫翻卦①象,千金莫与俗人谈。

炼　铅

炼铅容易用铅难,不会用铅总是闲。
要识用铅真妙诀,用铅只在片时间。

采　金

采得水中金半斤,阴阳池内两翻腾。
明炉煅炼须牢固,阴气全消阳气纯。
一昼夜,十二辰,运火周天不暂停。
太上老君分明说,炼铅如粉又如尘。

——以上见《渔庄录》

---

① 卦,原作"赴",据《渔庄录》及义改。

煎住胎银㿠已灵,又同金母入池烹。
炉中半月文和武,一块纯阳紫土成。

仙银出鼎十分奇,更要同铅入土池。
炼出真铅产真土,化为金液大丹基。

　　金花易得见,土气实难收。
　　若要元神住,忙将外药搜。
　　这些消息子,须向个中求。

铅炼凡银作药王,池中气候细推详。
红云缥缈笼秋月,锦浪翻腾浴太阳。
银里阴魔须战退,铅中黑魄会潜藏。
若无采药临炉诀,百炼千烧母不黄。
　　　　　　　　——以上《洞天秘典》丹诀

初产婴儿气未纯,还归母鼎养元真。
徐看三五熏蒸后,送入离宫为炼神。

朱砂伏火始为真,秋月光辉绝点尘。
好把鼎炉收拾起,何愁钢铁不成金。

脱下乌衣著练袍,碧天云敛月轮高。
昨宵同赴瑶池会,阿母乘鸾下九霄。
　　　　　　　　——以上《黄白直指》丹诀

日魂月魄最分明,多少迷人苦不醒。
魄属后天应有质,魂从无始更何形。
魂如无魄魂何立,魄若无魂魄不灵。

有魄无魂丹始就,炼无入有合丹经。
　　　　　　　　——上《神符玉册》丹诀

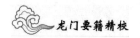

日魂月魄不难知，魂魄分明在坎离。

魂是坤宫金虎液，魄为乾舍木龙脂。

魂须借魄擒朱雀，魄要资魂制黑龟。

魂魄包藏天地髓，就中炼出大丹基。

——上《秋日中天》丹诀

采金歌

世人争谈水中金，谁识先天真水银。无形无影不可见，深藏北海离红尘。千年万年空想像，却有同类情相亲。木火二物至其乡，两手相携出画堂。口吐金浆成玉果，金浆灌顶玉果长。玉果不用银，用银药不灵。用银假妙非真妙，木火之气能赋形。道人依法做，莫便轻说破。一池两池样，一炉两炉火。黄白文武分其中，就中火化金渐融。光陀陀，池池同，急将木火为祖宗。一次花生药一进，四斤黑铅俱炼尽。金花浮沉从此定，清浮为真浊者去，请君再炼休疑猜。休疑猜，用何物，全仗金铅克制来。金铅又入此池煎，此际才分先后天。池中景象虽巧妙，识破不值半文钱。在意会，发付癸水何处去。此义便是炼丹诀，更要与君说详细。说详细，君细听，金铅又入此池煎。此际又有追金药，不离前翻那一著。那一著，用心投，先投庚方第一筹。认着池中金花蕊，捉住金蟾在此举。投药采取有分两，自少渐多不用讲。金蟾宛似月，庚方初上光犹缺。池中景象亦同然，投药若多阴气缠。到上弦，丁方消息妙难言。池中亦是半轮月，红云半捧天边悬。认明池中真景象，那时追蹑君莫放。君莫放，细细数，甲方采取时，圆月照秋波。黄金渐产中央土，开出金莲花朵朵。又见朱雀北海飞，衔出西方金佛祖。金佛祖，有神通，坐处炎炎万火红。倏成一块黄金色，四象五行合为一。青汞朝朝为尔干，一养一炼经七七。煅作一块真水银，请君转手铸神室。铸神室，养珠眬，变化无穷也不休。玉笋金蚕从此现，得些便是大丹头。大丹头，且收住，转制抽添分嫡庶。配养须依宗派行，莫令中间差节候。神仙妙用真水银，大要使金反生土。土产金苗与玉芝，分明指出升天路。

此歌予祖师所传，后人讹传为范文正，范不能辨也。字句更多差谬，宜解者绝少。

以上诗歌文词别论,义实探玄,明眼人自能领会,备录于此,以见余师承之有自,前言之不谬也。拙作有二章,并书末简,用助解颐。

金丹配合歌

玉炉锻炼真金水,玄白生神从此始。
银铅法象两弦平,二十四气分宾主。
青天声落五彩霞,华池逐旋生黄芽。
须知无质渐有质,有无变化成丹砂。
池池作用归一辙,水火防闲无走失。
丹砂脱胎现黄金,产非凡土真难得。
三关过度清浊分,却教根木如行云。
七十二候徐调运,年终月满犹殷勤。
刚逢四九三十六,采得半斤真气足。
都来一味干水银,先作肉兮后作骨。
至道分明须再传,抽添沐浴元中元。
生熟转制要细辨,九还七返当求全。
得了仙家真妙诀,山翁夜夜弄明月。
厘毫可化千黄金,补却人间无限缺。

火候词

戊土金精号月华,采之无法口休夸。
鼓动乾坤真橐籥,掀翻离坎走雷车。
五星旗下蟾生电,开合红光满面砂。
天魂投入庚方月,覆雨翻云烟雾遮。
声似蝉鸣寻不见,丁方采取半轮霞。
层层楼阁中秋节,忙把金乌浪里爬。
水火熏蒸腾紫雾,就中涵养萌黄芽。
落霞映水笼秋月,滴露浮烟浥翠花。
急退丁公张地网,灰头土面莫教差。

下　编

《金仙证论·慧命经》合刊

《金仙证论》《慧命经》合刻序

清·梁靖阳

　　仙佛之书，汗牛充栋，非初学骤能了彻。同志诸君悯世之学道，不得其门而入。既无明师，又鲜秘典，流为枯寂，误坠伪术者，比比皆然。因慨然有拯救之志，择近日最真切最显著、不待口传面授而始明者，曰《金仙正论》、曰《慧命经》，梓之以惠同侪，问序于余，并嘱条缕参议，以发扬之。

　　余学劣功浅，乌能诠赞仙佛要妙？第《证论》《慧命》二书，笃尚清真，深裨性命，进寸得寸，进尺得尺，身践力行，皆有实际，余甚乐怂恿以成其美。夫华阳师去今未远，恒与及门弟子豁然、琼玉诸人，往来名山间，有缘者尚可旦慕遇之，岂虚无高远可羡，而不可学者哉！顾得《证论》而不得《慧命》，则大周天之归旨或差；得《慧命》而不得《证论》，则小周之细微未罄。今二书合订，道释互详，可称全璧。

　　细绎其言，无非以命为体，以性为用；以药为经，以火为纬。命在一时，性在平日；经在我身，纬在我心。经纬合则身心泰，时日修则性命全。即身而得，不假于人；尽人而具，各受于天。于是执天之行以为符，以人之道治其身。本自生成，还其固有，未尝丝毫勉强，但世味浓者，自不觉耳。大抵命贵逆，性贵顺，药以守，火以战，苟不知命，无以得药；苟不知性，无以得火。而篇中所谓元精气神、和合凝集、前后升降、收返薰蒸等说，反覆详究；采药行火、工候关渡、阐发殆尽；更绘任督、六规二图，俾人依循作丹。真秘昭如灯镜，不必智过颜闵，而皆可以心领神会矣。故论其奥，则言言皆金真七映之文；道其常，实节节尽天人一气之理。熟参此书，即是尽读琅环福地第一书；能遵此道，即是遨游西天蓬岛之大道。八百地仙，三千活佛，不难重见于今世。视人之工夫，勤惰而已！诸君嘉惠同好之心，其利溥哉！勉从其嘱，附鄙论九则于左，识者勿加续貂之诮为幸。

　　　　　　时道光丙午孟冬望日闽中正青山人梁靖阳谨序

义 例

（丁戊山人参订）

清·梁靖阳

同人重刊《经》《论》，或嘱修饰字句，以期垂远。然丹书非以文字见长，何必更加斧凿？且前贤每于吃紧处，篇中三致意焉。其重言复句，有未醇者，正以留待后人从此悟入。何可变易原文，徒求脍炙人口，致使读者囫囵过去。若以工雅为文，则当时琼玉诸门人，名列通儒，不难润色也。今卷中悉照旧本抄刻，虽误犹仍，并不增改。

《证论》一书，乃全真之秘要。平日既已炼心，入手即当调药。偶逢时至，未可遽行四字诀，只是凝神炁穴，息息归根。此时无鼎器、无火候、无药物也，而鼎器、火候、药物在此八字中矣。调之既久，神明清壮，可行吸、抵、撮、闭四诀，渐运三百，升降妙周。如得元关现相，鼎器自明，正子时来，内外符应。斯时始可言药、言火、言鼎也。此虚耗者，筑基之初工，卷中悉已谆切细剖，第篇幅宏广，阅者易忽，故为拈出。凡作丹养舍利，最宜遵循次第，切忌莽裂。但古来经书，理法兼诂，头绪纷繁，复又名目各异，正喻夹诠，难分次第，最能炫目，所以昔贤有无从下手之叹。或聪明锐急者，时越乎规矩绳墨之外，致有走失之虞，此皆不遵循次第之过。余曾串合群书经，厘为十节，联成一片，揭其纲领，备录琐微，口诀逐节，觊缕筌蹄，名曰《入室谱》，庶几行功之际，循序渐进，不致凌躐也。

《慧命》一书，旧少传本，当时甫告杀青，即遭毁失。天律綦严，足征神护，此本得于云游僧悟明。僧于昔年来闽，常端坐七日，夜不眠食。一日尽弃行囊而去，王子来和乞而得之。自得，释子并诸同人，喜其书之有裨于禅宗也。乃不避谴责以公世，其心亦良厚矣。夫世之释教，不见如来菩提久矣。慧命之道，妙悟者希，柳师拈此二字以立名，正所以提醒世人耳。如获读此，何啻暗室明灯耶！得者当知珍重。

古法原有清静、栽接之不同。派虽有二，而道则一宗。南派者，每訾清静为孤阴难恃；宗北派者，遂辟栽接为舍己求人；轩轾者，又有金液玉液之分。然成佛成仙，有渐有顿，莫不殊途同归。三教尚且同原，三元亦自一致，南北何嫌两歧？有缘者，各随所遇而入，大旨均不离求此先天一点乾金而扩充之。性命双修，内外一贯，务造其极而已。《慧命》收光化气，非金液何能臻此？《证论》翠竹黄花，即栽接亦未尝摈斥也。清静、栽接，何必互为牴牾？

凡学道要学真道，不可学假道。学真道不成，不失好人，亦不失为长寿人。学假道不回头，直一匪徒耳。肯学真道自然知命知性，得药得火，一遇机缘，即可结丹成舍利。若夫假道，纵知性命药火，亦不能用。罔念克念，总在一心，儒之要功，可该二教。圣人临凡，不易吾言矣。故超凡入圣之学，第一要克己去私，纤毫务尽，所谓损之又损，一至于无。人未纯阳，心已纯阳，身真未返，天真已返，在欲无欲，居尘出尘。处处培土生金，时时添铅益汞，祖师自然暗中点头，一旦豁然贯通焉。况此书指陈既明，下手甚易，纵无财侣，亦可独自修持。暂借后天，以延岁月，留得舟在，终能渡海。得之者，极乐国在我枕中秘矣。所难在克私一事耳，道之所以尊贵者以此。

抱朴子谓学丹先学医，此诚善诱之法。盖丹道必先周知一身之关脉道路，以及阴阳气血与天地相通之妙，方能了当。医道亦然，而言之特备，是《内经》《铜人图》诸书，不可不读也。余谓学内丹更宜学外丹。盖圣人以外喻内，借有形无，故要先亲有形之物，以悟无形之道，而胸次自然了彻。且火候爻铢，调停寒燠，诸祖从未全露，而近来炉火家述之转详。此二事，理宜并学。矧医术成，可以积德行功；地元就，尤堪济人助己。后来收功，利益不浅。前人虽有不可贪事点化之戒，此特为未闻道者言耳。

作丹之法无他秘，只是药物、火候、鼎器三者而已。三者有真有假，有后有先。已破之身，莫不借假复真，求先于后。千经万论，只是剖明此三事。读者执此以求，于三事之中，分别先天后天、假借真元之义，则眉目纲领自清。

修炼之士，贵夫忘言守一。一非虚名也，即太极也、元关也。圣人隐言曰元关一窍、曰抱一修行。黄庭在一之内，人壮一灵，人衰一敝。铅汞皆从

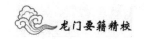

一生，守静极于虚无，则先天一炁自虚无中来。借一之形，炼一之气，得其一，万事毕。皆暗指一为元关，元关口诀尽此矣。莫不抱此一念，守聚成真，是即以火炼药而结丹，以神驭气而成道。故《风火经》谓此道至简至易，只是降念头入于炁穴耳。神气交久则超然出现。盖此一在内，阳生则开，阳散则敛。以外物候之，仍将此一气引还本所。其正开之时，即九二爻；用功之时，即二候采牟尼之时。《调药图说》云："炁发则成窍，机息则渺茫。"诚哉是言也。所以药即火，火即药，药火即鼎器。其流则三，其源则一。此一之窍，即偃月炉、戊己门、西南乡，异名甚多，统曰"谷神"。为天地根，乃呼吸往来之祖，阴阳阖辟之宗，修炼之大关窍也。必习静日久，见此一关，药炉、火候方为真的。盗天地，夺造化，化生诸天，开明三景，皆在此处。无限仙阶，从此拾级而登。诸书说元关，不下百余条，皆未肯直示原委。余得师说颇详，故直书之，以畅华阳师《调药图》之说，以参忘言守一之旨。

道所最宜先者，炼心也。《证论》"炼己篇"，已提其要，他则《唱道真言》为至详。所最宜急者，接命也。《证论》、《慧命》开首，即明言其术，他则《金笥宝录》、《修身正印》，亦直揭其真。接命须药，药忌老嫩，统以九二爻为的，即二候采牟尼也。有药则归鼎，鼎在脐下一寸二分。以《铜人仰卧图》测之，则与前七后三之说符；以本人中指中节量之，则其穴之上下大小，恰与人相合。药入鼎，宜封固。封者封口，固者固身。外丹封固用盐泥，有一毫渗漏，则铅走汞飞；内丹封固用真意，而无形之渗漏甚捷，尤宜谨防。密封固济后，即当起火。有薰养之火，有升降之火。大概打火必先薰蒸，升降则先文后武。内外一律，可以意消息之。周天之火，尤当细分规则，以循进退。《慧命·六候图》泄尽天机矣。他则伍守阳真人自注二书，辨其精微，而尤郑重于沐浴闰余之妙用。任督脉乃水火之道路，惟华阳师独阐真图，他书从未有明剖者。然又不可以图害意，方为得诀。此皆起手之紧要关节也。至若过关一节，最为秘密，其法《合宗》颇详。然非平日操持纯熟，则临时鲜不偾事。盖此时一身百窍俱开，痛如刀刺，千邪备至，声震形涌，心难主持，混沌欲死，元珠在内，焉得不顺溜而出？必须功德两全，明暗有助，方可举行，七日之中，别有火候。前人多辨平日火候，而此时无火之火、无候之候，鲜有言及者。切须认定吾身子、午、卯、酉四正位，以沐浴洗涤为至要，以铅汞文武为秘机。过此七日，剿尽群阴，一战而天下平，证位人仙，可谓得道者矣。

正青山人又识

《金仙证论》《慧命经》合刻跋

清·何三五

予幼多病,好斋戒持心,与方外游,久无所得。因思泡沫电光,此身难得而易失,不及时恐惧修省,则枉过一生矣。辄夜半起坐,鼻酸心恻,不觉泪下。

岁庚子年二十有四,偶于书肆中购得伍真人《天仙正理》、《仙佛合宗》诸书,袖归读之,日夜思索,始知天地间有此一条大路,吾身中有此一件至宝,人人具足,不待外求,特世人日用而不知耳。

辛丑秋,幸遇梁靖阳先生,叩以金丹大道。先生出柳师所著《金仙证论》、《慧命经》二书示予,并为多方指引,如梦初觉,胸次豁然。于是小试辄验,宿疾渐除,乃叹柳师之益人匪浅也。但樊笼未脱,驹隙易过,屈指已六更裘葛矣。

适今秋同志诸君,商以二书合刻,公诸同好。予喜出望外,因请靖阳先生纂《义例》数则,弁诸卷首,俾阅者心目一清,疑窦顿释,则柳师作书之意,高人逸士当有以观其会通矣。予赋性钝拙,其中次第曲折、细微绵密之功未臻奥妙,尚望海内有道之士,合志同方,匡所不逮,是则予之厚幸也夫。

　　　　　　道光丙午冬至前七日闽中丁戊山人何三五谨识

　　　　（上数篇出光绪九年李宗镜重刊《金仙证论》）

重刻《慧命经》《金仙证论》叙

清·邓万仁

余自弱冠,二亲相继见背,遂厌弃人间事,绝志功名,嗜丹经如命。《参同》、《悟真》,反复寻究,然望洋而叹,归宿无端。始忆前贤有云:"饶君聪慧过颜闵,不遇真师莫强猜。"乃离乡咨访,足迹半天下,所遇终疏。间有能谈此道者,率皆肤而不切。或言性而堕于空虚,或言命而滞于迹象。求合于双修之旨,可与《参同》、《悟真》相互证,卒无闻焉。

嗣游成都,得觏幻清先生,与语辄合。曰:"子喜丹经,曾阅华阳禅师之《慧命经》与《金仙证论》乎?"余曰:"前以为后世之著述浅之,且出禅家,恐为语录空谈,虽知之,实未深究。"先生曰:"《四书》为六经注脚,兹二书亦万古丹经之注脚也。"因授一册,并付以口诀。余细心览玩,始觉扫除旁门一切,直指天机。其中言药物、言火候,与夫大小产药之景、大小周天之用,无不条分缕晰,朗若列眉,喜不自禁,如获拱璧。苟得心于此,群书可以束阁矣。

惜旧本模糊,鲁鱼亥逐,迭出层见,遂拟付梓,为同嗜此道者作指南之助。或有嘲余曰:"君既清修,何市利为尚? 欲刊此书以渔利耶?"余曰:"然,诚利计也。余蒙师指,得此书后,我身之宝不致外失,精神焕发,夙病冰消,余已获利无穷矣,而何妨使天下后世人共沾此利。自利者兼以利人,尚何因循哉?"书于是乎刊,即于是为叙。

大清光绪戊寅年重九日华山弟子云航邓万仁恭叙

(上篇出清光绪丙戌年刊于蓉城储蜕居藏板《慧命真经》)

柳华阳祖师《金仙证论》《慧命真经》合刻叙

清·潘　露

予童年慕道,暇辄翻阅道书,寻味旨趣。《易》言"尽性以至于命",读者每疑性功极至即臻性命之奥,其实性命各有功焉。性功收其放心,空诸所有,纵急皆非。如星月无光,独浮溟渤,畔岸何方,无从摸索。且幻身不固,功未及半,天不与年,往往皆是。即粉碎虚空,功臻至妙,体非纯阳,终为阴灵之鬼。不若金丹大道,先静其心,即修命功,幻躯坚固,再炼性功,神为纯阳,变化飞升。且得丹之后,识性自定,入门较易。况金丹一派,的有真传,为三教无上上乘。功成之际,儒为圣贤,释为佛祖,道为仙真。三教一理,法门不二。而修途功法,悉有证验,所谓"毫发差殊不作丹",非漫无凭据,徒托空言者也。

但丹经皆以譬喻立言,惧泄天禁。如乾坤坎离、阴阳日月、男女雌雄、龙虎乌兔、水火铅汞、玉池金鼎、太极之先、天地之根,譬辞万端,经各不同,读者莫不眩目心迷,望洋废卷者矣。又谓非师口授真诀,虽慧过颜闵,莫能明悟。诚哉是言也!若夫南宗五祖,北宗七真,道脉递衍,代不绝传。龙门邱祖以下,支分派接,尤不乏人。而得传者,盛德若愚,不肯轻露圭角,访闻为难。

露自叹质凡目俗,隅系一方,焉能逢人辄问?因思与其痴坐废时,莫若仍于典籍冥索,或可开悟。初读《紫阳悟真三注》本,始悟所修无非上药三品,神与气精,阴阳为道,顺人逆仙之理。而喻辞过多,终觉眩惑心目,其始终功用,更无从悬拟矣。

今岁春夏,先后得柳华阳禅师所著《金仙证论》、《慧命经》两卷,潜心玩诵,顿开茅塞,昔所未明,今始豁然。他经往往度人心切,不避风刀,直泄禁秘。及至著笔,仍属喻言,未有如柳师此书,扫除譬喻,直泄何者为先天气、何者为活子时、何者为火候。犹虑后学信心不坚,采择往圣经语而注证之。其中功用各要,明如指掌。而火与候之分别,尤为古圣先贤不敢轻泄一语者,亦历历言之。恩惠后学,一至此哉!

予得之,喜而不寐。但两书初虽刻行,板失莫考。《金仙证论》,嘉庆三年续刻于粤东,而《慧命经》近又刻于同治之壬戌。不逾十年,板亦无存。况其中功用,有《论》无而《经》有者,或《经》无而《论》有者。必两书兼诵,易于开悟。予既感禅师之嘉惠后学,一片普度之心,于此将止。为可惜其书,湮没不传,后人不获读,为尤可惜,故亟合刻之,以广流传。自恨根钝,未能首尾贯通,管测之明,虽窥见堂奥,然而质疑无自,未敢遽尔入室也。倘高人智士,得见此书此序,鉴予好道之切,惠然肯顾,以匡不逮,诚为夙愿而深幸焉。

同治八年十二月祀灶日后学栖鹤道人潘露敬序

(上篇出清同治九年栖鹤山馆板《仙佛真传》)

金仙证论

叙

清·吾祖望

金丹大道，自《参同契》合《易》与《道德经》发其秘奥以来，著书者累千万言，拨雾指迷，亦已至矣。而能言者多，行者什不得一二，何也？言此道者，类皆指为神仙，秘而密之，智者笑而不信，愚者又不及知，是故行之卒鲜。自余论之，非曰神仙之道，直活人之道耳。人之受生也，莫先于脐之蒂，所谓肾也。五脏以次渐生，百脉以次渐具，而莫灵于心之一窍。及其死也，下必绝乎肾之本根，上必亡乎心之神明，此明白易晓者也。禀厚而寿，禀弱而夭，常也。至于禀弱而善调护，亦可不夭；禀厚而重斲丧，亦必不寿。或曰：天地之气，六淫所中辄病且死，疑于人事无功。然而风之摇枝，柔脆者先折；水之激岸，浮薄者先崩。是以经云："邪之所凑，其气必虚。"未有内自谨其闭，蛰封藏之本，平其喜怒忧思悲恐惊之情，而外不足以御六淫之气者也。

金丹之道，自炼己筑基，以至还虚证空，中间节次条目甚多。而曰坎离、曰铅汞、曰精炁神，则心肾二者尽之矣。火本虚也，物感实之，空心之境为性功之始；水本实也，作强伎巧虚之，绝肾之欲，命功之始。是法也，愚夫愚妇知之，皆可行之。过此以往，人缘天缘，合并而成大道，岂不甚善？即不然，而以已筑之基，待可进之道，安其体，平其气，优游长年，亦无智愚，皆知其乐者也。更有说焉，心即不能骤空，省之可乎？欲即不能骤绝，寡之可乎？若夫性功命功，究其义，不外乎穷理尽性以至命，去私遏欲以存心，则金丹之

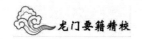

道,亦即圣贤之教,并不必以黄老家言目之矣。

余幼业儒,长通《灵》、《素》。昨岁稍求金丹之说,兹读《金仙证论》一书,喜其言与《灵》、《素》相表里,因抽其秘为活人之说以弁之,欲使人人晓喻,故卑之无甚高论也。

壬子六月望日浙西吾祖望叙

叙

清·高双景

大道本来无言,以言诠者易涉迹象,故冥悟甚希,而谬言日出。不得真传,岂不入于歧路哉?况古人之巧喻异名,每索解而不得。不特难窥大道之阃奥,且因喻而执名,反失其性命之真源。观于此,而怀存经度人之念者,安得不浅说而直论之乎?

惟华阳禅师,幼而好学,夙禀灵根,积数十年心无他用,苦志不懈,得合洪、冲虚二真人之奥旨,著为是书,剥尽皮毛,独留骨髓。将古之异名扫除涤尽,直说小周天,重论下手工夫,发前圣之未发,启后人之未启,使苦志之好道者,且得升堂入室,而后超登彼岸,复还无极,岂不快哉!是书虽出自一人之著述,真乃后世师教之规则也。读之者无不谓之仙佛之舟梯,修真之简径,美乎幸矣;闻之者亦无不为之了然彻悟,豁然贯通,信乎至矣。

余自幼慕道,力搜群书,而莫能入悟。时至庚戌春,幸遇禅师,片言相投,示此书与余。余开卷读之,心目通明,不觉手舞足蹈,涣然冰释。其中条理次序,犹如亲口相传。而论小周天之工法,不杂一字,意则实贯串诸经之骨髓。然老师犹不自以为是,恐后人疑惑不能彻解,又广引先正之秘文,以为凭证。由是独显一真之实,直辟傍门之非,谓之仙佛之功臣,谁曰不然?且也前五条,慨然出自直说,后数条亦非出于荒诞;《风火经》原集诸圣次第用功之正文,以为注脚;《总说》直泄天机,使人下手调药采取,工夫不失迟早之误,则炉鼎火候,一以发明;《图》论下手之窍妙,而采取薰炼即在其中;《顾命》之说,示人性命不可须臾离也;《赋》《歌》《论》即显己所得之意,而大小周天即存乎其内。用尽婆心,平空泄漏。惟欲志士,同成道果。是书不独有益于当时,并大裨于后学。有缘遇之,犹如云开见日,潭月双辉,岂不欣然叹赏乎？

余自愧管窥之才，喜悦同志，愿普证公用，因而为序。

时乾隆庚戌春洪都后学无霞道人高双景序

序

清·妙 悟

盖道不得其真传，由来久矣。自世尊开化，愚智而同度，性命而异指，性阐迷开而渐修，命附灵利而证果。至于西天二十八祖，及东土六代慧灯，心口授受，莫不以性道慧命之兼修。由六祖之后，性法单扬，慧命演秘。悟之者私附密语，独修超越祖位，故为教外别传。今之为学，不得慧命之嫡旨，阐扬性法，则性亦不得其真，是为识性之障露。而差讹错认，或以灵觉为真性，或以正念为真性，逐妄迷真，失却如来之旨；盲修瞎炼，身根不能坚固而成金刚之体；长自下漏，故有转劫迷失之误，何况念坐乎？

惟华阳禅师慈悲，另通消息，得师所授之真旨，会同元释，吐露慧命之真传，泄漏明星之真性。拔救迷妄，开通智慧，使见之者立今劫而成佛，免坠他生再修。何等切近，何等简易？愚迷不明双修之理，分别教相智慧，参悟性命之原，融会其法，不分彼此。在释有缘遇真道，得性命之真旨，修成性命，即道是佛也；在道有缘遇真僧，得性命之真旨，修成性命，即僧是仙也。释道原本一法，大则同，小则异，清静自然，觉王如来菩萨，即玉帝所自称也。大仙、七仙、众仙、金仙，亦是世尊之所自称也。一道坦坦，有何此何彼之分别乎？

余募觉真宗，涉步山川，叩求丛林知识者，竟不少矣。究其所然，无非提公案、参话头、打七坐禅之谈。数十年来都成虚涉，并无慧命之师。忘食失寐，念念不休。感苍天，辛亥岁幸遇禅师。禅师见余志心苦切，便以开示心肝，决其疑妄，欲指而又未露。余虑为此道之尊重，诸佛之所禁秘，非师之不慈悲，诚心焚香立誓，恳求至切，方才决破根由。一言之下，顿悟全旨，原来成佛作祖之道，即在动静顺逆之间，岂有难哉？盖禅师三十余年觅道之苦志，今舍慈悲，备著此书，古佛不露的今始露，祖师不传的今始传。将慧命、寿命、佛性、真性，和盘托出，愿人人成等正觉，超越佛地，不使后世烦劳他人

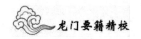

之父母，现今成就，其功岂小哉？

乾隆辛亥岁重阳月灵台庵僧妙悟序

（上数篇出乾隆五十八年、嘉庆四年补刊本《华阳金仙证论慧命经》）

叙

清·李树萱

仙何名乎？世之飞升者，未见其人也。非无仙也，非求仙者之果无其道也。第惑于方士之说，宗旨弗传，徒索诸蓬莱仙岛间而仙愈不可得，而求仙者遂怅怅乎迷其所往。夫仙固近乎佛，别乎儒，而自成其教者也。炉鼎之说，铅汞之论，或阐其旨而近于晦，或逞其术而涉于妄，实大悖乎性命之理，于仙乎，何与不知，远取乎物，不若近取诸身，唯葆吾元神元气，有志者竟成之。余承乏下邑，县尉芝汀丁君授以《金仙证论》，既读其书，而叹华阳禅师灵根之素积也，并喜觉世婆心，不惜条分缕析者既详且至。芝汀因得诸面命之余，力行弗懈，又欲广其传于人而重刻之，自古圣狂之分，一罔念克念而已。孔子删诗三百篇，而约其旨曰"思无邪"，孟子曰"养心莫善于寡欲"。欲与邪，皆戕吾性命者也。苟能本此《证论》，合性命而双修之，所谓闲邪存诚者，不外乎是矣。以之求仙可，即以之希圣希贤，亦无不可。芝汀其有志于斯乎！是为序。

嘉庆戊午夏季望后五日知广宁县事瀛海李树萱序

《金仙证论》跋

清·丁阳彩

《金仙证论》一书，乃我华阳柳师所著，刊行公世之书也。余籍浙绍，生长三河，龆龀时即欲究论性命真旨，中年碌碌，了无灼见。每自恨浮生若梦，无由闻大道之秘。甲寅年，赴东粤任，道经古皖，因风阻滞者数日。天锡奇缘，得晤华阳师于洁王古庙。彩蒙不弃，授以是书，并为指发堂奥。当耳提时，有不觉心境开朗，欲念顿消者。归舟参看，如示诸掌。用风用火，炼气炼神,辨清浊以立根基,依次序而收效验,心勿助忘,功无间断,证任督,说周天,其一切外道旁门,悉扫而空之。以浅近言,发至当理,而万卷丹经之骨髓,不其在于斯乎?余服膺五载,惜以在家之身,作出世之事,究未能即臻奥妙。然力行后,余须发色变,步履轻便,一似有所得者。余功甚微,而见效若易,岂非是书有以致然欤?兹静海半僧李夫子来宰宁邑,有同好焉,勗余重付剞劂,有冯子漪著、杨子秀亭、陈子碧云、德星、云岩壮猷、林子卓堂、玉峰,皆欣然以为是书也有益于身心性命匪浅,大则可以得道成真,小亦可以延年益寿,遂竞捐梓费,以广其传。俾有志者同参大道,各致真修,大地三乘,悉超彼岸,庶无负我华阳师刊行公世不朽之婆心也夫!

嘉庆三年岁次戊午仲冬中澣后学愚庵道人丁阳彩敬跋

跋

清·温裕桂

道者何?无极而已矣;悟者何?由两仪太极,以至无极而已矣。拟议即乖,校量则错,本未可以言诠也。第往古圣真,世难缘遇,有志修为者,复苦迷津,道从何入?三河丁君芝汀,作尉宁阳,将所受华阳禅师所著《金仙证论》一书,与冯子漪著等,重付剞劂。旋以失养北还,遂留持赠。薰沐展诵,十八章中,自炼己、调药,以至服食,其间炉鼎道路、药物风火,及一切仙佛异同,决疑辨惑,燎如指掌。而说顾命、证效验、图任督、歌妙诀、论冲和、序火候,又直将伍祖冲虚公撰《天仙正理》、《仙佛合宗》二书,备为阐扬隐奥,泄历圣不传之秘,慈悲度世。旨哉,诚百日筑基之宝筏也。乃越数载,此板竟为匪人窃去。多方觅索,迄辛未春,始获踪于会垣辟书楼中,资赎而归,残阙殆半。因遍求原本,倩工镌补,并将《天仙正理》同付枣梨,以诏后学。虽曰道重口传,诀难神悟,此书一出,断不敢谓此道易等折枝,仙若水流也。然后来真修仙真,果能先具仙佛种子,又复能存养省察,精进猛求,从兹力行默证,则放下屠刀,道岂在远乎?是为跋。

嘉庆十六年岁次辛未孟夏浴佛日顺德后学守一温裕桂敬跋

(上三篇出嘉庆三年重修、嘉庆十六年重镌《金仙证论》)

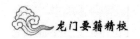

《金仙证论》重镌序

清·李宗镜

　　自古圣贤，莫不以修德学道，安身立命为第一事。乃迂阔之士，因此而侈谈性理，以宝箓金笥视为异书邪说，以凝神伏气拒为左道旁门。殊不知儒、释、道三者，异途同归，要不外正心诚意。天下无二道，贤愚无二心，仙凡无二理。存心养性以合天者，儒士之学也，非正心诚意则流于妄；明心见性以大觉者，释氏之学也，非正心诚意则近于魔；清心炼性以延年者，道家之学也，非正心诚意则入于迷。自孔子集群圣之大成，著书立说，垂教万世。精则天人性命之奥，粗则饮食日用之常，固已阐发幽明，以示后学之法守。然犹曰："西方圣人谓佛也。"又曰："老子犹龙谓仙也。"未尝辟佛老为异端。无如近世不明其道，不察其微，疑议者多，敬信者少耳。如《金仙证论》一书，参考群言，会通易象，得弥纶天地之道，阴阳会合之机，刚柔进退之交，易知简能之理。如遵而行之，将希圣希贤，升九天而出三界；悖而行之，乃为鬼为域，坠九地而入三途。差之毫厘，谬以千里，可不慎哉！

　　至于其书之奥秘精微，前序已详，夫复何言。惟余好道多年，老而弥笃。幸于辛巳秋与豫锡之遇乐禅师，将筑基、调药、采取、封固，以及前后升降、收返薰蒸等说，一一研究，并详参要诀，始知陈鹤云、治舜臣，皆由此得其心传。余复加披阅斯编，遵循次第，逐节而行之，顿觉凡心一洗，静境重开。倘能将俗虑涤除净尽，即拟入山下手修炼，随诸师友同登觉岸。想皓首人寰，未识仙寰得分一席之地否耶？

　　华阳上人撰注，尚有《慧命经》一书，业经治舜臣重刊矣。似宜合装一册，公诸同好。愿天下读此篇者，知性命兼修，和合凝集，与圣贤养德入神，集义所生，同一理也，总不外乎正心诚意。果能体验功深，奉行日久，迨至炁足神全，自当祥征瑞启，寿考作人，岂与草木同腐也！且勿徒夸元妙，妄冀长生，庶不负著书者之初心，重镌者之至意云尔。是为序。

光绪九年三月沈阳意西李宗镜重刊

赞　曰

欲修大道兮，神炁为先。不得真解兮，疑议茫然。幸遇大师兮，洞示夫源渊。追溯无极太极，培养兮先天后天。先天兮勿损，后天兮益坚。勿坠乎欲海兮，谨守乎心田。体阴阳之消息兮，随运动以循环。化离火之焰焰兮，蓄坎水之涓涓。摄灵台之元静兮，待洞府之丹铅。掌上珠润兮，顶上光圆。证三生之正果，得九转之师传。知克念兮登圣域，参妙谛兮结仙缘。非仅长生之妙诀兮，亦养性之真诠。

（上篇出光绪九年李宗镜重刊《金仙证论》）

重刊《金仙证论》序

清·郑观应

金丹大道，药有三层。始则自无而出有，继则自有而入无，终则由无而产有。自无出有者，后天铅火也。虽从外边生来，然却无形无质，金气初生之时也。自有入无者，送往西邻也。虽从内边种者，然至空至虚，坤家洞阳之境也。由无产有者，月吐兑方也。先天一气，虚无中来，无形生妙形，无质生灵质。二候求之，四候合之，则金丹成、圣胎结、温养毕、阳神现矣。

学者未获真传，不识何为自无生有，何为由无产有。索诸丹经，语多譬喻，理奥辞玄，莫能解悟。以致邪教日盛，正道日衰，非兀坐视空，则邪淫采战。所以柳华阳禅师得道后，即大声疾呼，著《金仙证论》一书，力辟旁门，直指下手工夫。开章第一句曰："欲修大道者，理无别诀，无非神炁而已。"注云："神乃心中之元神，炁乃肾中之元炁也。"又曰："金丹之道，从静而入，至动而取，顺则凡，逆则仙。"何者为先天炁？何者活子时？何者为药物？何者为鼎器？发前贤之未发，使学者一目了然。唯上德无为，而下德有为。我辈当如所云，先正其心，收视返听，凝神聚炁，以火入水中，使心肾合一。朝炼夕炼，精化而炁足，阴丹已结，再图向上，炼取阳丹。

阴丹者，即己土也，真汞也，归于离之门，久则烹之为妙灵砂；阳丹者，即戊土也,真铅也,藏于坎之户,久则视之为美金华。昔李含虚先生有云:"欲结内丹者,必先以铅制汞。此铅非还丹之铅,彼家之真火也。欲炼外丹者,必先以汞迎铅。其铅非结丹之铅,先天一炁也。故结丹与还丹不同。结者,凝也,取他家之气凝我家之气,造化在后天鼎中,不离周天火候,乃可成就;还者,复也,采兑宫之金,复乾宫之金,造化在先天鼎中,须令同类阴阳,始得成就。结丹成内丹,还丹用外丹。内丹为阴丹,汞本阳中阴也;外丹为阳丹,铅则阴中阳也。地元为外丹,济施之功,皆切于人也;人元为内丹,性命之理,皆切于己也。更有当知者,内丹为内药,而金液还丹亦名内药,以其造化在内也;外丹为外药,而金丹亦名外药,因其造化在外也。此大丹兼乎内外者也。又有须知者,外丹为外药,乃有未成丹而称为外药者。坎离相交,河车转运,化气为液,下降黄房,亦名外药,然未成就也。内丹为内药,乃有未成丹而亦称为内药者。筑先天基,绛宫化液,流归元海,液仍化气,亦名内药,然未成丹也。此清静功之兼乎内外者也。"

余访道天涯,备尝艰苦,幸蒙师授,语契丹经。自愧福薄,未克下手,敢将秘传先圣所述内外丹药次序不同之处,备载于此,愿与有道之士同受其福。阅者倘能解悟《参同契》、《悟真》诸仙经所论先天后天、了性了命,自明药物层次矣。

（上出郑观应 1921 年刊《盛世危言后编》）

金仙证论

洪都后学无霞道人高双景　参定

序炼丹第一
（尽言小周天）

华阳曰：欲修大道者，理无别诀，无非神炁而已。

神乃心中之元神，炁即肾中之元炁。炼精之时，则炁原在乎精中。精炁本是一物，所以曹祖师云："大道简易，只神炁二者而已。"凡学道之士，能识神炁之道，即是阴阳性命之道也，故曰"无别诀，神炁而已"矣。

先须穷其造化，究其清浊，

造化者，乃吾身之生机。人由此机而生形，仙佛由此机而成道。学者能先穷此造化之机，则有下手处矣。清者，是无天地人我之象，浑浑沦沦，恍如太虚，斯时一派先天，机之未发，虚而待之，静极自动，是为清也；浊者，因有存想思虑、见闻知觉，而后机动，即为浊也。岂可不究哉？

则精生方可探摄；

精生者，元炁之动是谓精生；探者，探其炁之妙处。必须以我之正念，敛收微细之神，诚志专意，探入其炁之动所，招摄已生之精，归于本穴，用火烹炼。

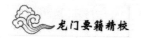

次察其呼吸，明其节序，

呼吸者，巽风也。其用则有次序转变之法，非可一概论也。如精生之时，则当用摄精之呼吸；如药生之时，则当用采药之呼吸；药既归炉，则用封固之呼吸；如起火之时，则用起火之呼吸；沐浴之时，则用沐浴之呼吸。金丹始终全仗呼吸，故曰"节序"。

则神凝方自恋吸。

神既凝入炁穴，则神自然恋炁；神炁相合，则炁自然恋神矣。

然后可施可受，而精可化。

施者，后天气也，而为母气；受者，先天炁也，而为子炁。子炁既受母气，则精自化炁矣。倘不明母气之真消息，则子炁散于外境，其精焉得化而为炁乎？

余见世人亦知阳生，而炼精不住，金丹不成者，皆因不知其自然而然，以混采混炼之过也。

凡世之学道者，知阳生固多矣。而所以化精成金丹者，何少也？由不知其风火之法、药产有时、封固有炉、周天有度，混采混炼耳。

且观古书之所作喻名炉鼎、道路，则人被炉鼎、道路之所惑；

古书所喻炉鼎者，是炼精炼炁之所。方士借此为言，曰女鼎、曰烧炼。初学未得真传，信而惑矣。纵有真志，岂不误哉？而道路者，即采取升降任督之脉络也。俞玉吾云："任督二脉，呼吸往来之黄道也。"任脉者，起于中极之下，以上至毛际，循环腹里，上关元至咽喉也；督脉者，起于下极之腧，并绕脊里，上风府，入脑顶。二脉通，则百脉俱通矣。采取由此而运，周天由此而转，能识此炉鼎、道路，则金丹无不成矣。

喻名铅汞、药物，则人又被铅汞、药物之所误。

古人修丹，以神炁比喻铅汞，以真精比喻药物，使人易悟。愚夫闻之言铅汞，便以凡铅、凡汞烧炼为药物，妄图点化服食，求富贵长生，反到丧身破家,愚之甚也。

故假道愈显而真道愈晦,世因喻而惑人诳人者众也。

群书喻名虽多,究其根源之所在,无出乎心肾之神炁而已。妄人见喻,借喻为言而诳人曰:"药之先天炁不在自身在女鼎。"初学浅见,不能分别真伪,信方士迷弄,不识金丹真诀,不明大道根源,岂不更惑乎?

由此观之,智者得师而明,愚者被师而误,皆因不悟群书简易之妙,而竟失于正理矣,

智人能识真假,除妄归正,参悟大道,访寻明师,以求印证秘密之真诀。愚夫不然,喜傍门之小法,暗图为人之师,纵有仙书真诀,而曰:"吾不用看经,真诀在吾心内。"惑众乱真,后学以为至言,皆因心地不明,少读群书,未有不失正理者也。

故予正欲详而直论。夫仙道者,原乎先天之神炁。

神乃元神,炁即元炁。何以谓之先天?当虚极恍惚之时是也。既知恍惚,是谁恍惚?此即先天之神也。恍惚之时,不觉忽然真机自动,阳物勃然而举,此即先天之炁也。若此时即能下手修炼,何患不仙也?

炼精者,则炁在乎其中;

精由炁化,炁由精满。炼精者,即是炼炁。故曰"炁在其中"矣。

炼形者,则神在乎其内。

炼形即是炼精。古云:"形化而后炁生,神凝而后水融。"神炁合一,故神在其内矣。

炼时必明其火,用火必兼其风。

火者神也。精生之时,必以神而驭精,则精归源。既知归矣,又当久久以呼吸薰蒸,则精方能化为炁。

存乎其诚,入乎其窍,合乎自然。

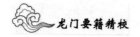

凝神之时，外除耳目，内绝思虑，专志一心，凝入炁穴。又要合自然之动静，不可强制纵放。

若能如此，依时而炼，则药物自然生矣。

依时者，是阳动之时，依时而炼。凡有动时，遂即炼之。既炼已，则药物自然生矣。

生，竟游其熟路者有之。若不起火归炉，难免走失之患也。

熟路者，即阳关也，乃昔日精炁所游之路，古人有走泄者，皆由此也；起火者，是药物归炉之工法。药生若不采归炉，则药物顺熟路而泄矣。

然药物既归炉，又当速起火，逼行其周天。

古云"火逼金行颠倒转"者，即此也。行是阴符阳火之法，若不行周天之火，则炁不聚，丹不结矣。

倘不明其火候之精微，虽有药而药亦不能成丹。

火候是一总名，其中有次第节序，而各有其候。如精生有调药之候，药产有采取之候，归炉有封固之候，起火有运行之候，沐浴有停息之候，火足有止火之候。此乃小周天之秘机。如若不尽精微，虽有药，不得火之法度，则焉能成丹也？可不历历以明之哉！

不知橐籥之消息，

橐籥者，即往来之呼吸，古人喻之曰"巽风"，升降由此风而运。不得此风，则辐轴不如法。凡小周天，始终全凭橐籥之风，以为金丹之权柄。

不明升降之法度，

升降是运行周天之法。既行周天，则有度数。往往学道之人，不知升降度数，所以丹不结矣。

不识沐浴之候，

沐浴者，乃卯酉生杀之位也。故停息为沐浴之候也。

不晓归根之所。

归根者,乃还炁穴归其本位之所。

如此空炼,何得成其道也?

兀坐顽空,不明大道要诀,虽修无益矣。

大凡临机之时,必须畅明其神,勇猛其志,

此机时者,即采取薰炼之时也,切忌昏迷散乱。欲修丹者,当自精进勇猛,非他人所能助者也。

立定天心之主宰,

天心,名曰中黄,居于天之正中,一名天罡,一名斗杓,在天为天心,在人为真意。中宫若失真意,犹如臣失君主矣。

徘徊辐辏之运转,

辐辏者,即徘徊往来之意,犹如车轴使爪之运转一般。太上云:"三十轴共一毂。"

内鼓橐籥之消息,外依斗柄之循环。

橐籥即呼吸也。周天火候,凭橐籥之息,以定周天之度数。朝元子云:"劝君穷取周天数,莫使蹉跎复卦催。"斗柄循环,即活泼运转之机耳。

如此神炁,相依而行,相依而住,则周天之造化,无不合宜矣。

凡行火之时,炁依神而行,神依炁而住。火候当行,则神炁亦当行;火候当住,则神炁亦当住;火候当止,则神炁亦当止而止。如此而炼,则金丹无不成矣。

时乾隆庚戌春传庐柳华阳序于皖城中洁庵中①

————————

① "皖城中洁庵中",诸本作"皖城之洁王古庙中"。

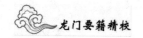

正道浅说第二

（尽言小周天）

华阳曰：仙道炼元精为丹，

凡炼丹下手之仙机，即炼肾中之元精。精满则炁自发生，复炼此发生之炁，收回补其真炁。补到炁足，生机不动，是谓丹也。则人之根窍，无漏精之路，便成人仙矣。

服食则出神显化，世闻无不喜而愿求者。

服食者，是得前小周天，如法修炼，以采大药，运过三关，故曰"服食"。炼炁化神，出神显化，世闻①无不喜矣。

奈何天机秘密，学者未必穷其根源，故多在中途而废矣。

天机者，即吾身中之生机。古人云"阳炁生"，今人曰"活子时"，真仙上圣秘之深密，不书于竹帛，学者无所觅处，空自磨炼，岂不在中途而废？

所以予今浅说，使学者概而证之。夫精为万物之美，即养身立命之至宝。

万物最美曰精，人有其精则生，人无其精则死。所以精者，即性命之根源。《阴符经》云："精是炁之母，神是炁之子。"古云："留得阳精，神仙现成。"岂不宝乎？

如精已败者，以精补精，保而还初，所谓得生之由。

中年年迈之人，因精已耗散，故必用补精之法助之。钟离真人云："晚年修持，先论救护。"

未败者，即以此而超脱，养胎化神，则亦易为、易修、易成之果也。

未败者，是童真本有阳精足炁，免得补精筑基之工。从此下手采大药，

---

① 世闻，一本作"世间"。

不过七日。静工十月之期，即可以出神，为神仙乐事，故此"易为、易修、易成"是也。

若以神顺此精，由自然之造化，则人道全；

世人每遇精生，不知修炼，顺此造化，男女交合，即为生人之道，由炁顺化。

若以神逆此精，修自然之造化，则仙道成。

真人知此精生之造化，以神留精，逆归炁穴，用火煅炼，精化为炁，脱胎神化，仙佛从此而得，由精逆化也。

故精者，乃是人死人生之关锁。

精乃凡圣根由，故名"关锁"。精耗必死，保而炼之即生，此理之至也。

其名虽然称之曰精，其里本自无形，因静中动而言之曰"元精"矣。

此精当未动之先，里本虚无，有何精可名？因人静极，阳炁从静而发动，故名之曰"元精"矣。

当其未动之前，浑然空寂，视之不见，听之无声，亦非精也，亦非物也，无可名而名，故名之曰"先天"，《易》曰"无极"时也。

此正鸿濛未判之时，元门名曰"先天"，释氏名曰"威音"，《易》曰"无极"，总属虚无，是无炁之谓也。

斯时则神寂机息，万物归根，此正谓之"虚极静笃"。

此正上文"鸿濛"是也。浑然一团，不见天地人我之相，如万物逢冬归根，阳炁潜藏，故曰"机息"。然则机虽息，而生炁之机即在息机之中矣。

静中恍惚，偶有融会之妙意。

此言炁机将萌，未动之时也。

便可名而有其名，故名之曰"道"，《易》曰"太极"时也。

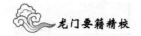

此正上文"炁机将萌"是也。

因此机一萌,曰"元炁"也;炁既以萌,而又旋动,曰"元精"矣。
元炁元精,分而言之,其机则是一也。

修仙作佛之造化,即从此而入手。若夫尘念兼起,必化淫精,顺阳关而出。
凡修丹者,即在此时用工,则神炁自然相投,合而为一。若炼己未熟,逢此炁机,淫念顿起,真炁必化后天有形之精,顺阳关而泄矣。

修士正当此时,正念为主,以神驭炁,起呼吸之气,留恋元精,可谓还原之道矣。
既以神驭炁,必加呼吸之气,收回元精,其精自然逆回于炁根矣。

真精既得还原,取其神炁混合,两不相离,使其二物镕化,合而为一也。
元精不能自镕,在元神镕之。绵绵若存,使性情相洽,神炁合而为一者也。

如《易》所谓"天地氤氲,万物发①生"。
天地之炁不交,万物无所生焉;金丹之道不交,真种何所觅乎?《崇正篇》云:"两般灵物天然合,些子神机这里求。"②

然后先天真一之炁,仍旧从窍中发出,
窍即丹田炁穴也,所以混然子云"火从脐下发",即此。

而为金丹之主宰。
主宰者,依此炁为主也。

---

① 发,一本作"化"。
② 求,一本作"来"。

所以古云："未有不交媾而可能成造化者也。"①

此即尹真人之旨。造化者，即采取运周天之造化。先若无交媾之法，何得有药产之机发现也？交媾即调药之法。憺漪真人云："人身中只有一个元炁，只要回光返照，将此炁收敛，沉到极处，久之，其中自有造化。"②

夫既知此炁之生机，即可以行火补炁而炼丹，

生机者，即药产之时也。古人云："药产神知"，即此也。行火，行周天阴符阳火之法。即升降往来，复还丹田之所。真炁得此动炁之所补，故谓之炼丹也。

故有辨时采取周天之候。

辨时者，即言药之老嫩。古人常表药老炁散，不能结丹；药嫩炁力微，亦不结丹。然则何时不老不嫩？上阳子云："若人采先天炁之时，以暖炁为之信。"又伍子云："如浴之方起，而暖炁融融。"然此不辨，辨在其中矣。周天法者，是言子午卯酉之法。子午为进退，卯酉为沐浴，然子午亦有沐浴。

古云"时至神知"，正言此药产之先天炁者是也。

药产神有所知，即上文"暖信"之谓也。若不知采取，则当面错过矣。

修士宜当此时，须用凝神合炁之法。

以敛聚微细之元神，入于炁中。

收付于本宫，则是为我所有之妙药矣。

本宫即丹田也。

药炁既承受以归炉，

炉即丹田也。

---

① 引自《性命圭旨·龙虎交媾法则》。
② 此段引自清顺治时憺漪子汪象旭重订的《吕祖全传·证道琐碎》。

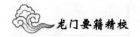

须当徘徊于子午，

午属于顶，子属于腹。

运动身中之璇玑，又必须假呼吸之气而吹嘘之，方得乾坤于元关，合而为一，循环之沟管矣。

璇玑者，即黄赤之消息。天道日月之循环，由黄赤而行；丹道神炁之循环，依任督而运。七悟祖师云：采取以升降，从督脉上升泥丸，从任脉降下丹田者。盖真阳之炁，不能自循环于乾坤，须假呼吸之气，吹动元关橐籥之消息，逼逐真阳，通任督，达乾坤，合元关，而为天地吾身造化之一大总窍矣。紫阳云"一孔元关窍，乾坤共合成"是也。

故神炁承呼吸之能，才得相依同行，而不外游矣。

神行则炁行，神住则炁住，而为相依矣。且神炁又当承呼吸之能，方得随脉络而不外游矣。然呼吸皆神炁之权柄也。

且气之行住，又怕有太过不及之弊，故必依周天之限法。夫周天法者，周天三百六十五度有零，故以法数而限定之也。

言十二时如一日一周也。故冲虚云："子行三十六，积得阳爻一百八十数；午行二十四，合得阴爻一百二十数。"

阳爻自子至巳为阳，阴爻自午至亥为阴。阳爻用九，积数一百八十；阴爻用六，积数一百二十。共成三百数。

外兼卯酉之法，中途行沐浴，完成周天。

卯在六阳之中，酉在六阴之中。凡行沐浴之法，必在中途而薰蒸。周天原有三百六十有零，前行三百，未满造化之积数。此行沐浴无数之火，合成全机。

所以古云：气有行、住、起、止、多、少之限法。

行、住、起、止四法，即达磨云："四候有妙用。"又云："一时用六候。"则采封之法兼于其内。行者行于黄赤，住于生杀，起于虚，止于危，是为一周天也。白玉蟾云"起于虚危穴",以虚危穴宿在坎宫子位也。

学者不可不察也。夫既得周天之妙用,积累动炁,

动炁,即丹田之生机。

时来时炼,补完真炁,

凡丹田有动之炁,即要炼之,以完一周天。如若不炼一周天,则本根之炁不得满足,而亦不能成大药。冲虚子云:"又不可一周完而不歇,虽无大害,亦迟其动机,为无益也。"

则精窍不漏,便可谓之长生矣。

李真人云:"阳关一闭,个个长生。"

如有精窍漏者,则未及证不死之果。

有精漏,则是有死之凡夫;无精漏,则是不死之真人。世亦有一等不漏精之躯,未经火法,久之亦漏,非真人薰蒸不漏。又有老者弱者而阴缩者,自无精矣,是精已枯竭,休误认为修证。

必加精修,以元精尽返成真炁,

无精则阳不举,内里有真实丹成矣。

则亦无其窍,

无精,则阳关之窍自闭矣。

而外形亦无萌动之机。

窍闭,则阳不举,方是丹成。若有微萌之意,未证有成,必加火以薰炼。

则是名为大药成矣,便可作大周天之工法也。

以上尽言小周天。

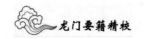

炼己直论第三

华阳曰:昔日吕祖云:"七返还丹,在人先须,炼己待时。"

己即我心之念耳。若欲成还丹者,必须炼己为先。己若不纯,焉得精还为炁、炁还神也? 盖七乃火之成数,先以火入水中,谓之返也;后以炁升火位,谓之还也。待者,候也。若欲有心待之,则属于拘滞,而真阳反不生;若欲无心而待之,则落于顽空,错过真机。此则有无两失矣。然则若何为哉? 且有还于无,而无内灵似于有,故《离骚·远游》篇云:"毋滑而魂兮,彼将自然。一炁孔神兮,于中夜存。虚以待之兮,无为之先。"

盖己者,即本来之虚灵。动者为意,静者为性,妙用则为神也。

四者未发之前,浑然如太虚,有何名目? 因机萌而言,故有异①性之喻。

金丹神虽有归一,则有双发之旨。

凡炼丹时,先则无为,寂然不动,浑然空空荡荡,不见有无之念。待其机之动时,则发意采取;运周天时,又立念主斗杓,斡旋二炁橐籥之消息,而神又随真炁循环。

先若不炼己还虚,

还虚者,是纯乎以静,静乎以化,杳无朕兆,还乎鸿濛,复乎无极,万象空空,此即本来之性体是也。

则临时熟境难忘,

时,即药产之时。先若己不纯,采药炼药之际,则有分花之念,神不能主张,炁则散也。

神驰炁散,

神不宰炁,安有不散也?

---

① 异,一本作"意"。

安能夺得造化之机，

夺者，取也；造化者，阳生也。

还我神室，

此神室即下丹田也。凡神室却有二①釜。炼精之造化，即以下丹田为主。故神炁起由此，归藏亦由此，是之谓神室，即祖炁②所居之室也。

而为金丹生发之本耶？

由前活子时，用之得法，然后方有炁发生，而为炼丹之本。

故古人炼己者，寂淡直捷，纯一不二。

不存有无之念，故可以谓"纯一"。

以静而浑，

正是鸿濛无极之时。

以虚而灵。

十二时中不昧曰"灵"。

常飘飘乎，

不著一点形迹。

随处随缘而安止。

四相俱忘，安然独立自在。

不究其所往③，

---

① 二，一本作"三"。
② 祖炁，一本作"神炁"。
③ 往，一本作"在"。

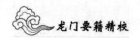
而①过去心则无了。

不求其未至，
未来心不萌。

不喜其现在。
现在心不存。

醒醒寂寂，
照而寂。

寂寂醒醒，
寂而照。

形体者不拘不滞，
不被身之所劳。

虚灵者不有不无。
活活泼泼。

不生他疑，
明心见性。

了彻一心，
通天彻地，杲日当空。

直入于无为之化境。
威音之前，无极之先。

---

① 而，一本作"是"。

此乃智者上根之炼法也。

此以上皆言顿法，还虚之炼法者也。

若夫中下之流则未然。

未修炼己之人曰"中下"，非世俗曰"中下"，盖修道本无中下。

当未炼之先，

己未炼之先也。

每被识神所权，

凡思虑有心，总是识神用事也。

不觉任造化之机而顺化。

世人每遇身中炁机之生时，不知修炼，而行世法，则生人矣。亦有不交媾者，此炁而亦耗散。何故？炁既发动，不得其法，留归本处，焉有不顺化者耶？

欲炼精者不得其精住，

炼精是坎离交媾以前之法，名曰"调药"。若不知调法，精则不能住矣。

欲炼炁者不得其炁来，

炼炁者，是小周天之法。不得炁来，是炼精不住，故此无炁之发生也。

古云"不合虚无不得仙"，盖谓此也。

能到虚无，方可炼丹；如不到虚无，丹则不成也。

故用渐法而炼矣。

由浅而深。

且谓炼者，断欲离爱、不起邪见、逢大魔而不乱者曰"炼"；

欲爱，是妻子、富贵、师弟等事，断而不留，为炼己有力。邪见者，是眼偶

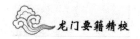

见奇异，或见光，或见光中现神物，或平日所未见者，今始见之，为外魔。于此信之，即为魔之所诱，曰天魔，曰邪魔，曰妖魔。眼不见或心见者，为阴魔。见而喜悦为好，贪见则著魔矣。心不见或耳见，耳见者，耳闻魔言，或言福，或言祸，喜闻则著魔矣。见而自不见，闻而自不闻，知而自不知，依于正念，魔与我不相干也。不乱者，水火刀兵、劫杀打骂，凡诸魔来，皆不可妄生惧乱之心也。

未遇，苦行勤求、励志久而不退者曰"炼"；

未得诀者，当立真志而求师。天地之间，富贵以及妻子是有定分。若大道则不然，可以苦志而得。古云："有志者事竟成。"古来多少不该成道者而竟成之，非生来有分也。

虚心利人，不执文字、恭迎而哀恳者曰"炼"；

世之学道，不得其真传者，皆因己之假学问，障于他人之真学问，故不得其道矣。若能虚心恳切，执弟子礼，行弟子之事，岂有不得者乎？

眼虽见色，而内不受纳者曰"炼"；耳虽闻声，而内不受音者曰"炼"；神虽感交，而内不起思者曰"炼"；

此三者，真炼法。

见物内醒，而不迷者曰"炼"。

即六祖所谓"见物心速起"。

日用平常如如，而先炼己纯熟。

己纯后可炼丹。重阳云："湛然不动，昏昏默默，无丝毫念想。"此由炼己纯熟而得。康节云："思虑未起，鬼神莫知，不由乎我，更由乎谁？"

则调药而得其所调，

即前炼精之法。

辨真时即得其真时，

即药产之时,用采药之法。

运周天始终如法升降。
周天是往复之机,升降是进退之工,由己纯则无昏沉散乱矣。

己有不得其先炼者,则施法之际,被旧习所弄,错乱节序,故不得终其候也。
错乱节序者,因己未熟,或知采封不知运行,或知升不知降,或知升降不知沐浴,或知先天炁不知后天气,或炁行神不行,或知周天不知归根沐浴。

世之好金丹者云"有不炼己而能成道者",谬矣。
西王母云:"声色不止神不清,思虑不止心不宁,心不宁兮神不灵,神不灵兮道不成。"

炼己者在于勤,若不勤则道遥也。
己在时刻勤炼,如若放荡,丹则有走失之患矣。

昔日吕祖被正阳翁十试,正念而不疑;
吕祖任他魔来不生疑心,独立正念。后六十四岁,随正阳翁修道,卒能成道。

又邱祖受百难于重阳,苦志而不懈;
邱祖初至重阳会下,重阳谓邱饮稀粥。邱自知福力小,苦行七年,累遭魔难。当过二番死魔,二次飞石打折三根肋骨①,又险死,摸折三番臂膊。凭般魔难,苦志而不动心,自能决烈精修。

费长房静坐,偶视大石坠顶,不惊不动。此得炼己定心之显案也,
昔世尊坐于菩提树下,魔王波旬领百万魔众以兵戈恐佛而不动,以魔女淫事诱佛而不动坐,坐至坚刚牢固,自言我终不起离于此坐。

---

① 肋骨,底本作"肘骨",据诸本改。

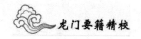

并书以告同志。

小周天药物直论第四

华阳曰：仙道元精喻药物，药物喻金丹，金丹喻大道，何喻之多也？

神从炁化，炁从精生，欲望成其道者，先当保其精。精满然后炁生，以此生炁，是名药物。药物炼之不动，便名金丹。服此金丹，出神千百亿化身，天地坏时，这个不坏，故喻名大道矣。

《道藏》经曰："精者妙物，真人长生根。"
《黄庭经》云："留胎止精，可以长生。"

圣圣真真，莫不由此元精，以阐名药物也。
正阳真人云："除了铅汞两味药，都是哄弄愚夫。"

夫药物既根于元精，而又曰元炁者，何也？
静为元炁，动为元精。

且此炁从禀受隐藏于炁穴，
炁穴即丹田也。

及其年壮炁动，
人至十五六，丹田炁自动。

却有向外拱关变化之机者。
炁动自有暖融之信，至于阳关。不知修炼，因此之融信，则神转变而为情，而亦至于阳关，此炁则化淫精而出。

即取此变化之机，回光返照，凝神入炁穴，则炁亦随神还矣。
古云："回光返照，要知去处。"七悟禅师云："凝神收入于此窍之中，则炁随神往,自然归于此窍矣。"

故谓之勒阳关,调外药。及至调到药产神知,
药产有二景:时至神知为内景,药炁外驰,外别有景。

斯谓之"小药",又谓之"真种子"。
行大周天,初采药时谓之"大药";此处行小周天,初采药时谓之"小药",
或谓之"真种子"。古人未言小药,及曹、伍二真人,始发"小药"之名。后人
即可以用药不误药产之真时,因得此名,则易明矣。

因其有顺逆之变化者,故曰元精、元炁也。
顺为元精,逆为元炁。

若不曰元精,则人不知调外药,
元精从外摄归炉内,谓之"调外药"。

以混采混炼于周天。
无药先行火,水火煮空铛。

不知既无其药,且落于空亡,将以何者为小药哉?
不知前此调药之工,则无药产之景到。

然古人但言调药,而不言调法,
法即绵绵不断之旨。七悟云:"一阳初动,凝神入炁穴,息息归根。"

不言调所,
所即炁之融动处。

又不言调时。
时即外物动之时也。

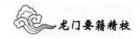

　　一调药之虚名,在于耳目之外。未得师者,茫然无所下手。故我今直论之曰:既知调药矣,则元精不外耗,

　　以前尽言调药化精之法,以下皆说小周天之事。

　　而药炁自有来机焉。
　　古云:"神明自来。"

　　此古圣不肯轻言直论,予明而显之曰:未有知机而不采者,未有调药①而先采者,如此或缺焉,是不得药之真故也。
　　未得真传,则不能得此药。

　　且欲得药之真者,惟赖神之静虚,炁则生矣,
　　混然子云:"时至炁化,机动籁鸣,火从脐下而发。"

　　冲虚谓之"动而觉";
　　动者,炁也;觉者,神也。

　　以此不惧不惊,
　　或者乍见此景,而不禁惊讶,则心动而神散,欲望成丹,不亦远矣乎?

　　待而后起,
　　阳未融盛,不可急于采取。

　　冲虚谓之"复觉";
　　此即在后《风火经》见得明白。

　　此时即药炁之辨机,不令其顺而逆之,
　　顺是出炉,逆是归炉。

---

　　① 调药,一本作"未调药"。

斯谓之"采药";

守阳真人谓之"归炉"。

鼎中既有药炁,

此鼎即丹田也。

则有周天之火候。

周天三百六十五度有零,薰炼金丹亦似此理。

起刻漏之息火以烹炼之,

刻漏,即是呼吸。炼金丹法,全在呼吸之气,以定爻数。

古人谓之"升降"也;

升谓之进,降谓之退。

然采得此药来,

由周天之法如意。

斯固谓之"金丹"。

丹是炁得火之炼法如意,谓之丹矣。

即可以行大周天之法,

是采大药之秘机。

则小周天之造化,从此毕矣。余愿同志者,休误入于邪师,以淫精之邪药认为真药,则非药也。

小周天鼎器直论第五

华阳曰:仙道以神炁二者,薰蒸封固,喻之曰"炉鼎"。如炼外丹者,以铅汞烧炼之炉鼎也。悟之则在一身,迷之堕入别途,故世因炉鼎之喻而惑者众

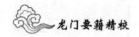

矣。且有一等妄人，见炉鼎之喻，因诳人曰：以女人为鼎，以淫姤为药，取男淫精、女淫水败血为服食，补身接命。殊不知诳人自诳，返堕弃其万劫不可得之人身。

此言采战女鼎圭丹之邪术，尽是用女人为炉鼎，信者必丧性命，堕其异类，万劫而不可复者矣。

又有愚夫，泥其迹象，专喜烧铅炼汞，世莫不由鼎器者误也。

福薄愚夫，不知身中本有真铅真汞，便以凡铅凡汞烧炼为服食，误信方士，反失其人身，皆由炉鼎误也。

夫欲明炉鼎者，在夫神炁之机变。

神炁升为鼎，起止为炉，古云："鼎鼎原无鼎。"

当其始也，

元精初生。

精生外驰，以神入精中，则呼吸之气，随神之号令，摄回中宫，混合神炁。

中宫，即丹田；混合，即绵绵息息，归根之意。

神则为火，而炁为炉。

以神炁言者，神在炁中，炁则为炉，神则为火也。

欲令此炁而藏伏者，惟神之禁止，炁则为药而神为炉，

以炁神言者，炁在神内，神禁止其炁；神在炁外，神则为炉，而炁则为药也。

即古人所谓"炁穴为炉"是也。

以形言者，指丹田为炉。神炁归藏如①此，此即调药之炉也。

----

① 如，一本作"于"。

乃其采药运周天者，当从炁穴坤炉而起火，升乾首以为鼎，降坤腹以
为炉，

乾在上为鼎，坤在下为炉。

即古人所谓"乾坤为鼎器"者是也。

以形言者，首腹为炉鼎，即周天之炉鼎也。

见神炁之起伏，

起是升，伏是降。

而鼎器在是矣。

有神炁即有炉鼎，无神炁即无炉鼎。

然古人将神炁二者借喻鼎器，或以丹田为炉，而以炁穴为鼎者；

丹田炁穴，一也。

或以坤为炉，而以乾为鼎也。

坤即腹，乾即首。

一鼎器之名目，纷纷引喻，故后人无以认真。余若不推明直论，将何处
炼精、

即调药也。

炼药、

即周天也。

为结金丹也？此古圣皆不轻露，

丹田为调药之炉鼎，古来不肯明露。

今予阐明，正合吕祖所谓"真炉鼎，真橐籥"。知之真者，而后用之真；用
之真者，而后证果得其真矣。冲虚子不云乎："鼎鼎鼎，原无鼎。"若不明火药

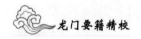

次第之妙用，执著身体摸索而为鼎器者，则妄也，非仙道金丹神炁自然之鼎器也。

风火经第六①

华阳集说《风火经》，

风者，乃炼丹之妙法，即升降之消息，古人喻曰"巽风"，或喻以"橐籥"，是即往来之呼吸也；火者，炼丹之主，化精化炁之具。风火有同用之机，大丹有修炼之法。古圣不肯全露，或有同言之隐，而人不能彻悟，视之如故事。然言之详者，又违天诫。风火同用之机，乃上天之秘诀，金丹至要之法。凡人德薄，未遇真传，岂知有同用之机哉！前圣高真，科禁秘之，不肯并论轻泄，愚亦不敢臆说，故集诸圣之隐语奥言，而为此说。每句之下，逐一解明，以招后学。见之者，详究此解，印证本文，即知风火同用、次第不离之机也矣。

曰：仙佛成道，是本性元神。不得元精漏尽，不能了道，还至虚无而超劫运。

本性元神，其名虽二，源流则一。佛谓之性，仙谓之神。元精漏尽，乃修命之别名，即先天一炁是也。仙修谓之炼精化炁，又谓之炼形；佛修谓之漏尽成，又谓之慧命。不得此道，则不能超劫运。纵然修得灰灰相，无非五通之灵鬼耳，焉能契如来之妙道乎？故《如来大佛方等大集经》云："修习五通，既修习已，垂得漏尽，而不取证。何以故？愍众生，故舍漏尽通，乃至行于凡夫地中。"又《楞严经》世尊谓阿难云第一漏尽难成，即此也。

元精漏尽，不得风火，则不能变化而成道，

元精漏尽，虽有生机，不得风火，则不化为炁。混然子云："人呼吸之气为风，如炉鞴之抽动，风生于管，炉火自炎。久久心息相依，丹田如常温暖。"今之禅僧，不知风火，漏尽无成，常自下流。余有俗堂弟，字道宽，法名源明，

① 一本在题目下有注云："尽言小周天。"

久住金山，曰："禅教原不问此事，似过涵①灌，只悟自性，不必究他。"余曰："既有走漏，则与凡夫淫媾似也。"《首楞严经》云：淫身、淫心、淫根不断，如蒸砂石，欲其成饭，经百千劫，只名熟砂，必落魔道，轮转三途，终不能出。禅教何得不问也？但如来风火之法，佛佛相印，若能自用，则三种淫事，一炼自断。世尊云："火化以后，收取舍利。"又云："微风吹动。"则其中自有深旨，非亲传，焉得知之？

故曰：修炼全凭风火耳。

广成子云："息者，风也。"白玉蟾云："火者，神也。"

往古圣真，禁而不露；

上天所禁秘之，不传于无德，实传于有德。超乎劫运，出乎大宝，岂传于无德者哉！

中古圣真，略言其始。而人不究其始，往往搜寻其中，徒劳精力。

始者，微阳初动。古圣隐而不露，乃金丹造化之根。人若能明乎其始，何事不成？故虽近代，亦有得道高真，惜学者不知下手，重言其始。人犹不究其始，每每妄自采取耳。不知搜寻既实，虽药有不采，而自采之景到矣，故学者不可徒劳无成焉。

不知中宫周天之说，或显于周天炼法而隐于采取中宫，

中宫即炼丹之所，天心居焉。人若晓中宫之消息，则丹自成矣。盖中者，非中外之中，即元关消息之中也。此中包罗乾坤，运行日月，真种由此而生，升降由此而运，炉鼎由此而立，橐籥由此而转，药物由此而化，坎离由此而合，斗柄由此而建是也。世人或知中宫，不知周天，则炁亦暂聚而暂散矣，安得成丹乎？冲虚云："药已归炉，未即行火，则真炁断而不续，亦不成大药。"

或显于采取中宫而隐于周天炼法；

周天即升降也。时至药产，阳炁从地升于天。天者，在人为首，位居上。

---

① 涵，一本作"浸"。

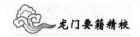

《阴符经》①云："上涌潮元通灵阳宫，复降下通于巽坤。"坤者，在人为腹，位居下。混然子云：从寅至巳，流戊土，从督脉进阳火；自午至亥，以己土，从任脉退阴符。② 世人或知周天，不知中宫，妄自行火，则与水火煮空铛何以异乎？冲虚子云"药未归炉而先行火，药竟外耗而非为我有"者，其斯之谓矣。

或显于火而秘于风，

炼丹全凭风以扇火。风者，息也，曰巽风、曰母气、曰橐籥，皆我之呼吸也。

或显于风而秘于火。

炼丹全凭火以炼精。火者，神也，曰汞、曰日、曰乌、曰龙，皆我之真意也。

或有言之简而论之详者，皆宜一一体玩，不可浅视也。使徒执其偏见，取宗于妄人之口，何其诬耶？

简者，深言神炁之机；详者，细言神炁同用之理。初学未得真传，非由忽其简而即略其详，是终不得夫丹道之秘矣。况又宗于邪说，致生疑惑，其不至于暗昧者少矣。

余曰："觅法寻师问正传，若无真诀难成仙。

凡求师者，当察其真伪。若言不用风火，即是假道。虽欲成仙，何可得乎？

谷精火到风吹化，

精因火化，火因风灼。世人被此精损志天命，因无制伏之法。智者借此精养身助炁，是有风火之功耳。

髓窍融通气鼓煎。

---

① 《阴符经》，一本作"《阴符》注"。
② "混然子云"句，系节录元·混然子王道渊《青天歌注释》语。

窍者，即肾府也。肾属水，水无火，焉能融通？所以人之精华，多因肾而耗散。智者得风火之功，自能融通矣。鼓者，即所谓"巽风"也。

物举潮来神伏定，情强性烈意和牵。

物即外阳，外因内动，故此举矣。始举始伏，则易伏矣。倘未觉其伏，则阳壮性烈，必须回光返照，绵绵若存，使炁与意和合，虽一时修炼之功，而性情不觉其浑合矣。

青阳洞里须调炼，炉内铅飞喜自然。"

洞即炁穴。凡调药时，务要绵绵，使精化为炁，则内之真铅，自然潮于上元矣。

抑闻之《玉芝书》曰："元黄若也无交姤，争得阳从坎下飞？"

元者，天也；黄者，地也。即神炁也。神炁不交，安有药之可采？

冲虚子曰："有机先一着，而后生药以行火。"

先一着者，乃微阳初动也。药生而行火，所行火者，即行周天之火。

朱元育曰："晦朔之交，即活子时。"

活子时者，乃阳动之时也。

觅元子曰："外肾欲举之时，即是身中活子时。"

外肾举者，非有念而举，乃自无而生。生而或速或缓，皆由活动之机。然有念而举者，乃是邪法，炼之即成幻丹。浑然问曰："假若睡浓之时，不觉而自举，及偶焉①觉之，此时下手，亦成幻丹否？"华阳云："正睡浓时，自己身心俱已不觉，念从何有乎？尝闻纯阳祖师云：'动则施功静则眠。'又夏云峰云：'自然时节，梦里也教知。'以此句言之，可以印证矣。"

俞玉吾曰："内炼之道，至简至易，惟欲降心火，入于丹田耳。"

---

① 焉，一本作"然"。

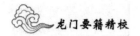

内炼之道，乃上乘之法，简易之事。但人被邪说所惑，不能信受。故真人破之曰："惟欲降心火，入于丹田也。"

又曰："肾属水，心属火，火入水中，则水火交媾。"

古人谓"心肾非坎离"，殊不知心肾乃坎离之体，神炁乃坎离之用。且肾非脊肾之肾，乃内肾也。古云内肾者，即脐下是也。虽在脐下，犹未得其所以然，要必得其神炁相投者。盖其穴正在脐后肾前稍下，前七后三，中间空悬一穴，此正是调药炼精之所，而学者不可不察矣。

《六祖坛经》曰："有情来下种。"

有情者，非欲念之情，乃妙道中元机萌动之情。故龙牙禅师云："人情浓厚道情微，道用人情世岂知。空有人情无道用，人情能得几多时？"

元育曰："要觅先天真种子，须从混沌立根基。"

古人言真种不一，或有言神是真种子，或有言炁是真种子，而不言真种子其父母所由生之理，故人被此颠倒之言所惑。《元学正宗》云："始者上下相交，混而为一。"盖混沌者，乃天地合璧之象，即神炁会合之时。若觅先天真种子，先须明种父母。[①] 盖神炁比如天地，天地即种子之父母也。神入炁中，则是天入地中之象，即为混沌之时也。真种子原由神炁而生，神炁若不交，安得有真种子乎？则此中之根基当明矣。

正阳祖师曰："南辰移入北辰位。"

南者离宫，心乃离也，神即藏其中；北者坎也，炁即藏其中；移入位者，即以神入炁穴。杏林云"以神归炁内，丹道自然成"是也。

纯阳祖师曰："我悟长生理，太阳伏太阴。"

长生乃我之元炁，悟之者则生，迷之者则死。欲学清静正道者，先明道之根源，道无非我身内之阴阳，非是外来物件。许旌阳云："大丹若不以日月交光，乾坤合体，更假何物为之乎？"盖太阳乃喻心之神，太阴乃喻肾之炁。

---

① 种父母，一本作"种之父母"。

伏者,以神伏炁之法。能伏住者,即得长生,否则不能得矣。

觅元子曰:"始则汞投铅窟。"

程先生云:"铅得汞而相亲,无中入有。"铅汞非他物,即我神炁。故吕祖云:"不用铅,不用汞,还丹须得炉中种。"投者,以神投炁,则精炁不下泄,似水银与铅相制不动,然后炉中炁自生矣。吕祖云:"安炉致鼎尽周圆,须得汞去投铅。"若不用汞投铅,则铅炁无所生矣。俞玉吾云:"铅得汞以生形。"旌阳亦云:"铅因汞伏。"

海蟾翁曰:"先贤明露丹台旨,几度灵乌宿桂柯。"

灵乌喻心中之神,桂柯喻肾中之炁。《元学正宗》云:心乃神之宅,肾乃炁之府,岂无造化乎? 古云:"心以坎为体,以离为用,故心欲虚而澄;肾以离为体,以坎为用,故丹田欲实而温。离火上腾故损,离火下驻故益。"几度者,凡阳生不拘时数,灵乌宿亦不拘时数,时来时宿。紫虚云:"夜半金乌入广寒。"

旌阳祖师云:"与君说破我家风,太阳移在月明中。"

《望江南》云:"日精若与月华合,自有真铅出世来。"盖太阳喻神,月明喻炁。移在者,神炁相会也。古云:"要知大道希夷理,太阳移在明月中。"

李真人曰:"金丹大要不难知,妙在一阳下手。"

世人学道,每被丹经之词文所惑,不知真诀简易之理。自己心内糊涂,反谓古人不明言,及见真师,强自争辨。殊不知炼丹者,阳生之时,即起手之时。能于此时下手,又何疑惑乎? 真阳云:"先天之炁藏炁穴,虽有动时,犹是无形依附有形而为用,始呈而即始觉。"守阳云"凝神入此炁穴,而神返身中炁自回"矣。

重阳祖师曰:"纯阴之下,须是用火煅炼,方得阳炁发生,神明自来。"

阴即是先天坤地,变为后天之坎。而中年之人药少,故不能采取,真人言:"须用火煅炼,然后有药可采。"冲虚云:"有机先一着,而后生药以行火。"俞玉吾亦云"天入地中,以此而产药"是也。

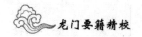

又闻之龙眉子曰："风轮激动产真铅，都因静极还生动。"

此以下皆言风之妙用。上文一节专言火之用法，而呼吸之气，未表其所用之理。故真人恐人只知用火而不知用风，其精则不化矣。栖云先生云："火不得风不灼。"抱一子云："知摇空得风，则鼓吾之橐籥可以生风；知嘘物得水，则胎吾之炁可以化精。"产铅者，即药炁所生之时也；还生动者，即药产之时，即采药之候也。

《入药镜》曰："起巽风，运坤火。"

巽风者，呼吸之喻也；火者，乃元炁也。元炁不得呼吸，则不能成药，是阳不得阴刚①，必不聚之故也。必须存心中之阴神，驭肾中刚阳之火，绵绵息息归根，则坤火自运矣。然又恐用火者失于太过与不及，须当文薰武炼。故萧紫虚云："炽则坤火略埋藏，冷则巽风为吹嘘。"此言可玩矣。

《黄庭经》曰："呼吸元炁以求仙。"

呼吸者，后天之炁也；元炁者，先天之炁也。先后原有兼用之法，若不兼用，元炁顺流而出，不能成丹矣。必假呼吸之气，留归以炼之。如冲虚子所谓"以后天呼吸气，留恋神炁"是也。

李清庵曰："得遇真传，便知下手，成功不难。鼓动巽风，扇开炉焰。"

此言果得真传，便知用巽风。风者，后天气也。冲虚云："元炁固要逆修，而呼吸之气亦要逆转。"盖人呼吸之气，出入本在丹田，何曾有隔碍？但人只知出，而不知入耳。学者凝神之时，炁穴之神，能觉进吸者，则气自鼓自扇、自吹自嘘、自逆转矣。不用而自用之，何劳之有乎？混然子云：神呼气，炁归窍，内吹吾身中无孔笛。② 常觉在此，息不用归根而自归根矣。庄子云："其息深深。"又云："真人之息以踵。"即此也。

---

① 刚，一本作"则"。

② "神呼气，炁归窍，内吹吾身中无孔笛"，《青天歌注释》"月下方堪把笛吹，一声响亮振华夷"句，其注云："此以下乃言修命工夫。月下者，言身中冬至子时，一阳动处，癸生时也。当此时，急下手采之，便以神呼气，气归窍，内吹其音，外闭其门，调和律吕，混合百神。此乃吹吾身中无孔之笛，发一声响亮，而振动华夷也。非遇真师，口诀不可知也。"

李道纯曰:"炼精其先,以气摄精。"

精生之时,原是下流。若欲归源,必须用气摄之,则无走泄之患矣。然又当知精生之所。冲虚云:"用后天之呼吸,寻真人呼吸之处。"即此之谓也夫。

无名子曰:"精调炁候。"

调者,是精生时以用调法,不然则易走泄矣。古人云:精炁之为物也,运行则常,退守则灾。四时不运,万物何以生?日月不映,万物何以明?流水不腐,户枢不蠹。人不测道之根本,乃云"固精为长生",此言为大谬也。若闭精可以常存,则布囊可以贮水。盖炁候者,是候炁之生时,即所为采取之谓也。

冲虚子曰:"调定其机。"

机者是精生动机,若不调则炁必泄,而药物不生矣。

又曰:"药若不先调,则老嫩无分别。"

老嫩是采取之时。若不先调者,则何时而能采取乎?能知调者,自有老嫩之景到。

李虚庵曰:"忙里偷闲调外药。"

药即吾身之元炁。炁虽藏炁穴,生则化元精向外下流。若任外流,将何物而为药乎?故调此炁,返还于炁穴,久则天机自活动矣。钟离云"勒阳关",即此也。

冲虚子曰:"调到真觉,则得真炁。"

觉者,乃是时至神知。故其本灵之心体不能昧,谓之觉。若能如法调药,则自有造化之机发见于外,可不劳而自知矣。

《楞严经》曰:"愿立道场,先取雪山大力白牛。"

道场者,修佛道之起手也。欲成佛道者,先当取雪山大力白牛。若无此

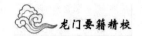

牛，任你修八万劫，终不能出《楞严》之"五阴"。盖雪山者，喻五阴俱空。既已空矣，则一阳生于五阴之下，元门谓之"阳生"，释家谓之"情来"，又谓之"真如"，又谓之"那偏事"，皆是喻事之生也。太初古佛云："一阳发现，只是明心。"千百譬喻，只教人晓此一事耳。大力者，喻法象，释家谓之"明心"，又谓之"有物"，皆喻牛之征也。光明古佛云："日天开朗，是为见性。"千万种譬喻，无非教人明此牛耳。若谓实有此牛者，即非我如来、达磨、六祖之嫡传，则是外道，非释家之子也，岂不谬哉！

《涅槃经》曰："雪山有大力白牛，食肥腻草，粪皆醍醐。"

雪山喻炁之生处，白牛即是喻炁，醍醐喻炁之升降也。故六祖云："吾有一物，上举天，下举地。"若独修心中之识性，不兼修性海之真性，饶你八万劫，终不能成六通，契如来之真性。《心经解》云："谁知更有过于此者？宽则包藏法界，窄则不立纤毫。显则八荒九夷，无所不至；隐则纤芥微尘，无所不察。"又云："乃人之本源。"

栖云先生曰："人吃五谷，化为阴精，不曾煅炼，此物在里面作怪。只用丹田自然呼吸之气，吹动其中真火。水在上，火在下，水得火，自然化而为炁。其炁上腾薰蒸，传透一身之关窍，流通百脉，烧得里头神嚎鬼哭，将阴精炼尽，阴魔消散矣。"又觅元子曰："阴精者，五谷饮食之精。苟非巽风坤火猛烹极炼，此精必在身中思想淫欲，搅乱君心。务要凝神调息，使囊籥鼓风，而风吹火烹，炼阴精化而为炁。其炁混入一身之炁，此炁再合先天之炁，然后先天之炁再从窍内发出而为药。"

此二真人之明言，不必赘解。

朱元育曰："晦朔中间，日月并会北方虚危之地。天入地中，月包日内。斯时日月停轮，复返混沌，自相交媾。久之渐渐凝聚，震之一阳，乃出而受符矣。"

晦乃月尽无光，以比人身中阴静之时；朔乃次月初一，比人身中阳动之时；日月并会者，即神炁同宫之法；北方虚危者，炁穴也；天入地中者，比神入炁之义；月包日内，即是神摄炁也；一阳出者，乃药产之时，即是采取之候；受符者，是起周天之火符，符又是运息数之别名耳。

此上数者,《金仙证论》之妙诀,风火化精之秘机,具在斯与。而其调药之法,亦不外是矣。

此总结上文风火同用之旨。调药之法,古圣所言,不肯明露,故人难悟大道。余浅说解明,以晓后学,庶不入于傍门而成正觉。世之好金丹者,果潜心此经,自修自证,即成大道,岂不乐哉!

予故曰:自始还虚而待元精生,以神火而化,以息风而吹,以静而浑,以动而应,以虚而养,则调药之法得矣。

以上言调药之法,以下言真种所生之真时,即药生也。

不闻邵康节之言乎:"恍惚阴阳初变化,氤氲天地乍回旋。"

恍惚者,浑然一团,外不见其身,内不见其心,恍恍惚惚;初变化者,即此恍惚之间,忽然不觉融融和和,如沐如浴;回旋者,真炁旋动,正是元关透露,而阴中阳生矣。

尹真人曰:"俄顷痒生毫窍,肢体如绵,心觉恍惚。"

此乃药产之法象,不可惊怪。一起惊疑之念,则神驰炁散矣。务须思虑顿息,以虚待之。不可妄起刻漏之武火,亦不可迷失真候。静听炁之动静,则元窍之阳自旺生矣。

紫阳真人曰:"药物生元窍。"

药物者,即真炁也,亦名真种子;元窍者,乃元妙之机关,即炁发之所,下通阳关,上通灵台,后通督脉,前通任脉。

《六祖坛经》曰:"因地果还生。"

地者,道曰丹田,释名净土,又名忧陀那,又名苦海,巧喻异名,无非果生之处;果还生者,因以前能明有情来下种之机,到此方有果生,果即菩提子也,又曰舍利子。

太初古佛曰:"分明动静应无相,不觉龙宫吼一声。"

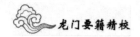

无相者,道曰虚无,释曰真空,此原无相,因静定而生;龙宫者,即上文"因地"是也;吼一声者,即上文"果生"也。故世尊谓见明星而悟道。能知此一声之机,则洞水可流,西江可吸,海水可灌顶矣。

《元学正宗》曰:"弹指巽豁开。"[1]

弹指者,顿然而觉。然不可起太明觉,须恍惚而待之。若起明觉之念,则后天之气随念而起,包裹先天之炁。先天既被后天所裹,则其所发之炁不得融盛,亦不能采取矣。

混然子曰:"时至炁化,机动籁鸣,火从脐下发。"

时至者,乃药产之时也;籁鸣者,则元关之机动也;火者,炁也;脐下者,丹田也。古人云"时至神知"者,此也。学者苟不知此时之机,则当面错过矣。

冲虚真人曰:"觉而不觉,复觉真元。"

觉者,知也;不觉者,浑也。阳炁才萌,似有可知,故曰觉也;阳炁未旺,不宜急进火,故此言"复觉真元"。元者,即真炁也。

又曰:"则用起火之候以采之。"

此下言起火采药归炉也。起火者,后天呼吸之气。先天之炁生时,仍行熟路,故用起火之法,采炁归炉。然呼吸之火,本自有形,而用之必如无形。若着有形用之,则长邪火。果能有,有而若无、无中得有之妙,二炁用之如法,则药自归炉矣。

又曰:"采药归炉。"

药者,真炁也。炁之生时,则往外顺出,故用神气采之归炉。真炁既得神气之力,自然随神而归炉矣。

————————

[1] 元·俞琰《玄学正宗·沁园春注》云:"盖弹指声中,巽豁开而心觉,恍惚之时是也。"

又曰："封固停息，以伏神炁。"

此二句，言入中宫之沐浴，即是运周天子时之头。故子时有沐浴之候，即此也。封固者，温养之义；停息者，亦非闭息，是不行其鼓嘘之法，将神炁俱伏于炁穴，随后火逼金行，有行动之机者，则周天武火，自此而运起。浑然问曰："我闻《直论》言'药已归炉，未即行火，则真炁断而不续，亦不成大药'。此处既有沐浴，岂不断否？"余曰："不行，非是闭塞呼吸之气，全然不行，乃是不行橐籥鼓嘘之机。盖呼吸之气，原有温柔之息在此吹嘘，何得断？行火之机虽暂伏，微妙之理，而真机无有随后不动之情。岂不闻之《合宗》乎？'采封是子时前'也，其即此矣。"

玉鼎真人曰："入鼎若无刻漏，灵芽不生。"

此下皆言子时起火炼药，行小周天之火。前论起火采药，是子时之前也。此乃周天子时当令之事，故达磨云"二候采牟尼"。然则药生即为药生之子时，而亦为活子时。行周天谓之行之周天子时，不必认做一时。盖鼎者，炁穴也。真炁既归鼎内，必要刻漏之火以炼之。若无刻漏之火，则黄芽不生。

上阳子曰："外火虽动而行，内符闭息不应，枉费神功。"

外火，即元炁也；内符，乃呼吸之气。元炁由呼吸而采归炉，亦由呼吸而炼之，则炉中之药方成变化。仙翁云："火销金而神炁不败。"若药已归炉，呼吸之气半途而回，不应先天之炁，则药已耗散。及再行周天之火，与前不相续，亦不能成丹也。

守阳真人曰："起火炼药。"

起火是起周天之火，行十二位也。非真有位，借火为位；又谓十二时，非真有时，借火为时。

混然子曰："火逼金行，当起火之初，受炁宜柔。"

火者，呼吸之气也；金者，元炁也。盖金不能自升，必假火以逼之，使朝于乾宫。然炉中真炁，初起火之时，药物未旋，不可即行武火，须以柔温之火逼之。金有旋机，则火当长矣。若药未甚动，炁伏而缓，先起武火，则内之炁

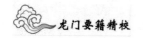

亦不顺随大路，堕于蹊径。欲归正路，不亦难乎？故曰"宜柔"也。

又曰："采时须以徘徊之意，引火逼金。"

徘徊，是往来活动之意；引火者，即神呼气之法；逼者，催也。上文只言呼吸以用元炁，尚未显明用元神。人知用二炁，不知神为二炁之主帅。盖采药、炼药全赖炁穴之神，权驭二炁徘徊，则金自行矣。前文云"神呼气，炁归窍，内吹吾身中无孔笛"，是此也。

又曰："运动坤之火，沉潜于下。"

坤者，炉也；火者，元炁也。运动坤火之时，往下而行，以通督脉而进。若别行异路，是不能上乾鼎，则药即耗散矣。浑然问曰："我闻玉蟾翁言：'神即火，炁即药，以火炼药而成丹。'今何又言炁是火？而前文又言化谷精以呼吸为火，三事俱言火，不明孰是？"

华阳云："此视学者得师不得师耳。真参实悟者，一见了然于心。若心下不实，焉得明乎？非是丹经惑尔，乃尔认错丹经。诵几句古言熟语，以为自己聪明，误也。凡云是起火、引火、火逼、行火、止火，皆为呼吸气之火也；凡云凝火、入火、降火、以火、移火、离火、心火，皆属神之火也；凡云运火、取火、提火、坎火、坤火、水中火、炉中火，皆先天炁之火也。凡呼吸之火，能化饮食之谷精而助元精；凡神火，能化元精而助元炁；凡元炁之火，能化呼吸而助元神；元神之火，又能化形而还虚助道。成始成终，皆承火之力，以登大罗之金仙。所谓火者，有逐节事条，岂可执一哉？"

混然子曰："鼓吾之橐籥，采药之时，加武火之功，以性斡运于内，以命施化于外。"

古人或以内呼吸为橐籥，或以外呼吸为橐籥，内外兼说，则何是何非也？余特指其是以示之：橐籥者，消息也。若无消息，安有橐籥？古云"一阖一辟谓之变"，知变，通无穷矣。橐籥者何？似牛车水运行一般，同消息而不同路，若同路则不名橐籥矣。又如风箱一般，同箱而不同风，若同风则不能运转矣。以风箱之内，暗藏子箱，向炉之风，是子箱之风，非风箱之风，实从无中生出。水车之水与子箱之风，即喻先天之炁也；牛车与匠手抽动之风，即喻后天之气也。子箱者，元关也；消息者，即两搭界之磙轴也。即喻先后二炁之机。子箱之风，若无抽动之风，则亦不能自吹嘘矣；水车之车，若无牛车，则水车之水不能自运矣。至车与箱，若无牛与匠，则水与风又无从而吹运之也。盖武火者，是药物曾已行动，故必橐籥之息火，以应刻漏之度数。若徒用文火，则药物亦不行也，而真炁竟耗散矣。内者，中宫也。炼药行符，务要性主立于中宫，而为斡运辐辏之主宰，则水火方能随外之道路而升降。又外必借命之元炁施化，则脉络方能开舒畅快。内外融通，自然命听于性，性持于命矣。

邱祖师曰："采二炁升降之际，若不以意守中宫，药物如何运得转？"

二炁者，先天后天二炁也。先天之炁不得后天之气，则不能招摄转运；后天之气不得先天之炁，则亦无处施功。冲虚云："炁则不能无先后之二用。"中宫者，炁穴也；药物者，元炁也。升降之际，中宫若无主宰，则药物不转矣。然全在中宫之真意，使真炁之动运矣，故禅师云"北斗望南看"是也。

混然子曰："内伏天罡斡运，外用斗柄推迁。"

冲虚云：斗柄外移，而天心不离当处。若以内伏天罡，而外不推斗柄，则真炁不升降；若外推斗柄，而内不伏天罡，则真种不结。后《禅机赋》云："禅主斗杓，见明星而团旋。"

许旌阳老祖曰："冲开斗牛要循环。"

斗牛者，虚危穴也。斗牛既开，用升降之法以运之，冲虚子曰"行所当行"。又白玉蟾云："起于虚危穴。"以虚危宿在坎宫子位也。盖虚危者，即任督二脉之起止处，亦名河车路。俞玉吾云"于此时鼓之以橐籥，煅之以猛火，则真铅出坎，而河车不敢停留，运入昆仑峰顶"是也。

《金丹赋》曰："子时河车耸驾，火销金而神炁不败。"

子时是运周天之子时。驾动河车，采药上升。混然子云："铅遇癸生之时，便当鼓动巽风，扇开炉鞴，运动坤火，沉潜于下，抽出坎中之阳，去补离中之阴，成乾之象，复还坤位。"

纯阳祖师曰："凭君子后午前看，一脉天津在脊端。"

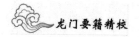

子后是阴符,午前是阳火。一脉者,即行周天之道路。凡行火时,神炁必由此路而运。萧紫虚云:"几回笑指昆山上,夹脊分明有路通。"又俞玉吾云:"元海阳和动,寒泉炁脉通。"此子午当行之道。若神炁泛然于道外,不成路矣。或神不知其炁,或炁不能随神,空空煅炼,则金丹不成矣。守阳云"有两相知之微意"是也。

又曰:"寒泉沥沥气绵绵,上透昆仑还紫府,浮沉升降入中宫。"

圆通禅师云:"群阴剥尽,一阳复生。"欲见天地之心,须识承阴之法。寒者,坤也;泉者,坎水也。皆喻肾中之水。肾水果得以前所论之工法,到此自有沥沥波涛之象,乃真阳所产之时也。气绵绵者,续而不断之义。道光禅师云:"一爻看过一爻生。"昆仑即乾也,乾为首;紫府即丹田也,丹田为坤。升即上昆仑,降即下紫府。中宫即丹田也。祖师教人行火,须上至乾鼎,下至坤炉。

广成子曰:"人之反覆呼吸彻于蒂,一吸则天气下降,一呼则地气上升,我之真炁相接也。"

吸降呼升者,即先天后天二炁之机也。然后天气吸,则先天炁升焉,升是升于乾而为采取也;后天气呼,则先天炁降焉,降是降于坤而为烹炼也。若以口鼻一呼一吸为升降者,则去先天之炁远矣。

觅元子曰:"乾坤阖辟,阴阳运行之机。一吸则自下而上,子升;一呼则自上而下,午降。此一息之升降也。"

此皆言先天后天二炁消息之机也。乾者,首也,为天,故位居上;坤者,腹也,为地,故位居下;阖辟者,乃内外呼吸之元机。盖外面之气降,里面之炁则过我而升;外面之气升,里面之炁则过我而降。此乃周天之秘机,凡夫岂能知之?故仙翁云:"若教愚辈皆成道,天下神仙似水流。"浑然问曰:"老师所言有两重之呼吸,但前文其意要主宰中宫,以为斗柄转心之主;又见此处,其神要随先天之炁升降;又闻后天之气,在息上升降。如老师言,三处都有动静知觉之意,不知其神其意重在何处?又不知其神其意如何分别用度?我闻之丹经曰:'行则神炁同行,住则神炁同住。'今此分别神意,其不相合,何也?"华阳云:"子之不明者,非经之不明,是子之执着偏见。云何为机也?

譬如世人安消息以制物件之法,如若投机,一叩即应,无处而不动。夫但有先天之炁者,则我之经络自能通应,而又有后天之气鼓舞,安有上下中间不应之理乎?可见先天后天、上下中间,皆主乎其机也。若是无其机,焉得应之?故太初古佛云:'一片东兮一片西,两头动处几人知?出有入无真造化,神炁相交透祖机。'云譬喻乡人织布,其意一发,手足头目俱以发动。发者是谁?动者其神意在何处?若能明此理,则临时而不误造化之机缄矣。故俞玉吾解《阴符经》云:'恒山之蛇,击其首则尾应,击其尾则首应,击其中则首尾俱应。'又云:'其法潜神于内,驭呼吸之往来,上至泥丸,下至命门,使五行颠倒,运于其中。'此即周天内外机动而已是也。又冲虚云:'以意在中宫,以神驭炁,其炁自尾间夹脊上昆仑,复下丹田,周流运转不绝。'又何必有疑哉?"因问曰:"闻江西道人王山,而亦能升降,因何以几十载不结丹成大药?"答云:"此人乃后天之意气,非先天之神炁也。"

冲虚子曰:"当吸机之阖,我则转而至乾,以升为进;当呼机之辟,我则转而至坤,以降为退。"

吸机之阖固是下,然则内里之机要上。上者,自下而升至于乾,为进阳火,为采取。呼机之辟固是上,然而内里之机要下。下者,自上而降至于坤,为退阴符,为烹炼。此即内外阖辟之机也。

萧紫虚曰:"乾坤橐籥鼓有数。"

此以下皆言周天之息数。上文说升降法,而其中卦爻之数尚未表明。若不用其数,则丹道又不成矣。朝元子云:"劝君穷取周天数,莫使蹉跎复卦催。"盖乾坤者,乃天地之定位;橐籥者,即鼓风之消息。奈何真炁不能自返复于乾坤,微赖橐籥之法,以吹运之。盖乾坤即橐籥之体,坎离乃橐籥之用,所以乾呼返吸至于坤,坤吸返呼至于乾。乾坤者,乃坎离之体;内呼吸者,即坎离之用。人若能明乎内呼吸,则橐籥自鼓,而乾坤自运矣。数者,乃阴阳升降之度数,假呼吸之息数,而定卦爻之揲数。

薛道光禅师曰:"火候抽添思绝尘,一爻看过一爻生。"

抽添,即真炁上升下降之旨也;绝尘者,凡临机时,幻化顿息,则真我不离于炁;爻过爻生者,喻绵绵不断之意。守阳云:"随机默运入元元,呼吸分

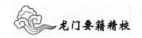

明了却仙。"

陈泥丸曰:"天上分明十二辰,人间分作炼丹程。若言刻漏无凭信,不会元机药不成。"

天上有十二支之辰位,炼丹亦有十二时之火候。故六阳用进,六阴用退。程者,每时有一定之度数。若言不用息数之漏刻,则是傍门外道矣,而非金丹也。纵能强制升降,亦不能结大药。既不用周天之度数,又将以何物而为周天乎?以明明之刻漏而不悟,则愚之甚也。

钟离祖师曰:"生成有数。"
有数,即乾用九而坤用六也。

金谷野人曰:"周天息数微微数。"
周天,即往来返复之义;微微数者,不著于相,顺随而行;火候元机,是周天程限之数无差也。

陈泥丸曰:"乙阳复卦子时生,午后一阴生于姤,三十六又二十四。"
冲虚子云:"子至巳,六时为阳。阳合乾,故用乾爻乾策。乾爻用九,而四揲之为三十六,故阳火亦用九,同于四揲。"又注云:"子丑寅以次,皆用四揲之三十六。"又云:"午至亥,六时为阴。阴合坤,故用坤爻坤策。坤爻用六,而四揲之为二十四,故阴火亦用六,同于四揲。"又注云:"午未申以次,皆用四揲之二十四。"又云:"阳时乾策二百一十六,除卯阳沐浴不用,乾用实一百八十也;阴时坤策一百四十四,除酉阴沐浴不用,坤用实一百二十也。合之得三百息,周天之数也。闰余之数在外。"盖三百数者,实非三百息,皆譬喻辞也。

守阳真人曰:"子行三十六,积得阳爻一百八十数;午行二十四,合得阴爻一百二十数。"
阳爻六时用九,除卯时不用,只得一百八十;阴爻六时用六,除酉时不用,只得一百二十。冲虚子曰:"卯在六阳之中,酉在六阴之中,调息每至于六时之中,可以沐浴。"即此也。

《悟真注疏》曰："子进阳火,息火谓之沐浴;午退阴符,停符谓之沐浴。"

息火停符者,停住有作而行自然之妙运,非是停住先天而不行,是停住后天之武火。故履道云："十二时中,毋令间断。"俞玉吾云："天道无一息不运,丹道无一息间断。"故卯酉时,不行之中而默运吹嘘,则子午亦然。又重阳云："子午冲和连卯酉,春冬秋夏相携。"冲虚子云："世称沐浴不行火,且道吹嘘寄向谁? 要将四正融抽补,才得金丹一粒归。"又陆子野注《悟真篇》云:"卯酉不进火,但以真炁薰蒸也而为沐浴。"万古不移。

曹还阳真人曰："十二时中,时时皆有阳火阴符。凡进则曰进阳火,凡退则曰退阴符。亦以阳用者曰火,以阴用者曰符。"

十二时者,即吾身中运周天之时也。子巳六阳时进阳火,午亥六阴时退阴符。进则为升也,退则为降也。故进则曰进阳火,退则曰退阴符。时时皆有阳火阴符者,不在沐浴时而亦有沐浴。故阳用者曰火,阴用者曰符。浑然问曰："但闻六阳时中沐浴,六阴时中沐浴,此理可明。但不知六阳时中,时时有阴符;六阴时中,时时有阳火。此理深微,愿求教训?"华阳云："凡行周天之时,其后天之气有回转之机,故在此回转处,内藏阴符阳火之秘机。既有六阳六阴之限数,焉得一息而运至于天哉? 纵运亦不成周天之度,不合刻漏之法则矣。"浑然又问曰："弟子尚愚迷,不识阳火阴符之精微,敢再求指教?"华阳云："凡运火之时,后天气进,则谓之阳火;后天气退,则谓之阴符。凡阳火阴符、沐浴归根者,皆是借后天呼吸之气,以为周天度数之法则。若无其呼吸,则不成阴符阳火、沐浴归根矣。邱祖师云:'运行周回,自有迳路,不得中气斡旋则不转。'又冲虚云:'火候谁云不可传? 随机默运入元元。达观往昔千千圣,呼吸分明了却仙。'"又问曰："昔日达磨言'二候采牟尼',何为二候?"云:"药生而往外,以用息采归炉为一候;药既归炉封固,又名一候。"又问曰:"何为四候?"云:"升降沐浴即为四候。"又问曰:"何为之闰余?"云:"即归根还于下丹田之处,故亦有温养沐浴之位也。"

冲虚子曰："凡一动则一炼而周,使机之动而复动者,则炼而复炼,周而复周。"

此即言凡有炁之动者,必须炼之,则小周天之火容易止。如若不炼,则

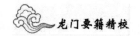

火不能速止，而大药亦不能发生矣。古云："运罢河车君再睡，来朝依旧接天根。"古皖山合封问曰："余自学道，今已八旬，阳还自动，是何故也？"答曰："阳既举是未得火炼之过耳。"封曰："余得七悟师所传，运于周身四肢，运六回阳，六回阴，左运三百六十，右运二百四十，岂不是火工？"华阳曰："既是火工，八十因何阳还举？此非金丹，乃小法，是七悟师当初止你之念耳。如此空运，有何益也？"合封曰："金丹之道，若何为哉？"华阳云："金丹之道，从阳生时，凝神入炁穴，鼓起橐籥之巽风，息息向炉中吹嘘，犹如铁匠手中抽动一般，风生则火焰，火焰则精化，精化则炁自生矣。采此生炁，升降往还，谓之周天也。"

又曰："积之不过百日，则精不漏而返炁矣。"

百日是炼精之名目，但凡有二候之机来者，则百日可期。少而勤者，成之速；若中年年迈而又不勤者，未可定其日期。凡有精漏者，则未成漏尽通之道。如精不漏者，则精尽还成炁，不死长生之果得矣。太邑海会寺方丈僧龙江问曰："以此自保守，可得《楞严经》漏尽通成否？"华阳云："保守只名断淫心淫身而已。知用火化，则淫根方断，漏尽通自成，则不漏矣。然淫根者，即外肾也，若有举动，即有生死矣。"

正阳祖师曰："果然百日防危险。"

防危险者，防时至药生，而神不及知觉，则错过矣。或不明起火之法，或昏睡而神不灵，此乃失于炁矣；或当进火而不进火，当退符而不退符，当沐浴而不沐浴，当止火而不止火，当归根而不归根，则失于造化之机。故曰："防危险。"

萧紫虚曰："防火候之差失，忌梦寐之昏迷。"

差失者，皆因学人心不诚而意不专。若灵台洁净，火候明白，有何失乎？古人往往走丹者，皆因理未明，而心不专，故有差失之患。梦寐昏迷者，凡学道之士，宜乎先养神，神纯自然灵觉。神若不纯，睡则生尘妄之心，故有梦寐走失之患矣。

石杏林曰："定里见丹成。"

丹之所成者,是炁已曾圆满,外肾不举,丹光上涌,故有所见也。

正阳祖师曰:"丹熟不须行火候,更行火候必伤丹。"

丹熟是有止火之候到,故谓之熟。既知熟矣,当用采大药之法,则小周天之工法无所用矣。若再用小周天,丹不伤乎?

萧紫虚曰:"切忌不须行火候,不知止足必倾危。"

凡炼丹,若不知止足,必倾危之患也。昔日白玉蟾六十四岁下工,已到止火之候,未及采药,则已倾危矣;又邱真人到止火之候,未防其险,则夜自走失。又曹还阳真人会亲,偶见此止火之景,未及采取,亦以走失元阳矣。故崔公云:"受炁吉,防危①凶。火候足,莫伤丹。"所以紫阳云:"未炼还丹须速炼,炼了还须知止足。若也持盈未已心,不免一朝遭殆辱。"

此皆言小周天造化,火到丹熟,止火之候也。

止者,不行升降也。然虽不行升降,时刻不可须臾离火,常常温火薰蒸,离则亦自走矣。

冲虚真人曰:"有止火之景。"

此乃止火之时,采大药之候也。须求真师口授,方能出炉。若无真传,不知采取之法,不知采取之时,故景不得矣。得真传,知采法,景到又不可不知也。若傍门认取眼光、静坐慧光、千百种光,则错之甚矣。若前此不知坎离交媾之法,丹田则无药,而外肾亦不能如马阴藏之形,纵有外光发现,此非丹田之苗也,盖属想妄而发矣。若真能成马阴藏形者,自有异常之景。故纯阳祖师云:"曲江上,月华莹净。"又《翠虚篇》云:"西南路上月华明,大药还从此处生。"俞玉吾云:"西南属坤,坤为腹,药生于丹田之时,阳炁上达,丽于目而有光,故自目至脐一路,皆虚白晃耀,如月华之明也。"

守阳真人曰:"且待其景到之多而止,大药必得矣。"又曰:"初炼精时,得景而不知,猛吃一惊而已。乃再静而景再至,猛醒曰:师言当止火也。可惜

---

① 危,一本作"成"。

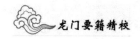

当面错过。又静又至,则知止火用采而即得矣。是采在于三至也,今而后当如之,及后再炼不误。景初而止,失之速;不待景至四而止,失之迟。不速不迟之中而止火,得药冲关而点化阳神。① 凡有真修仙真,千辛万苦,万万般可怜,炼成金丹,岂可轻忽令致倾危哉。"

自古圣真,不泄止火之真候,亦不泄采大药之真景。真候真景,独赖冲虚、守虚二真人,泄万古不泄之天机,今则尽泄矣,但后学无有不沾二真人之恩。此乃明言直论,不必重加注脚。后学因缘若至,财侣双备,速早下工,求取大药,炼炁化神。参明三至,则大药可得、神可化而仙成矣。如或不透,再觅冲虚真人之秘文,参《合宗》之九章,则大周天之造化,其情无不明白矣。此以上尽属调药、炼精化炁成金丹之造化,而逐节工法之口诀,尽备于此矣。但经中所言,后天呼吸之气者,必待师传,方敢自用。非是著于口鼻,亦非闭气于丹田。若此二者,俱属于傍门,非金丹也。凡借后天之息,以为吹嘘逼运者,是炁穴之内,有生机之动者,因此而调息。既调炁穴内之真息,而后天之息则自然而至于炁穴,相兼相连,以同动矣。然古人或以单言后天之息,则先天之息无有不得其机而妄用后天;或单言先天之息,则后天之息无有不借其机而能用先天。故先后原有兼连之消息。凡调息之时,其神专重于先天之炁,内以镕化行住起止,不过借后天之息,以为镕化行住起止之权。先天之炁既有生机,若不得后天,则先天亦不能自镕化行住起止矣。凡四方有学道之同志者,果知造化之机,不问先天与后天,若临时能用"消息"二字者,则先天后天有不待辨而能自明矣。

此以上皆言炼精化炁成金丹之元功,风火同用之妙旨,尽在斯欤。余不敢谓此集为自论之妙道,然皆会萃先圣之真传,即后来万劫高真,用风用火之根本。使见之者即自了悟,契合仙佛之真旨,成己成人,仙佛之果证矣。

效验说第七

(尽言小药产景)

华阳曰:以前六章,药物、炉鼎、火候,无不表明矣。但药产之景,尚有未

---

① 阳神,《天仙正理》作"识神"。

全,此篇重以发明,愿有志之士,早成大道,是余夙所怀之志也。

且药产之效验,非暂时可得。至真之道,在乎逐日凝神返照炁穴之工纯熟,而后有来之机缄。夫或一月元关显露,或数月丹田无音,迟早各殊,而贵乎微阳勤生,不失调药之工夫,则药产自有验矣。且炁满药灵,一静则天机发动,自然而然,周身融和,苏绵快乐,从十指渐渐至于身体。吾身自然耸直,如岩石之崎高山;吾心自然虚静,如秋月之澄碧水。痒生毫窍,身心快乐。阳物勃然而举,丹田暖融融。忽然一吼,神炁如磁石之相翕,意息如蛰虫之相含。其中景象,难以形容。歌曰:"奇哉怪哉,元关顿变了,似妇人受胎,呼吸偶然断,身心乐容腮,神炁真浑合,万窍千脉开。"盖此时不觉入于窈冥,浑浑沦沦,天地人我,莫知所之,而又非无为。窈冥之中,神自不肯舍其炁,炁自不肯离其神,自然而然,纽结一团。其中造化,似施似翕,而实未见其施翕;似走似泄,而实未至于走泄。融融洽洽,其妙不可胜比。所谓一阳初动,有无穷之消息。少焉,恍恍惚惚,心已复灵,呼吸复起,元窍之炁,自下往后而行,肾管之根,毛际之间,痒生快乐,实不能禁止。所谓"气满任督自开",又云"运行自有径路",此之谓也。迅时速采烹炼,烹炼复静,动而复炼,循环不已。少年不消月余,中年不过百日,结成金丹,岂不乐哉!

此一篇故不当安于此。效验原是调药后之事,理当安于调药之下,因句法多之故耳。读者当默会于调药之下。假若有此效验,不可认为怪事,即是药产之真景,当自保护真种矣。

总说第八

夫金丹之道,从静而入,至动而取。若不静则神不灵,而炁亦不真。于此妄炼,即属后天,与先天虚无金丹之道不相契也。盖静者,大道之体,造化之根,唯静则可以炼,不静则识性夹杂,终与道相违矣。故幻丹走泄而道不成就者,皆由未静而夹于识之过也。

夫静者,静其性也。性能虚静,尘念不生,则真机自动。动者非心动,是炁之动也。炁机既然发动,则当以静应之。一动一静,不失机缄,是谓调药,是谓交合;行乎造化,性命双镕,是谓真旨妙用矣。苟或专以静而不识动,或专以动而不复静,皆非正理也。次当明其药产老嫩:老则炁散不升,嫩则炁微不升。务在静候动旺始采,是谓当令,故曰:"时至神知。"以顺行之时候,

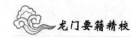

即逆行之时候矣。故又曰:“药炁驰外,则外别有景。”前所谓调药用之日久者,是为虚耗之躯言之耳。若壮旺之体,只于运周天之当时调之,不用日久。若调之日久,不运周天,则阳极而精满,满则又溢矣。不知法则活而诀则一,故童真只用大周天,不必用小周天。壮旺之体,虽不可不用小周天,亦不必调之日久,只候药产景到时,调其老嫩。凡元炁一动,伺阳之长旺,即当采封,运行周天。运而复静,动而复运,循环不已,是谓之进退行火,是谓之采取周天也。勤行不惰,道有何难哉?故曰:“丹田直至泥丸顶,自在河车已百遭。”又云:“以虚危穴起,以虚危穴宿。”①盖虚危穴,即任督二脉之交处。立斗柄,运河车,皆由此而起止。故冲虚曰:“起于是,止亦于是。”且运必假呼吸而吹之。若不以呼吸吹嘘,则神炁不能如法。似有似无,合乎自然相依之运行。盖行以神为之主宰,不见有炁之形迹。元炁乃无形之行,随元神之运行,听呼吸之催逼,故曰:“夹脊尾闾空寄信。”而呼吸乃采运元炁之法则。逆吹微缓,谓之文火;紧重,谓之武火。数息运元炁者,为爻为时、为度为位,而周天之造化,以此为规模,非真有三百六十有余也。故曰:“每时四揲。”所以然者,使其水火不致太过不及也,是范围元炁而成其度数,为造化之总序耳,故曰“以息数定时数”也。

或又问炉鼎道路、药物火候?曰:能此虚危任督运用,即炉鼎道路;明此阳动升降,即药物火候。而道即在是也。除此皆非正理,尽属筌蹄②,惑人矣。借筌蹄获鱼兔,谓筌蹄为鱼兔则误也。去筌蹄专鱼兔,朝采暮炼,自然精化炁足,丹成景至。再行向上工夫,炼炁化神,超凡入圣,出定千百亿化身,皆可由此书而上达矣。

---

① 宿,诸本作“止”。

② 筌蹄,底本作“竿蹄”,据诸本改,后同。

调药炼精成金丹图第九

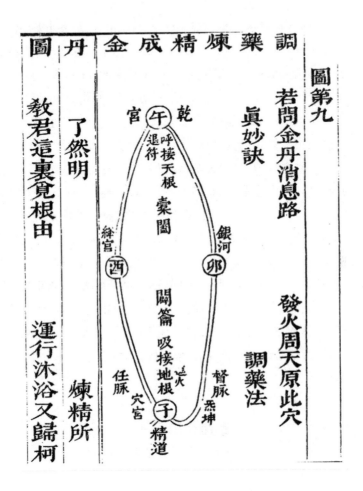

真妙诀，调药法。

了然明，炼精所。

若问金丹消息路，发火周天原此穴。

教君这里觅根由，运行沐浴又归柯？①

---

① 柯，一本作"根"。

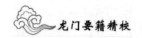

图说第十

金丹之道,前八篇已尽之矣。尚恐学者不知窍妙,故备此图以补全书之要诀。愿有志者,一览无疑,不为旧图所惑。庶知阳生在此,调药在此,鼓巽风在此,药产在此,采取在此,归炉在此,驾河车在此,还本复位在此,金丹造化之元功,莫不在此矣。然窍本无形,自无而生有,则谓之元关、中宫、天心,其称名固不一也。夫虚无之窟内,含天然真宰,则谓之君火真火、真性元神,亦是无形。静则集氤氲而栖真养息,宰生生化化之原,动则引精华而向外发散。每活子时二候之许,其窍旋发旋无,故曰"元关难言"。其炁之行,后通乎督脉,前通乎任脉,中通乎冲脉,横通乎带脉,上通乎心,下通乎阳关,上后通乎肾,上前通乎脐。散则透于周身,为百脉之总根,故谓之先天。其穴无形无影,炁发则成窍,机息则渺茫。以代①成全八脉,则八脉凑成,共拱一穴,为造化之枢纽,名曰炁穴。譬如北辰居所,众星旋绕护卫,即古人所谓"窍中窍"也。窍即丹田。上乃金鼎,鼎稍上即黄庭,窍下即关元,古谓"上黄庭,下关元"是也。关元下即阳关,亦名命门,乃男女泄精之处,肾管之根由此而生。但黄庭、金鼎、炁穴、关元四穴,俱是无形,若执形求之,则谬矣。又谓夹脊两肾中藏元炁,则亦谬矣。此书图之所作,实发古人所不尽泄之旨,而又有以辟其诞妄也。

顾命说第十一
(此炼己立基之首务)

夫顾命者,乃是收视返听,凝神聚炁之法,岂有他术哉?古圣有言曰:"命由性修,性由命立。"命者,炁也;性者,神也。炁则本不离神,神则有时离炁。俞玉吾云:"心虚则神凝,神凝则炁聚。"欲其炁之常聚而不散者,总在炉火勿失,温养其元,使神炁如子母之相恋。左慈云:"子午顾关元。"元即命之蒂也。若不顾守,则火冷炁散,久而命亡矣。黄帝云:"存心于内,真炁自然冲和不死。"故性命二者,不可须臾相离也,离则属于孤偏矣。崔公云:"十二

---

① 代,一本作"待"。

时,意所到,皆可为。"混然曰:"无昼无夜,念兹在兹,常惺惺地,动念以行火,息念以温养火。"玉蟾云:"神即火,炁即药,以神驭炁而成道,即以火炼药而成丹。"有药无火则水冷而炁不生,火养锅底则水暖而炁自腾。古云:"火烧苦海泄天机,红炉白雪满空飞。"雪即炁也,故炁因火而升,火因风而灼。十二时中,回光返照,刻刻以无烟之火薰蒸。使性命同宫,神炁同炉,绵绵息息,似有似无,内外混合,打成一片。黄帝曰:"火者,神也;息者,风也。以风吹火,久炼形神俱妙。"人能如此,何忧命之不固也?夫命之元炁乃月魄,神之灵光乃日魂。以魂伏魄,则先天之炁自然发生。人多不测造化,盲修瞎炼,性命各宿,孤阴寡阳,自谓长生得道,而不知其违道甚远也。

夫修炼者,方入室之时,当外除耳目,内绝思虑,真念内守,使一点元神,浑浑沦沦,随其形体荣枯,听其虚灵自然,融然乎流通,湛然乎空寂。于此常觉常悟,冥心内照,防其昏沉,昧乎正念。《参同契》云:"真人潜深渊,浮游守规中。"规中,指元关一窍也。然又不可执著,以致真阳不生。其妙总在不急不急,勿助勿忘而已。《清静经》云:"空无所空,寂无所寂,真常应物。"果如此,则神炁浑然如一,恍恍惚惚,若太虚然。古云"先天一炁从太虚而来"者,即此也。夫机之未发,静以俟之;炁之既动,以神聚之。而《顾命》之旨,尽在斯矣。

风火炼精赋第十二
(总言大小周天)

炼者,造化之工;精者,变化之源。火因风而焰灼,精得火以镕铅。勒阳关谓之调药,摄炁归即是还元。察其机,煨谷精而调燮;辨其候,运白①脉以归源。会其源,则神炁相依;鼓其风,则真精朝元。夫精者,乃天地之源,造化之本。逢时节而旋机动,得火以磁恋;达关窍而流变泄,吹风则还壶。是故坎宫森布,元神摄而徘徊;离中橐籥,真炁旋而运转。炉内火逼,白虎朝于灵台;鼎中水融,青龙游于深渊。阳关禁闭,元窍门开。果然风火既同炉,久而水暖自生霞。月华吐,则汞引铅而铅引汞;日精射,则蛇交龟而龟交蛇。造化之变迁兮,待静观动;药物之老嫩兮,伺机听命。杳冥中起,恍惚中迎。

---

① 白,一本作"百"。

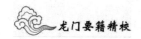

自无炁而生炁，本无名而喻名。知其时者，能夺天地之真炁；顺其机者，即有升降之法程。薰之炼之，则超凡而入圣品；食之饁之，化枯骨以登太清。

嗟乎，今之学者，奔山驾海，坦坦之大路偏过；劳形兀坐，赫赫之明珠抛播。利驰而名谩，德薄而垢重。识性以妄谈，去正而归左。彼夫道本至近，情隔遥偏，理自不远，性失违天。殊不知精者炁之融，风者息之源，火者神之灵，炼者会之坛。以风而扇火，则老还少而形长存；以炁而留神，以神而运息，则情复性而神自纯。自然可与赤松、彭祖之优尊。

禅机赋第十三

（恐后世学禅者，不明佛之正法，反谓吾非禅道，故留此以为凭证耳。）

道者，化育天地；法者，返本还元。柄动静而同用，随有无而自然。体本来之正觉，威音恍惚；持无生之妙用，极乐幽元。显优昙之家风，秋水皎月；隐惠能之法语，春雾藏烟。是故浮云散而天心现，濛雨开而壁峰存。潭水清兮澄月澈，黑漆榕①兮物形明。情寒而禅心定，意灰而性朗清。若夫黄芽②白雪，当求元关之妙义③；地涌天花，即凿混沦之面目。会则有，散则无，出为尘，入为默。有情下种，乃如来之妙用；无法枯禅，即道人之顽空。水清月现，达龙宫而演法；风传花信，坐竭陀而受供。朗朗兮皆拱北，荡荡兮尽归东。降蛟龙于北海兮，烈焰腾空；伏猛虎于南山兮，洪雨普济。搏虚空而作块兮，刀兵奚伤；收毫芒而藏身兮，鬼神莫测。展则包罗天地，定则入于微尘。悟之者，顿超上乘之法；迷之者，带了六道之根。禅固自参，无非一念之定静；机由师授，能吸法水之鸿滋。正法眼藏，尽隐祖师之秘旨；涅槃妙心，微露如来之浅辞。由是能宣漏尽之法，方称马阴之师。尔乃机来有时，非顽空而长坐；禅主斗柄，见明星而团旋。灵台极乐，通行菩提之坡；净土家乡，秘锁慧命之奥。教外有因，不明元机，苦劳累世魔婆；谩守三更，强留一宿，暗通密印关锁。识重智少者，则曰不然不然；突然朗见者，乃云如是如是。慧性灵而道眼开，头头尽是；魔王迷而法窍闭，处处皆偏。人有迷悟，佛无后

---

① 榕，一本作"镕"。
② 黄芽，底本作"芦芽"，据诸本改。
③ 妙义，底本作"妙翼"，据诸本改。

先。达之者,融会天机;迷之者,执定死禅。打七跑香,即禅和夙业之责;黄花翠竹,乃高人得意之时。千里因缘若至,方晓禅外之规。偶逢决破铁牛血,笑煞禅机有两期。

妙诀歌第十四
(大小周天)

大道渊微兮,现在目前。

自古上达兮,莫非师传。

渺漠多喻兮,究竟都是偏。

片言万卷兮,下手在先天。

有名无相兮,元炁本虚无。①

阳来微微兮,物举外形旋。

恍惚梦觉兮,神移入丹田。

鼓动巽风兮,调药未采先。

无中生有兮,天机现目前。

虎吸龙魂兮,时至本自然。

身心恍惚兮,四肢疏②如绵。

药产神知兮,正是候清源。

火逼金行兮,橐籥凭巽旋。

河车运转兮,进火提真铅。

周天息数兮,四揲逢时迁。

沐浴卯酉兮,子午中潜。

归根复命兮,闰余周天。

数足三百兮,景兆眉前。

止火机来兮,光候三牵。

双眸秘密兮,专视中田。

大药难采兮,七日绵绵。

---

① 无,一本作"然"。

② 疏,一本作"稣"。

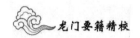

蹊路防危兮,机关最元。

深求哀哀兮,早觅真传。

择人而授兮,海誓相言。

过关服食兮,全仗德先。

寂照十月兮,不昧觉禅。

二炁休休兮,性定胎圆。

阳纯阴尽兮,雪花飘迁。

超出三界兮,乳脯①在上田。

无去无来兮,坦荡逍遥仙。

夙缘偶逢兮,早修莫挨年。

休待老来临头兮,枯骨无资空熬煎。

论道德冲和第十五

道高龙虎伏,德重鬼神钦。斯言也,盖道以载德,德以植道也。夫道者德之用,德者道之体。人能明乎其德,而天性自现;体乎其道,而冲和自运。是之谓寂然不动,感而遂通也。

盖人禀虚灵,原本纯静。至德体纳太和,浑然一团,天理一发,皆能中节,何劳修乎?但人被情欲之私所隔,忘本逐末,竟昧其真。故元和之正炁,纯静之天心失矣。所以圣人表虚极而养己德,论易理以明天道,则尽性致命之学,可以穷神知化矣。然学者欲体乎道德,当寻来时之消息,而穷本然之根苗;欲探造化之机缄,须察迟促之景象。则临时有把柄而无危险之患。然后得入道德之门,可造冲和之境矣。

盖至人能权动静之消息,须用智慧而浑然无我。故能默运化育之道,长定中正之理。活活泼泼,则随中极之冲和,而充塞乎两间,达逍遥之境,乐无何有之乡。大至默默,还乎无极,此乃至人之大德也。苟内怀私欲,外沽名誉,假善法以遮雨②,暗取泥水之资,非惟无德,实贼德也。

惟天地滋万物而无心,圣人顺万物而无为,亦何期德之洋溢乎?古圣

---

① 脯,一本作"哺"。

② 雨,一本作"而"。

云："德者，性道中求之耳。"夫德非道则无著，道非德则无主。道外觅德，其德远矣；培德体道，其功切矣。故曰："天心居北极而众星拱，东海纳细流而百派归。"人若能静心养焄，何虑道德之不成哉？

吾尝自内观而无心，外觅而无体。飘飘乎寻之不得，恍恍乎觉而虚灵。似鱼之随水，如雾之笼烟，一派冲和，萦卫天地。但人不能深进，故本然之道昧却矣。纵元文奥辞，无非口头三昧，又乌能尽道德之本然，明体用之精微，解冲和之奥妙哉？

火候次序第十六

（尽言小周天）

夫道从炼己起手，次下手调药，既了手行周天，三事非一也。己熟，或坐或卧，不觉忽然阳生，即回光返照，凝神入焄穴，息息归根。此神焄欲交未交之时，存神用息，绵绵若存，念兹在兹，此即谓之武火矣。神焄既交，阳焄已定，又当忘息忘意，用文火养之。不息而嘘，不存而照，方得药产。但忘息即不能以火薰之，但用息即是不忘。息无不泯之谓嘘，欲嘘不觉之谓忘。但用意即是不忘，但忘即不能以意照之。古云："心无不存之谓照，欲无不泯之谓忘。"忘与照，一而二，二而一。当忘之时，其心湛然，未常不照；当照之时，纤毫不立，未常不忘。是为真忘真照也，此即谓之文火矣。文火既足，夜半忽然药产神知，光透帘帷，阳物勃然而举，即当采封运行。采运之时，存神用息，逆吹焄穴，谓之武火也。封沐归根，即用上文文火之法，照顾温养之，谓之文火矣。但不在交媾与周天之时，俱是用文火之法，以时刻温养之。而炼己之工，亦是用此法，不然不能还虚。

然阳生谓之活子时，而药产亦谓之活子时，两段工夫当明次序。而运周天谓之周天之子时，用火调药炼药，谓之火之活子时也。然候者，亦非一说。不论阳生及药产，但有焄动者，即为一候；以神用焄，又为一候。此乃神焄会合之二候也。又曰：阳生为一候，而药产又为一候，此乃药焄所生之时节之二候也。故曰"二候采牟尼"者，即此也。药焄既产往外，采归炉为一候；而炉中封固，又为一候。亦谓之"二候采牟尼"。升降沐浴谓之四候，总谓之六候。此乃周天一时工法所用之六候也。候虽多，亦不必执著。不过是阳生调药，调到焄满药产时采归，运行子午卯酉，归根即是也。然其中候法，亦要明白。当用呼吸，变文武火之时候,不明白则文武不能如法。所谓火候不传者,非不传也,即此难言也。夫火是火,候是候,岂混而一言之?其中文武火候,逐节工法,师所传之口诀,尽备此书。余虽为僧,自幼觅此道,励志江湖三十余年,方得全旨。后人有缘遇之,不要三日,即明乎斯道,则不为诬徒所惑矣。

华阳云:此篇重所言候者,非余之好事也。因群书所言候者,前后混杂,则令人实难悟。余前文虽表六候者,尚不能决人之疑,故添此篇,以决同志读群书候之疑病也。

任督二脉图第十七

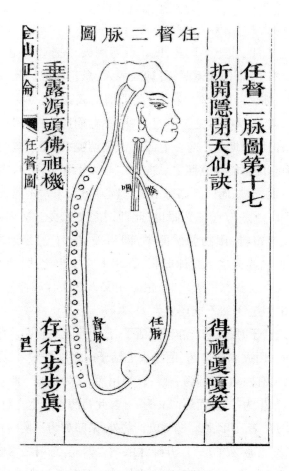

折开隐闭天仙诀,得视嘎嘎笑。

垂露源头佛祖机,存行步步真。

华阳曰:此图直泄元机,实愿得药之士,不失运行之路。丹道最秘,非余之敢妄泄也。古圣虽无图,却有言存留,奈何不全之过耳。又因旧说,谓督脉在脊骨外,而任脉止于上下唇。此二说皆俗医之妄指,岂知仙家说任督,实亲自在脉中所行过,以为证验。非但行一回也,金丹神炁之元妙,必要在脉中所行过数百回,方得成就。谬妄不但俗医乱指,今之修元者,亦此谬妄乱指,愈加纷纷。苟不亲自领会境过①,妄亿猜指,浅学信授②,误丧励志,岂不痛哉?故余将师所授之诀,以亲自领会之熟境,画图以证其非。然而此图一出,游方之士与那假道学,则无容身之地矣。

决疑第十八

僧豁然七问

问之一曰:"弟子愚暗,蒙老师传授火化断淫之法,行四个月得景,海中火发,对斗明星。又蒙传授法轮常转之密语,行持五十日,淫根自断,永无生机。反照北海,犹如化银之光,其光浩荡③射目,自知成舍利子矣。弟子昔在打七一门,不见成道,反人人吐血,是何故也?"

答曰:"自如来开化,西天二十八祖、东土六代,并无此门。乃僧高峰门人,诬捏④坑害后人。况高峰所习是闭息之傍门。何见得也?高峰自曰:忍气急,即杀人。吾云:吐血因跑香忍气,伤其脏腑,坐打香板,伤其脊络,就是卢医、扁鹊,莫能救之。"

问之二曰:"参禅问话头,不见成道,何也?"
答曰:"如来有所问试者,是看学人性道明与未明。明则教外别传慧命,不得慧命无所成也。"

问之三曰:"专念经念佛,不见成道,何也?"

---

① 过,诸本作"遇"。
② 授,诸本作"受"。
③ 浩荡,底本作"活荡"据诸本改。
④ 捏,底本作"摄",据诸本改。

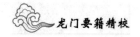

答曰："经,路境①也;佛,名字也。譬喻考试官,欲取第一名,求圣人唱四书可进否? 六祖云:'东方人造业,念佛求生西方;西方人造业,念佛往生何方?'"

问之四曰:"我释教参禅人,灰心长坐,不起欲念,凡有走漏,不能成坚固之体,是何故也?"

答曰:"为人至十六岁,关窍开,既开无有不走泄之理。况且念经伤其中气,枯坐心肾又不能交会,走漏格外多矣。所以近代出家人,反得疟症、水枯、吐血、枯目,皆谓此也。坚固实有火化之法,譬喻铛水在上,灶火在下,水得火,自然变化为炁矣。如来云:'火化以后,收取舍利。'实有真传也。"

问之五曰:"今之参禅人,而不问走泄之事,自言修道,可得成道否?"

答曰:"天上未有走泄身子之佛祖。走泄一回,与凡夫交媾一回,其理一也,故无所成矣。"

问之六曰:"佛是何法起手?"

答曰:"佛以对斗明星起手。对即中华,返观是也;斗即北斗,丹田是也;明星,即丹田之炁发晃是也。不对斗明星,万万不能成道。释教下手一著最秘,吾今全露,尔当默思默思。"

问之七曰:"今之释教传法,得者以为出头,自称为大和尚,可是真法否?"

答曰:"得者,如梦得金;称者,如戏台上汉高祖、楚霸王,何曾有实也? 自达磨六祖,以口传心受,故五祖云:'密附本音。'今之所传,纸上传某僧某僧之名为传法,志者观之,嗄嗄一笑而已。"

王会然七问

问之一曰:"弟子蒙老师传授下手工夫,修炼两月,得药产之景;又蒙传

---

① 境,一本作"径"。

授周天之口诀,行运三月,外肾不举,丹田常自温暖,自知丹成矣。不知别门亦有可成之理否?"

答曰:"不得神炁交合,产出真种,万无所成。或有行之专者,无非却病,所谓'万般差别法,总与金丹事不同'。"

问之二曰:"有一先生自言得药产之景,能以升降,又长坐数十年,凡有走漏,不结丹,何也?"

答曰:"虽得药产,不知火候;虽是升降,不知阖辟度数。强运故不结也。"

问之三曰:"有一位言,教人凝神入炁穴,阳生之时,后升前降,不结。何也?"

答曰:"不知起手之法,无药先行升降,水火煮空铛,故此不结也。"

问之四曰:"有一位言,阳生之时,以舌抵住齿,往上提之,吞津降下,不结。何也?"

答曰:"此阳乃微阳,非药产之阳,升降无用。况又不知路道,乱提起邪火,必得吐血之症。吞乃有形之物,落于肠,出二便,有何益也?"

问之五曰:"有一假道人,教人阳生时用息采之。一息采,一息封,谓之二候;左边上,右边下,一息一转,谓之一周天,不结。何也?"

答曰:"此亦非傍门,乃未得诀者,自诬造作此言,诳哄愚夫耳。真人云:凡流不知道运行,由五脏而循环,非周天也,故此不结矣。"

问之六曰:"专凝神在炁穴,能出阴神,不结丹。何也?"

答曰:"不知阳生用呼吸之法,故不结也。"

问之七曰:"不打七亦吐血,得疾病,何也?"

答曰:"误信盲师之过耳。冲虚祖师云:外道邪法行气,必至有病。何以为病?升提太迟重,则提为邪火,其病头晕,病目赤肿、翳障,病咳嗽、痰火、

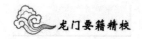

吐血,病疮肿等症。若降下而迟重,则逼沉粗气①贯入肾子,为疼痛偏坠病、腹胀水蛊胀病等症。上下两病,皆致人速死。"

了然五问

问之一曰:"弟子傍门外道不必问矣,愿闻正道之火候。有钟离云'乾用九,坤用六',可是此理也?"

答曰:"而名是,法不是。"

问之二曰:"冲虚谓'子行三十六,午行二十四',可是此理也?"

答曰:"而名是,诀不是。"

问之三曰:"真人谓'阳爻一百八十,阴爻一百二十',可是此理也?"

答曰:"而名是,事不是。"

问之四曰:"许旌阳谓'阳用二百一十六,阴用一百四十四',可是此理也?"

答曰:"而名是,火不是。"

问之五曰:"其四非也?"

答曰:"道最重在口传。不得真传,四皆非矣。如果得真师,其四俱真。不但四真,千真万圣俱合此火之元妙,而三教成道者,亦此火之元妙。"

《金仙证论》终

乾隆癸丑年上元吉日江苏祝其会然居士发心刻行

---

① 粗气,一本作"精气"。

危险说

（此言下手调药及小周天事也）

华阳曰：学道者，外道纷纷，及其成功，未有一人。何也？

不得性命之真传，分门立户，俱是妄为。且今之悟性者，不识先天之性，落于后天之识性；今之修命者，不识先天之命，落于后天之渣滓。是故无所成也。[1]

盖不知其中性命之修持，

离中之灵曰性，坎中之炁曰命。奈何灵之进出无时，炁之生而外耗，性命不能自合矣。故祖师教人以离性去制坎命。当其际，敛收微细之灵念，入于动炁之所，用巽风吹发其中之火，煅炼此后天之性命，合而为一，则先天之性命自然发现矣，故曰"修持"也。

危险之防虑，

防之者，防其阳生不自灵觉。归炉之后，恐精之未化，阴气来役。不会煅炼，或神光失照，或呼吸失嘘，或药产不知，或升降昏沉散乱，或丹成而不知景，或温养失宜，或不采大药等法是也。故古人谓"百日防危险"，诚哉是言也。

以错修错炼之妄为也。

盖不知金丹之诀，总是妄为。所以古人云："任他万般差别法，总与金丹事不同。"

或者闻其性命之门户，

夫门户者，乾坤也。乃先天之源，内含乎四象，故《参同契》云乾坤为门户，坎离为药物，即此意也。

---

① 此注文一本作正文。

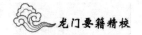

正理不明,根源不透,

正理根源,即性命也。愚昧凤根,于道无缘,惑于邪师,向外求道,皆非己之根源也。

入于旁门,

无数门户,总不知自己之性命。故《皇经》云"三万六千种道,以释来者之心"之谓也。

执于一边。

且如今之修性者,不修己之命,则淫根不断,常自下漏,与凡夫一般,真可惜矣。又有学习吞津液,以弄运后天者。不知元关之消息,阖辟之机旋,虽若知修持,亦可惜矣。

虽曰归道,奈性命不合,神炁不交,

且性命神炁一也,不会交合,则无真种子矣。

纵自修为,

不识性命之交合,犹自以苦身心,如隔靴搔痒,有何益乎?

真元暗耗,

盖阳炁生时,不知采取归炉,炁焉有不耗于外乎?

终归于无所成也。

到头总是空劳矣。

或有凤缘相逢,言语相投,知乎调法,

夫调法者,是活子时所来之际,用凤火之工也。其中有文武,不知逐节,亦无所用矣。

未能彻乎精微,

且精微者,难言也。能自行持元关之神炁气①三者,以此不相离,不相执,知乎轻重转湾抹角之用法者,则妙诀得矣。

炼己之生浮,
心不纯熟。

行功之沉睡,
不自灵觉。

及至阳生时,
活子时来。

迷而不自觉灵,
当面错过。

炁薰形起,
元关炁之融暖,则外肾举矣。

昧却采工。
因睡之过耳。

炁之极动,变而外施,
元炁融极之时,不采则自欲出关,变为后天矣。

既无主则无所留。
主者,神也;留者,息也。采工全赖神与呼吸之能也。炁既无神息之工,安能自住哉?

拱关一旦泄去,

———————————

① 神炁气,一本作"精炁神"。

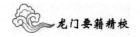

出阳关矣。

安有药之可调、可炼乎？

心之不诚，意之不专，返谓炁之不住，乃愚夫矣。

且既知乎灵觉之调法，

灵者，神也；觉者，知也；法者，以神用呼吸摄元炁，皈炉烹炼之工也。

而又无所成，何也？

夫丹法有文武，若以混用，则亦无所成。

盖不知其中丹法之逐节、火候之次第，

逐节次第，必要得真传授，方敢无疑自用。如阳未生之时，存之以神，用之以息，长教绵绵不断，息息归根，乃文火之工，即古所谓"炉中火种"也；及其阳生，以武火采之，是用神用息而重之，即古曰"勒之"之谓也；且皈炉之法者，亦是神息之相守相住，"文火"之谓也；若夫炉中之煅炼者，即动之以意，鼓之以风，乃武火之工也，即古所谓"化精成炁"矣。至炼后而温养者，文火也。不得真传，则不知此中之妙也。

是以盲修瞎炼。

且学道之粗心人，闻师一言，便以此为自得，不虚心求于精切，及至修时，工法已错乱。

不知调药者，

乃起手之法也。

武火采之，

武火者，用息摄炁之法也。且炁之生而下行，不自逆而上行。欲逆而皈乎其源者，非息之招摄，无能还乎其炉矣。故曰"降中升，升中降"，即谓之阖辟之机，又曰"往来不穷"。所以伍祖师云："阖辟不明，不能采药皈炉。"即此之谓也。

文火封之;

封之者,神息相守相住也。

武火炼之,

武火者,即上文阖辟之机也。紫霞问曰:"炼法之中而又有阖辟,何谓也?"曰:"阖辟者,即采药炼药及周天之秘机,乃仙佛之密言。不得此中之妙,则丹无能成矣。故古所云'大有大阖辟,小有小阖辟',即此谓也。阖辟者,乃鼓风化精之具,故曰:'鼓巽风,运坤火。'又太上云:'天地之间,其犹橐籥乎?'即此之谓也。"

文火养之。

文火者,吹嘘之养也。紫霞问曰:"吹嘘岂不是阖辟乎?"曰:"尔所见错矣。吹嘘乃后天之气也,阖辟即先后二炁之机也。"又问曰:"昔朱子谓一呼一吸谓之阖辟,乃后天之说也,非大道精微,至妙至妙之元机也。请问曰至妙可得闻乎?"曰:"阖辟者,乃大道二炁,相动相应,元关中之消息也。有四个往来,故曰'往来不穷'。若以一呼一吸两个往来为阖辟者,则有穷焉,非真阖辟①也。"又问曰:"吹嘘与阖辟,何所分别用法?"曰:"吹嘘者,神炁不动之义也;阖辟者,神炁俱动之义也。夫阖辟之神炁,又在乎动于不动之间耳。若出乎元关之外动者,非炼药之阖辟,神炁亦不能相交相合,孕为真种。如凡夫欲生子,雌雄在外鼓舞,岂不愚乎?"

忘火以待其自生之故耳。

夫文火温养之后,浑然静之,使阳之再生也。

且既明其逐节,晓其炼法,何以张脉偾兴?

此乃以前用风火不到处,阴气阴精发生,为走泄之坏景。速用武火煅炼,炼到无此景象,方保无事。

---

① 阖辟,一本作"玄关"。

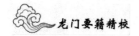

无意之欲起，

此亦是阴精在丹田内作怪，使心君妄动，搅乱主人之故耳。即当用阖辟之法，鼓动炉内真火，化此阴精，是谓秘密天机，救命宝法也。故虚静天师《入火镜》云："欲心一起，速用武火煅炼。"即此之谓也。

种种阴魔阴怪来扰。

魔怪者，或现鬼神、龙虎等类是也。

或沉寐时，外阳不举，竟自泄之，又何故也？

此亦炼时，用风火少之故耳。若勇猛之士信得已，及风火用之已到，工夫不息，则断无此事矣。

此乃火候用不到处，尽是阴气变幻，不识此时用武火鼓巽风，煆去阴气之法也。

如还遇有坏景之来，即再用武火炼一次，永保无事矣。

且夫真修之所为者，外若痴若愚，内安然逍遥。

故曰："大智默默，无何之乡。"

最忌身之劳碌，

古人云："欲静其心，先静其身。"诚然也。

心之外驰。

古人云："神一出便收回。"谓炼也。

苟不勤慎，则炉火断而不续，失其文火。

盖文火者，存之其神，用之其息，绵绵息息，皈根之法也。平常既失此法，焉能留其炁哉？

炁既无主而无所钩，

主者，神也；钩者，息也。

不落下而变为后天者，未之有也。

夫炁既无神息之工，则自然变而为有形精。故凡人无欲念而亦走泄者，无此火炼之故也。

此皆因当其际，不知有武火为救护命宝之法也。

盖当劳碌外驰之时，还有所劳，必当速以炼之。故曰："忙里偷闲调外药。"即此谓也。

盖其精泄去，其炁亦泄之，

精炁本一也，故《阴符经》云："真炁即在阴精之内。"

安得不谓危险哉？

一场空劳。

夫采取明乎二炁，

夫此采取者，即是调外药之采取外药也；二炁者，先后二炁也。先天之炁以得后天之气招摄，方能皈炉。故守虚真人云："先天炁不能自皈炉，以后天之气采之。"即此谓也。

阴蹻知乎道路，

阴蹻者，乃摄精之路也。正在谷道前，膀胱后，上通乎丹田，是采外药之的路。故张紫阳《八脉经》云：阴蹻一脉，诸圣秘之，高人藏之，乃神仙①采药之所。又马天君解《大洞经》云："一阳初动之时，运一点真汞于脐下以迎之。"即此泄尽矣，学者不可不察焉。

是为勒阳关之法也。

夫阳关者，即上文道路之口是也。

---

① 神仙，一本作"仙佛"。

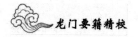

若夫归炉之后,不知回风混合、

盖回风者,回旋其呼吸之气,以逆吹之。

煅炼之法者,

煅炼者,即上文"回风"之法也。能自回风,则炉内神炁亦能自混合为一者矣。故我冲虚祖师云:"神虽宰炁,未知其炁可宰否?以回风混合之。"又《心印经》云:"回风混合,百日工灵。"即此谓也。

其元精与阴精,

盖元精者,即元炁也,动为元精;阴精者,乃饮食之精也。此精最作怪,必假神炁二火合为一火,在炉内鼓动巽风,炼化此精。故敤云先生云:"用丹田自然之呼吸炼之。"苟不得此诀者,则精不化也。

依旧藏而不化。

在丹田内。

阳之暂伏,顿然又生,名虽调药,实不知炉中调法。

法即前文"炉内鼓巽风"也。

然后阳之复生者,

外举肾。

竟将以前未化之精,拱而射之。

泄矣。

则其药之无所产。

既无真种,则不能行周天之火也。

不思己之不精,返谓师之诀不真,

自生退悔。

何不悟之甚也!

此以上尽言调药之法也。

且药产薰炉之际,

真炁在丹田内,自交欢融暖鼓动矣。

危险大矣哉!

此处不知正念相就相翕之法,必失其交会之机也。

彼愚昧,

因自昏沉,不生正觉之故耳。

不早自提点,

夫既调药,早早提点药产之景来。

贪着其乐,

盖此乐者,与凡乐大别。若不知此处交合之法,则失其炁之交机,空费炁之欢翕。譬如凡妇之活子时来者,其炁暖融,正在无止无底之际,欲想交合而失其丈夫,岂不叹孤伶乎? 此是失其生机之故耳。

内失其照,

此即上文"神不去交炁"之意。

已交将别之时,

既知此处神炁之交合,是谓真种,古仙谓之"天然交"。又当明此处采药之候,若不知此候者,是名有候无火,丧失止在半息之间,岂不危乎?

若不即生复觉者,

此教人即速用灵念采之。

则昧却采工矣。

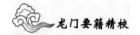

上文言用灵念采之，此又言采工，实有异也。盖念止能宰其炁，不能摄其炁皈炉，故以神用呼吸采其炁也。

所产之真种，
即真炁也。

不能自归炉，
炉即下丹田是也。

洋洋乎，
正在恍荡之际。

竟自泄去，累积之工，空无所有，岂不悲乎？
一场空劳，皆因心之不专，用工时意之不诚。此以上言药产之危险。

若乎升降之机，又在乎斗柄，
盖升降者，进退也；斗柄者，丹田之意也。

神息之力也。
夫神是挟炁同行同住之主，息是逼炁退炁之机。机不可少主，主不可少机，主机又不可少意。三物并用，方为真元妙之修士。如缺其一，则有危险。

炁之行而息不逼，
有炁无息，炁不随路而行。

乃导引旁门，
如今运气之外道。

非阖辟之道也。
盖阖辟者，乃大道最元最妙之天机，必待真师传之，方得其精微。

息之应而度不合，

有息无数，息之混行，丹不结。

乃无知外道，

如今运后天气之旁门。

非周天之数也。

周天有三百六十五度四分度之一。苟不暗合此度，任尔运行元炁，万万不能成丹。

不但炁之不结，

炁散于别络。

亦费药之空生，

可惜当面错过。

则周天之危险即藏其内矣。

此以上尽言周天之危险。

夫药之归炉，

盖炉者，下丹田，亦谓中宫。

若文火之失薰蒸，

时刻之吹嘘。

则阴气又存之，

阴气者，因丹田火不到之过耳。

诸般怪现，皆由此之故也。

诸般怪现，如阴人鬼神，即当用武风吹之，以武火炼之。不然阴气胜，阳炁埋藏，则有危险之病矣。

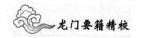

且平常无事,若失其薰蒸,

时刻用息嘘之。

误食香辣,

丹之成时,忌香辣,乃散炁之危险。

劳其身心,

身心有劳,则炉火不勤,有危险之病出。

昧其动静,

盖动静者,非心意之动也,乃丹田之炁动。若不知动而收,静而薰,则丹有危险矣。

丹则异生。

不知不觉。

或时迫炉而出,

盖炉者,丹田也。丹之已成,全在神光之护持,呼吸之薰蒸。若一时失检点,顷刻炁从丹田纷出,或走于身前,或走于身后,诸窍皆可藏之。不得其诀者,无能复皈其炉,即谓之走丹。或问曰:"以何诀收之?"答曰:"以静定而待之。且看丹之从何路出去,而藏于何所。已知其的处,再用微呼吸,吹于丹田,用意从的处从原路引而皈炉。或一引,或数引,谓之收丹之法也。"

或时火生,

火生者,因饮食有动火之物,或热水之浴身。此二者引动丹火,不得其法,亦是走丹之危险。或问曰:"何法能救之?"答曰:"存想一黑云,悬于目前,以神引入于丹田,其火则自退矣。"

或时见水生,或阴人现象。

夫水生、阴人者,即阴气也。因呼吸之火断续,故有此景来。或问曰:

"用何法救之?"答曰:"急用呼吸之息,以武而吹之。不见此坏景,丹复光明,方为美事。"

若不得其法救之,丧失在顷刻之间。夫炁之满而丹成,其危险者,在当止不止,不当止而止之诀焉。

法在以前《风火经》中。

若夫火之圆足,又勤勤于薰蒸,

即呼吸之逆吹嘘也。

相护于性命,

即以神返照也。

或有意放,则汞散铅冷。

又是阴气来矣。

丹之异怪,不又重生乎?

如前阴气之变化一般。

非师之诀不真,乃已之失照。然丹已成者,急于超脱,若贪著尘俗,待以年月,一时不觉丹之迫炉,汞飞铅走,哀哉,空空已乎。余愿同志者,将此危险审而查之,细而悟之,精而行之,则永保无失矣。

此以上有十五段,内有三十五条,细数难以表明。看别经,方知全指。细看熟玩,然后用工时,方免危险之病。

后危险说

自古丹书,多引而不发,欲求其全诀全火者,尤难之。学者虽从末由,岂不可叹哉!故予前《危险说》,补《金仙证论》及《慧命经》所不足之处,使苦志者得下手调药,及小周天之工法也。

夫篇中所谓凝神者,是凝于道心之所。道心而得人心之翕聚,则元炁聚

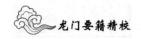

而不散，为孕药之工，即为双修性命①之苗也。夫神既凝住炁穴，而炁穴之神不又有当知乎？盖觉其呼吸之往来，是为炼精之风火也。且神又不可泛驰于外，息又不可断续无嘘。神息之相炼，动静之相依，不出乎范围，不执乎有无，是谓化精之诀也。且又当知乎神安于阳动之所，以协乎其机，莫离乎其炁，炁化之所在，即神安之所在也。

篇中又曰武火者，是采药、炼药、炼阴精之妙诀，内外呼吸之秘机，故曰阖辟。其妙在乎二炁逆用之工，故谓之采外药矣。且炼之者，是化精也。即元关之中，意鼓息吹之元机，谓之阖辟，即所谓"鼓巽风，运坤火"，又云："风轮激动产真铅。"因坎中之阴精难以制伏，便使风火而化之，神炁相摩而激之，如二物之相摩而生火也。悟一子云："欲降而静之，必先激而动之。"②此诚言其妙诀，是指元关中神、炁、气三物相动相激之机欤。且炉内神炁既以相炼，不可息乎其风，不可出乎其外，不可离乎其炁。神炁之二意，同此相翕，如雌雄交合，当其际，二物周身之意尽归于此处。如此得法调药，何患精之不化，欲之不死，而真种不产者哉？

且又曰炼阴精者，谓人食五谷百味所化之精华，名曰津液，是滋养五脏之后天，皆属渣滓。昼夜滋润乎周身，而至于丹田者，则为阴精已。此精时刻作怪，搅乱心君，引动元炁之散泄。所谓炼之者，因有先觉之坏景来前，即当以后天之神火注于炉中，是为火种火引也。便使囊籥之鼓风，以风扇火，以火鼓动先天元炁之真火。二火之相摩相激，阳火胜乎阴精，融透周身，何患精之不化，怪之不灭，道之不成者哉？

且又曰文火者，乃神炁相定而不动之旨也。真人云：修之首务，潜之深渊，韬明养晦，而后可以善其用也。夫既曰不动，而又曰文火者，何谓也？盖神炁虽曰不动，而呼吸之气又在此吹嘘，绵绵不断之旨也。古曰吹嘘，曰温养，是定而嘘之意也。且火得风之所嘘，火不息冷，药则融而温暖，故文武火者，调药之的旨也。夫药既调而自产者，莫当去其武而用其文欤。不知药产时，呼吸之文武火俱无所用也，故曰："定息候真铅。"

夫既曰不用呼吸之火，而药之产岂不散欤？盖妙在乎神炁之相就、相照、相顾之旨也。且当此际，药之老嫩，铅之迟早，又必叩乎秘传相合相离之

---

① "性命"二字底本无，据另本补。

② 此引自清·悟一子陈士斌《西游真诠》语。

机采取,安敢妄泄哉?然采取之诀,非用武火,药焉能归炉哉?

夫升降之火,兼文武而用之。故曰:"柔而变刚,刚而变柔。"刚柔乃丹道之妙旨。及乎六阳吸机之入而升是谓武,然呼机之回而定即属文;且以六阴呼机之退而降是谓武,然吸机之进而定即属文。故曰"时时有沐浴"者此也。盖卯酉者,去武全文,不息息中而暗息息者,谓养其生杀之机也;且子午妙在于升降,而又云有沐浴者,是谓一时八刻,而一日有百刻,谓此四刻即属乎沐浴之法也;且归根之文火薰蒸补助,乃养丹之的旨,为返照之工夫,而丹之成时,去武火,用文火,是谓薰蒸养丹之法也。

嘉庆四年端阳前五日华阳著于北京仁寿寺

增注说

书有可注者,谓本书藏密之未明也。而破章立说,必先得其真师之授受,事理透彻,己工有所成,然后发笔,显然明白,与前书合一,则曰注矣。若事理不彻,而己工无所成,以时文套语,冒妄杜撰,经自为经,注自为注,何足为注哉?书有不必注者,谓本书显然已注明者,何烦画蛇添足而再注也?若强生妄说,以为己之聪明,不得真师,而内丹无所成,傍解瞎摩,则反为坏书之药引,实乃害众之病根者欤。

若《金仙正论》与《慧命经》之原体本已直切,又恐学者错认门户,重加亲注,道合仙佛之真机,工用自己之效验,诚为二门登堂入室之良方者矣。非余之好事者,是违后人之妄注也。反覆谓诀之明白,重叠显修之真工,仙佛微细之实事,无一字一事而不尽泄于此二书之中矣。

是书得保全两家,悟彻根源,则不外乎大道而同归,究竟自己之性命者矣。名虽分仙佛,而用之真工实则一也。尊师之所集,原以愿宗从之所好而不失性命,免落偏枯之见,立今却①以成大道。愿谢不烦欠师缺工妄注者之所增也。以此戒云:"毋劳再注。"

①　却,一本作"劫"。

《金仙证论》原文

（七篇）

序炼丹第一

华阳曰：欲修大道者，理无别诀，无非神炁而已。先须穷其造化，究其清浊，则精生方可探摄；次察其呼吸，明其节序，则神凝方自恋吸。然后可施可受，而精可化。

余见世人亦知阳生，而炼精不住，金丹不成者，皆因不知其自然而然，以混采混炼之过也。且观古书之所作喻名炉鼎、道路，则人被炉鼎、道路之所惑；喻名铅汞、药物，则人又被铅汞、药物之所误。故假道愈显而真道愈晦，世因喻而惑人诳人者众也。由此观之，智者得师而明，愚者被师而误，皆因不悟群书简易之妙，而竟失于正理矣，

故予正欲详而直论。夫仙道者，原乎先天之神炁。炼精者，则炁在乎其中；炼形者，则神在乎其内。炼时必明其火，用火必兼其风。存乎其诚，入乎其窍，合乎自然。若能如此，依时而炼，则药物自然生矣。生，竟游其熟路者有之。若不起火归炉，难免走失之患也。

然药物既归炉，又当速起火，逼行其周天。倘不明其火候之精微，虽有药而药亦不能成丹。不知橐籥之消息，不明升降之法度，不识沐浴之候，不晓归根之所。如此空炼，何得成其道也？大凡临机之时，必须畅明其神，勇猛其志，立定天心之主宰，徘徊辐辏之运转，内鼓橐籥之消息，外依斗柄之循环。如此神炁，相依而行，相依而住，则周天之造化，无不合宜矣。

时乾隆庚戌春传庐柳华阳序于皖城中洁庵中

正道浅说第二

华阳曰:仙道炼元精为丹,服食则出神显化,世闻无不喜而愿求者。奈何天机秘密,学者未必穷其根源,故多在中途而废矣。所以予今浅说,使学者概而证之。夫精为万物之美,即养身立命之至宝。如精已败者,以精补精,保而还初,所谓得生之由。未败者,即以此而超脱,养胎化神,则亦易为、易修、易成之果也。若以神顺此精,由自然之造化,则人道全;若以神逆此精,修自然之造化,则仙道成。

故精者,乃是入死入生之关锁。其名虽然称之曰精,其里本自无形,因静中动而言之曰"元精"矣。当其未动之前,浑然空寂,视之不见,听之无声,亦非精也,亦非物也,无可名而名,故名之曰"先天",《易》曰"无极"时也。斯时则神寂机息,万物归根,此正谓之"虚极静笃"。静中恍惚,偶有融会之妙意。便可名而有其名,故名之曰"道",《易》曰"太极"时也。因此机一萌,曰"元炁"也;炁既以萌,而又旋动,曰"元精"矣。修仙作佛之造化,即从此而入手。若夫尘念兼起,必化淫精,顺阳关而出。

修士正当此时,正念为主,以神驭炁,起呼吸之气,留恋元精,可谓还原之道矣。真精既得还原,取其神炁混合,两不相离,使其二物镕化,合而为一也。如《易》所谓"天地氤氲,万物发生"。然后先天真一之炁,仍旧从窍中发出,而为金丹之主宰。所以古云:"未有不交媾而可能成造化者也。"

夫既知此炁之生机,即可以行火补炁而炼丹,故有辨时采取周天之候。古云"时至神知",正言此药产之先天炁者是也。修士宜当此时,须用凝神合炁之法。收付于本宫,则是为我所有之妙药矣。药炁既承受以归炉,须当徘徊于子午,运动身中之璇玑,又必须假呼吸之气而吹嘘之,方得乾坤于元关,合而为一,循环之沟管矣。故神炁承呼吸之能,才得相依同行,而不外游矣。

且气之行住,又怕有太过不及之弊,故必依周天之限法。夫周天法者,言十二时如一日一周也。故冲虚云:"子行三十六,积得阳爻一百八十数;午行二十四,合得阴爻一百二十数。"外兼卯酉之法,中途行沐浴,完成周天。所以古云:气有行、住、起、止、多、少之限法。学者不可不察也。

夫既得周天之妙用,积累动炁,时来时炼,补完真炁,则精窍不漏,便可谓之长生矣。

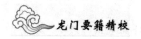

如有精窍漏者,则未及证不死之果。必加精修,以元精尽返成真炁,则亦无其窍,而外形亦无萌动之机。则是名为大药成矣,便可作大周天之工法也。

炼己直论第三

华阳曰:昔日吕祖云:"七返还丹,在人先须,炼己待时。"盖己者,即本来之虚灵。动者为意,静者为性,妙用则为神也。金丹神虽有归一,则有双发之旨。先若不炼己还虚,则临时熟境难忘,神驰炁散,安能夺得造化之机,还我神室,而为金丹生发之本耶?故古人炼己者,寂淡直捷,纯一不二。以静而浑,以虚而灵。常飘飘乎,随处随缘而安止。不究其所往,不求其未至,不喜其现在。醒醒寂寂,寂寂醒醒,形体者不拘不滞,虚灵者不有不无。不生他疑,了彻一心,直入于无为之化境。此乃智者上根之炼法也。

若夫中下之流则未然。当未炼之先,每被识神所权,不觉任造化之机而顺化。欲炼精者不得其精住,欲炼炁者不得其炁来,古云"不合虚无不得仙",盖谓此也。故用渐法而炼矣。

且谓炼者,断欲离爱、不起邪见、逢大魔而不乱者曰"炼";未遇,苦行勤求、励志久而不退者曰"炼";虚心利人,不执文字、恭迎而哀恳者曰"炼";眼虽见色,而内不受纳者曰"炼";耳虽闻声,而内不受音者曰"炼";神虽感交,而内不起思者曰"炼";见物内醒,而不迷者曰"炼"。日用平常如如,而先炼己纯熟。则调药而得其所调,辨真时即得其真时,运周天始终如法升降。己有不得其先炼者,则施法之际,被旧习所弄,错乱节序,故不得终其候也。世之好金丹者云"有不炼己而能成道者",谬矣。炼己者在于勤,若不勤则道遥也。昔日吕祖被正阳翁十试,正念而不疑;又邱祖受百难于重阳,苦志而不懈;费长房静坐,偶视大石坠顶,不惊不动。此得炼己定心之显案也,并书以告同志。

小周天药物直论第四

华阳曰:仙道元精喻药物,药物喻金丹,金丹喻大道,何喻之多也?《道藏》经曰:"精者妙物,真人长生根。"圣圣真真,莫不由此元精,以阐名药物也。夫药物既根于元精，而又曰元炁者，何也？且此炁从禀受隐藏于炁穴，及其年壮炁动，却有向外拱关变化之机者。即取此变化之机，回光返照，凝神入炁穴，则炁亦随神还矣。故谓之勒阳关，调外药。及至调到药产神知，斯谓之"小药"，又谓之"真种子"。因其有顺逆之变化者，故曰元精、元炁也。若不曰元精，则人不知调外药，以混采混炼于周天。不知既无其药，且落于空亡，将以何者为小药哉？

然古人但言调药，而不言调法，不言调所，又不言调时。一调药之虚名，在于耳目之外。未得师者，茫然无所下手。故我今直论之曰：既知调药矣，则元精不外耗，而药炁自有来机焉。此古圣不肯轻言直论，予明而显之曰：未有知机而不采者，未有调药而先采者，如此或缺焉，是不得药之真故也。

且欲得药之真者，惟赖神之静虚，炁则生矣，冲虚谓之"动而觉"；以此不惧不惊，待而后起，冲虚谓之"复觉"；此时即药炁之辨机，不令其顺而逆之，斯谓之"采药"；鼎中既有药炁，则有周天之火候。起刻漏之息火以烹炼之，古人谓之"升降"也；然采得此药来，斯固谓之"金丹"。即可以行大周天之法，则小周天之造化，从此毕矣。余愿同志者，休误入于邪师，以淫精之邪药认为真药，则非药也。

小周天鼎器直论第五

华阳曰：仙道以神炁二者，薰蒸封固，喻之曰"炉鼎"。如炼外丹者，以铅汞烧炼之炉鼎也。悟之则在一身，迷之堕入别途，故世因炉鼎之喻而惑者众矣。且有一等妄人，见炉鼎之喻，因诳人曰：以女人为鼎，以淫姤为药，取男淫精、女淫水败血为服食，补身接命。殊不知诳人自诳，返堕弃其万劫不可得之人身。又有愚夫，泥其迹象，专喜烧铅炼汞，世莫不由鼎器者误也。

夫欲明炉鼎者，在夫神炁之机变。当其始也，精生外驰，以神入精中，则呼吸之气，随神之号令，摄回中宫，混合神炁。神则为火，而炁为炉。欲令此炁而藏伏者，惟神之禁止，炁则为药而神为炉，即古人所谓"炁穴为炉"是也。乃其采药运周天者，当从炁穴坤炉而起火，升乾首以为鼎，降坤腹以为炉，即古人所谓"乾坤为鼎器"者是也。见神炁之起伏，而鼎器在是矣。

然古人将神炁二者借喻鼎器，或以丹田为炉，而以炁穴为鼎者；或以坤为炉，而以乾为鼎也。一鼎器之名目，纷纷引喻，故后人无以认真。余若不

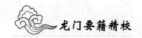

推明直论,将何处炼精、炼药、为结金丹也?此古圣皆不轻露,今予阐明,正合吕祖所谓"真炉鼎,真橐籥"。知之真者,而后用之真;用之真者,而后证果得其真矣。冲虚子不云乎:"鼎鼎鼎,原无鼎。"若不明火药次第之妙用,执著身体摸索而为鼎器者,则妄也,非仙道金丹神炁自然之鼎器也。

风火经第六

华阳集说《风火经》,曰:仙佛成道,是本性元神。不得元精漏尽,不能了道,还至虚无而超劫运。元精漏尽,不得风火,则不能变化而成道,故曰:修炼全凭风火耳。往古圣真,禁而不露;中古圣真,略言其始。而人不究其始,往往搜寻其中,徒劳精力。

不知中宫周天之说,或显于周天炼法而隐于采取中宫,或显于采取中宫而隐于周天炼法;或显于火而秘于风,或显于风而秘于火。或有言之简而论之详者,皆宜一一体玩,不可浅视也。使徒执其偏见,取宗于妄人之口,何其诬耶?

余曰:"觅法寻师问正传,若无真诀难成仙。谷精火到风吹化,髓窍融通气鼓煎。物举潮来神伏定,情强性烈意和牵。青阳洞里须调炼,炉内铅飞喜自然。"抑闻之《玉芝书》曰:"元黄若也无交媾,争得阳从坎下飞?"冲虚子曰:"有机先一着,而后生药以行火。"朱元育曰:"晦朔之交,即活子时。"觅元子曰:"外肾欲举之时,即是身中活子时。"俞玉吾曰:"内炼之道,至简至易,惟欲降心火,入于丹田耳。"又曰:"肾属水,心属火,火入水中,则水火交媾。"《六祖坛经》曰:"有情来下种。"元育曰:"要觅先天真种子,须从混沌立根基。"正阳祖师曰:"南辰移入北辰位。"纯阳祖师曰:"我悟长生理,太阳伏太阴。"觅元子曰:"始则汞投铅窟。"海蟾翁曰:"先贤明露丹台旨,几度灵乌宿桂柯。"旌阳祖师云:"与君说破我家风,太阳移在月明中。"李真人曰:"金丹大要不难知,妙在一阳下手。"重阳祖师曰:"纯阴之下,须是用火煅炼,方得阳炁发生,神明自来。"又闻之龙眉子曰:"风轮激动产真铅,都因静极还生动。"《入药镜》曰:"起巽风,运坤火。"《黄庭经》曰:"呼吸元炁以求仙。"李清庵曰:"得遇真传,便知下手,成功不难。鼓动巽风,扇开炉焰。"李道纯曰:"炼精其先,以气摄精。"无名子曰:"精调炁候。"冲虚子曰:"调定其机。"又曰:"药若不先调,则老嫩无分别。"李虚庵曰:"忙里偷闲调外药。"冲虚子曰:

"调到真觉，则得真炁。"《楞严经》曰："愿立道场，先取雪山大力白牛。"《涅槃经》曰："雪山有大力白牛，食肥腻草，粪皆醍醐。"栖云先生曰："人吃五谷，化为阴精，不曾煅炼，此物在里面作怪。只用丹田自然呼吸之气，吹动其中真火。水在上，火在下，水得火，自然化而为炁。其炁上腾薰蒸，传透一身之关窍，流通百脉，烧得里头神嚎鬼哭，将阴精炼尽，阴魔消散矣。"又觅元子曰："阴精者，五谷饮食之精。苟非巽风坤火猛烹极炼，此精必在身中思想淫欲，搅乱君心。务要凝神调息，使橐籥鼓风，而风吹火烹，炼阴精化而为炁。其炁混入一身之炁，此炁再合先天之炁，然后先天之炁再从窍内发出而为药。"朱元育曰："晦朔中间，日月并会北方虚危之地。天入地中，月包日内。斯时日月停轮，复返混沌，自相交媾。久之渐渐凝聚，震之一阳，乃出而受符矣。"

此上数者，《金仙证论》之妙诀，风火化精之秘机，具在斯与。而其调药之法，亦不外是矣。予故曰：自始还虚而待元精生，以神火而化，以息风而吹，以静而浑，以动而应，以虚而养，则调药之法得矣。

不闻邵康节之言乎："恍惚阴阳初变化，氤氲天地乍回旋。"尹真人曰："俄顷痒生毫窍，肢体如绵，心觉恍惚。"紫阳真人曰："药物生元窍。"《六祖坛经》曰："因地果还生。"太初古佛曰："分明动静应无相，不觉龙宫吼一声。"《元学正宗》曰："弹指巽豁开。"混然子曰："时至炁化，机动籥鸣，火从脐下发。"冲虚真人曰："觉而不觉，复觉真元。"又曰："则用起火之候以采之。"又曰："采药归炉。"又曰："封固停息，以伏神炁。"玉鼎真人曰："入鼎若无刻漏，灵芽不生。"上阳子曰："外火虽动而行，内符闭息不应，枉费神功。"守阳真人曰："起火炼药。"

混然子曰："火逼金行，当起火之初，受炁宜柔。"又曰："采时须以徘徊之意，引火逼金。"又曰："运动坤之火，沉潜于下。"混然子曰："鼓吾之橐籥，采药之时，加武火之功，以性斡运于内，以命施化于外。"邱祖师曰："采二炁升降之际，若不以意守中宫，药物如何运得转？"混然子曰："内伏天罡斡运，外用斗柄推迁。"许旌阳老祖曰："冲开斗牛要循环。"《金丹赋》曰："子时河车耸驾，火销金而神炁不败。"纯阳祖师曰："凭君子后午前看，一脉天津在脊端。"又曰："寒泉沥沥气绵绵，上透昆仑还紫府，浮沉升降入中宫。"广成子曰："人之反覆呼吸彻于蒂，一吸则天气下降，一呼则地气上升，我之真炁相接也。"觅元子曰："乾坤阖辟，阴阳运行之机。一吸则自下而上，子升；一呼则自上而下，午降。此一息之升降也。"冲虚子曰："当吸机之阖，我则转而至

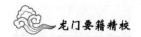

乾,以升为进;当呼机之辟,我则转而至坤,以降为退。"萧紫虚曰:"乾坤橐籥鼓有数。"薛道光禅师曰:"火候抽添思绝尘,一爻看过一爻生。"陈泥丸曰:"天上分明十二辰,人间分作炼丹程。若言刻漏无凭信,不会元机药不成。"钟离祖师曰:"生成有数。"金谷野人曰:"周天息数微微数。"陈泥丸曰:"乙阳复卦子时生,午后一阴生于姤,三十六又二十四。"守阳真人曰:"子行三十六,积得阳爻一百八十数;午行二十四,合得阴爻一百二十数。"《悟真注疏》曰:"子进阳火,息火谓之沐浴;午退阴符,停符谓之沐浴。"曹还阳真人曰:"十二时中,时时皆有阳火阴符。凡进则曰进阳火,凡退则曰退阴符。亦以阳用者曰火,以阴用者曰符。"冲虚子曰:"凡一动则一炼而周,使机之动而复动者,则炼而复炼,周而复周。"又曰:"积之不过百日,则精不漏而返炁矣。"正阳祖师曰:"果然百日防危险。"萧紫虚曰:"防火候之差失,忌梦寐之昏迷。"石杏林曰:"定里见丹成。"正阳祖师曰:"丹熟不须行火候,更行火候必伤丹。"萧紫虚曰:"切忌不须行火候,不知止足必倾危。"此皆言小周天造化,火到丹熟,止火之候也。

冲虚真人曰:"有止火之景。"守阳真人曰:"且待其景到之多而止,大药必得矣。"又曰:"初炼精时,得景而不知,猛吃一惊而已。乃再静而景再至,猛醒曰:师言当止火也。可惜当面错过。又静又至,则知止火用采而即得矣。是采在于三至也,今而后当如之,及后再炼不误。景初而止,失之速;不待景至四而止,失之迟。不速不迟之中而止火,得药冲关而点化阳神。凡有真修仙真,千辛万苦,万万般可怜,炼成金丹,岂可轻忽令致倾危哉。"

此以上皆言炼精化炁成金丹之元功,风火同用之妙旨,尽在斯欤。余不敢谓此集为自论之妙道,然皆会萃先圣之真传,即后来万劫高真,用风用火之根本。使见之者即自了悟,契合仙佛之真旨,成己成人,仙佛之果证矣。

危险说

华阳曰:学道者,外道纷纷,及其成功,未有一人。何也?盖不知其中性命之修持,危险之防虑,以错修错炼之妄为也。或者闻其性命之门户,正理不明,根源不透,入于旁门,执于一边。虽曰归道,奈性命不合,神炁不交,纵自修为,真元暗耗,终归于无所成也。或有夙缘相逢,言语相投,知乎调法,未能彻乎精微,炼己之生浮,行功之沉睡,及至阳生时,迷而不自觉灵,炁薰形起,昧却采工。炁之极动,变而外施,既无主则无所留。拱关一旦泄去,安有药之可调、可炼乎?

且既知乎灵觉之调法,而又无所成,何也?盖不知其中丹法之逐节、火候之次第,是以盲修瞎炼。不知调药者,武火采之,文火封之;武火炼之,文火养之。忘火以待其自生之故耳。

且既明其逐节,晓其炼法,何以张脉偾兴?无意之欲起,种种阴魔阴怪来扰。或沉寐时,外阳不举,竟自泄之,又何故也?此乃火候用不到处,尽是阴气变幻,不识此时用武火鼓巽风,煅去阴气之法也。

且夫真修之所为者,外若痴若愚,内安然逍遥。最忌身之劳碌,心之外驰。苟不勤慎,则炉火断而不续,失其文火。炁既无主而无所钩,不落下而变为后天者,未之有也。此皆因当其际,不知有武火为救护命宝之法也。盖其精泄去,其炁亦泄之,安得不谓危险哉?

夫采取明乎二炁,阴蹻知乎道路,是为勒阳关之法也。若夫归炉之后,不知回风混合、煅炼之法者,其元精与阴精,依旧藏而不化。阳之暂伏,顿然又生,名虽调药,实不知炉中调法。然后阳之复生者,竟将以前未化之精,拱而射之。则其药之无所产。不思己之不精,返谓师之诀不真,何不悟之甚也!

且药产薰炉之际,危险大矣哉!彼愚昧,不早自提点,贪着其乐,内失其照,已交将别之时,若不即生复觉者,则昧却采工矣。所产之真种,不能自归炉,洋洋乎,竟自泄去,累积之工,空无所有,岂不悲乎?

若乎升降之机,又在乎斗柄,神息之力也。炁之行而息不逼,乃导引旁门,非阖辟之道也。息之应而度不合,乃无知外道,非周天之数也。不但炁之不结,亦费药之空生,则周天之危险即藏其内矣。夫药之归炉,若文火之失薰蒸,则阴气又存之,诸般怪现,皆由此之故也。且平常无事,若失其薰蒸,误食香辣,劳其身心,昧其动静,丹则异生。或时迫炉而出,或时火生,或时见水生,或阴人现象。若不得其法救之,丧失在顷刻之间。夫炁之满而丹成,其危险者,在当止不止,不当止而止之诀焉。

若夫火之圆足,又勤勤于薰蒸,相护于性命,或有意放,则汞散铅冷。丹之异怪,不又重生乎?非师之诀不真,乃己之失照。然丹已成者,急于超脱,若贪著尘俗,待以年月,一时不觉丹之迫炉,汞飞铅走,哀哉,空空已乎。余愿同志者,将此危险审而查之,细而悟之,精而行之,则永保无失矣。

慧命经

《慧命经》叙

清·孙廷璧

生可必乎？自古无不死之圣贤；生不可必乎？世尊何以云能不死阿罗汉。《易》曰："天地絪缊，万物化醇，男女构精，万物化生。"又曰："有男女然后有夫妇，有夫妇然后有父子君臣上下，而礼义有所错。"故古圣人，于男女之际，谨夫妇戒容止，三致意焉，所以尊生也。而况为佛氏之教者，即以清净慈悲为主，更当求不死之道，如阿罗汉矣。但其道，岂无所指授而能得哉？

兹华阳和尚者，向有《金仙证论》一书，盐官吾君既悦其言而为之序。会予以署协篆，至皖城，又以《慧命经》索弁言。阅其目，自《漏尽图》至《决疑》，凡十有四。其言曰："不识性命，则大道无所成。从古佛祖，莫不由性命为修炼。修者，以破而补图；炼者，以火而化物。火非风则不灼，物无所则失居。是故至人参乎大道，修乎性命，风火与物，并而同用。心肾相合，即是性命合一。命者根于肾，肾动则水也；性者根于心，心动则火也。以火入于水中，则慧命不致外耗；以风吹火，变化而成真种。修真种而成舍利。"此其大指也。其中真实次第之工夫，有下手时、转手时、了手时、撒手时等法，尊《楞严》之漏尽，表《华严》之奥旨，合诸经之散言。明此双修之天机，不堕旁门，一片婆心，尽在此书矣。今而后，道成寿允，安知华阳之不如佛弟子迦叶住世七百年而遇世尊、宝掌和尚住世一千七百一十二年而遇达摩也？寂无禅师而后，非华阳其孰能以浅近喻至道、以显露泄秘理，而传后世于无穷哉？予故乐得而为之叙，且付诸梓云。

时乾隆甲寅冬初庚辰科会元钦赐探花及第御前侍卫诰封通议大夫原任浙江黄岩镇总兵官诰封武显将军署理安庆协副将孙廷璧叙

（上篇出乾隆五十八年、嘉庆四年补刊本《华阳金仙证论慧命经》）

读《慧命经》后跋

清·朗真子　明觉子

余慕道有年，遍阅道藏佛经，以及古今玄机禅偈等书，靡不潜心追究，参悟至理。讵知性命双修，理甚精微，难凭臆度。虽然历览诸经，无如晦明互异，非得真师口诀，毕世难明关窍。因之夙夜思慕，几至废寝忘餐。叨蒙天地覆载，祖师默佑，感遇至人秘授天机，恍然顿开茅塞，质诸丹经，无不符合，正乃"得师一句话，贯串万卷经"。始知斯道，造物所秘，故先圣佛祖不敢轻泄直指者，盖谓此也。所以老子云："道可道，非常道。"孔子云："君子之道费而隐。"佛氏云："如来有所说法否？"三圣人隐语，俱欲成就后学，臻于无上至真之地而言之，此非穷理尽性以致于命耶？

如初学之士，筑基炼己，能于成始成终，必假修为作用，以合佛祖。仙经云："始于有作人难见，及至无为众始知。"又云："无欲以观其妙，有欲以观其窍。"《鲁论》云："苟不至德，至道不凝焉。"又云："吾道一以贯之。"达摩初祖道行东土示人"从闻思修入三摩地"，慈航道人《心经》首句以"观自在菩萨"，皆是训谕学人进功修炼，必先藉有为而后至无为之明证也。

江右华阳禅师集著《慧命经》，并绘图说。原开释氏金丹法门，缕晰工程次第，指明玄关一窍，使修士得依下手地步，方能由此借世法而修道法，依人道而全天道，直跻圣阶矣。不但裨益禅宗，功德无量，即儒道两家，亦必赞赏不已，为天下好道之士，人人得以洞悉至理，个个咸知双修之旨。斯乃华阳一片婆心，不可思议，无有涯涘，千秋万古，正觉长存。

因将原本再付剞劂，以广其传。不揣愚陋，敬志数语于简末。惟冀同道诸君，共明此真阴真阳，逆生顺死之理，矢志修持，互相勉旃。书云："后觉者

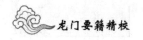

必效先觉之所为。"诚斯言,不难同登彼岸也,幸甚!

西蜀朗真子明觉子薰沐同跋同治元年岁次壬戌孟冬上浣盥手敬书

（上篇出清同治九年栖鹤山馆板《仙佛真传》）

重刻《慧命经》序

清·悟中子

书以不常见者为奇,非奇其书也,奇其理也。奇其理,因并奇其书也。其理为天地鬼神所不妄泄,圣经贤传所不明言,老师宿儒所不悉喻,兰台石室所不尽藏。一旦而得之山陬海澨间,不啻大旱之逢甘雨也。悟之者咸游蓬岛,不悟者永堕轮回。此书此理,不洵为希世之珍、无价之宝欤?

愚等生逢末劫,既悼不辰,性嗜玄机,又惭谫陋。逮与同邑无心子游,得览玩月传道觉世金丹诸书,自幸窥见一班也。然思"观于海者难为水,游圣门者难为言",天下之大,六合之遥,岂无彻始彻终窥及全豹者哉?

歘闻柳华阳禅师著有《慧命》一经,较《直论》、《正论》尤倍醒豁。是书也,刊刻传世,流遍尘寰。但时日久远,零落无存。蜀中所有者,不过各家抄本耳。都邑坊间,搜寻不获。曩与二三知己,同游青城,得遇刘掌仙,谈及玄理,莫逆于心,因出所藏《慧命经》示愚。愚等披阅一遍,见其缕析条分,毫不紊乱,清言妙语,如道家常。不禁拍案叫绝曰快哉,斯诚洗伐万卷丹经之毛髓者哉!何则命之理微,华阳以慧心烛之;命之源隐,华阳以慧意摹之;命之发□□穷,华阳以慧物拟之,慧术行之。以一己之命立千万人之命,并以一己之慧启千万人之慧。子思子曰:"天命之谓性,率性之谓道,修道之谓教。"华阳是真修道以教者欤!愚等面乞仙掌,重刊此经,以破沉迷。伊不胜雀跃,当即携回故里,邀约同人,集腋成裘,付诸梨枣,并综颠末,以为之叙。

呜呼,人寿几何,一场春梦。旁门迭出,举世若聋。得此书以为觉照,所谓"千山月黑一枝灯"也。彼溺于异端而不返者,当亦睹此书而憬然悟、遽然觉矣。则华阳在天之灵,有不曲为呵护以玉成之耶?是为序。

同治甲子岁仲冬月吉日悟中子沐手谨识

（上篇出清光绪丙戌年刊于蓉城储蜕居藏板《慧命真经》）

重刊《慧命经》自序

清·郑观应

《金仙证论》、《慧命经》两书,乃柳华阳禅师得冲虚、壶云两真人秘传,自云曾与二、三道侣勤修切究,先后所作也。其中多引先圣之言,反覆详论慧命之道、风火同用之机。诚如所云,千百年来深秘单传之旨,皆以浅率言之。其婆心救世,洵为仙佛之功臣矣。是书惜吾粤无镌板,同志者嘱付手民,藉辟旁门邪说之非,体著书渡人之意,愿与修道者升堂入室,同登彼岸也。

然欲功成九转,必须法、财、侣、地。昔陶通微先生云:"有法患无财,有财患无侣,有侣患无地。"如法、财、侣、地俱全,又必须修心炼性,外除烦扰,对境忘情。

盖修身妙道,全在定静中下手。余有友素好静坐,依柳师之诀,虔修数月,宿疾全消,关竟通矣,此乃平日静功之征验也;又有友轻忽静功,骤闻师诀,不暇求侣择地,毅然修之,随染寒疾;又有友身心未静,急欲求效,虚火上升;又有友病未脱体,强自调药,遂成蛊胀。此皆不遵先圣之言,既无静功,又未能物我相忘、顺其自然之过也。

吾侪下手,当摄念归静,行、住、坐、卧皆在腔子里,则守静始能笃焉。李含虚先生云:"有念为妄,无念为真。"人能专心于平日,而还所止之地,乃能专心于临时,而坚其入定之基。圣人云:"知止而后有定,定而后能静。"柳师云:"先若不炼己还虚,则临炉时熟境难忘,神驰炁散,安能夺造化之机,还我神室,而为金丹生发之本耶?""如炼己未到,无可觅静入门,当其心偶清之际,闭塞三宝,凝神调息,内想不出,外想不入,欲念未起,即真心所在之地,有功即效。苟如此,渐造之,由其暂而及其常,颠沛不离,久久纯熟,我欲仁斯仁至矣。"[①]此皆前贤教初学入门之苦心也。

余尝读《唱道真言》、《真诠》及诸丹经,皆言修心炼性为修道彻始彻终工夫。后历观无静功者,虽得诀,行之不易见效,故不禁详言,与同志者共勉旃,庶无负先圣垂训后人之苦心焉耳!

---

① 此语引见清·李涵虚《道窍谈·真心论》。

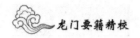

光绪时戊子金满日后学罗浮山人铁城郑官应陶斋敬序于五羊城华林寺脉望之室

《慧命经》郑序

清·郑观应

《慧命经》、《金仙证论》，乃合从柳华阳禅师得冲虚、壶云两真人秘传，云与二三道侣勤修切究，先后所作也。其书与《道窍谈》、《道门语录》、《天仙正理》、《仙佛合宗》、《仙佛真传》、《真言》、《真诠》等书大同小异，不假譬喻，直泄天机。复引先圣真诠，逐句浅注，发明《慧命经》风火同用之机。反覆详论下手工夫，纵不获师传，亦自了悟。诚学者之慈航，仙佛之功臣也。

惟书中所论阴丹阳丹、内药外药、有为无为、性命双修之旨，与《参同》《悟真》分则异用，合则同功，恐读者不无轩轾之疑。仆不自揣，曾将师授内药外药、阴丹阳丹之旨详于《金仙证论》序中。今复叙明性命双修、有为无为之理，并师所述金丹之言。曰性者，神也，无极也，离中之汞也，己土也，其名喻不一，是我家故有之物也；命者，精与气也，太极也，坎中之铅也，其名喻亦不一，是彼家所产之物也。性为己所自立，命为万物一源。性非命不彰，命非性不灵。道器相乘，有无相因，虚实相生，有不可歧而二者也。故吕祖云："只修性，不修命，此是修行第一病；只修祖性，不修丹，万劫阴灵难入圣。达命宗，迷祖性，恰似鉴容无宝镜。寿同天地一愚夫，权握家财无主柄。"紫阳真人云："释氏以空寂为宗，若顿悟圆通，则直超彼岸。如其习漏未尽，则尚徇有生。老氏以炼养为真，若得其枢要，则立跻圣位。如其未明本性，则尤滞于幻形。"此劝人须性命双修，勿堕下乘，只炼人仙鬼仙之意也。无为者，清净之法也；有为者，返还之术也。《参同契》云："上德无为，不以察求；下德为之，其用不休。"陶真人注曰："全真之士，本体无漏，得遇明师，授以无为修摄之道，只行无为之功，便可超凡入圣，不必察察以求有为之术；下德则体已破，必须有为之术，以行返还归复之道。如琴剑、鼎炉，即六候之类，所谓察求也。用之不休者，即三关三候，步步向前之意。《悟真篇》云：'始于有作无人见，及至无为众始知。'察求之旨，圣人不得已而用之佳兵也。"此性命双修有为无为之大略也。

惟柳师云："命者根于肾,肾动则水也;性者根于心,心动则火也。以火入于水中,则慧命不外耗;以风吹火化,而成真种。"是以教人察乎动静之消息,合乎心肾以并修,谓人当静坐于虚极恍惚之时,知恍惚者,即先天之神也。恍惚之时,不觉真机自动,所谓活子时到者,即先天之炁也。故教人下手之时,处于静室,身如槁木,心似寒灰,回光返照,以性入命宫,自然静极而动。此动为大道之根苗,造化之主宰。人能知此动机,用法收回丹田,运气通关,炼成舍利,即超凡入圣矣。是以空寂为性、为无、为动机、为命、为有为也。

如老来铅汞少,竟无动机,不能通关得药,则有投胎夺舍、转凡成圣之说。正如阿耨多罗三藐三菩提,无有少法可得,直饶然灯佛所印证不疑,尚隔来世,乃能成佛。此证释家清净无为之法也。然六祖隐于四会猎人之中,石真人嘱薛祖疾往通都大邑,依有德有力者共图之,以故弃僧伽黎幅巾缝掖,和光同尘,得张环卫以了大事。是如柳师之有为择地静修,抑有教外别传,如张祖之有为晦迹潜修乎? 明眼人必知之,无庸再辨矣。

但我辈修道,必须宝精裕气,先求通关。关既通,虽不能上进,亦可却病延年。通关成法,仇知几真人云有积气、聚气两途。积气者,清净无为之法;有为者,返还有为之术也。积气之功迟,聚气之功速。积气则逆转河车,行大小周天,以通任督;聚气则外提玉管,令婴姹含吐而冲关津。陶真人又云:"能以清净通关是上乘之法。倘年力就衰,不能即应,则有吹铁笛之法,通关较易。若不开关而筑基炼己,乃是隔靴搔痒,无益于事。"反生疾病也。当今之世,修清净无为之法者多,仆将平日所闻各友由清修而通关者,因清修而致病者,及将师授黄真人所论清修致病各情,细为同志言之。

有友年逾三十,素好静坐,体质孱弱,去春同寓一室,依柳师之诀,虔修三月,竟然一旦通关,宿疾全消,精神日旺;又有友急欲通关,身心未静,依《节要篇》所论三元等法,既讲搬运,并用按摩,行之数月无效,虚火上升;又有轻忽静功,骤闻师诀,不暇求侣择地,毅然修之,随染寒疾;又有病未脱体,急欲求效,日夕守中,梦遗咯血。善夫黄元吉真人云:"下手静坐,真机自动,是微阳初起,非真阳也。只可以以目迎之上升,以意引之归壶,不可遽转河车。或转河车,则一身骨节之间,精血未充,遂以意运炁,势必烧灼一身之精血,为害不少。而况心意未静,不能不有凝滞。倘或血炁为杂妄所室,在背则生背疽,在头则生脑痈,在肺则生肺痈、肠痈、单腹鼓胀,在肾不是滑遗精血,

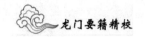

就生杨梅、肾痈等症。总之，无水行火，水愈灼枯，而火愈炎烈，势有不能遏者，此邪火焚身之患。纵有性纯心定之人，或不致于此极，然不为目暗耳鸣，必致心烦意乱，切不可轻举动妄动。"此学者之所当知避忌也。

至聚气开关之法，即吕祖云"开关须用鼎，薰蒸透祖基"是也。其法君子得之固躬，小人得之轻命，非具仙骨阴德之士，未可与言。诚如上阳真人云："可以言以道全形者多，可以言以术延命者百无一二。"以道全形者，即清净无为安乐法也；以术延命者，即金液还丹、九还七返之道也。

仆于十二龄时，病几不起。因思人生若梦，瞬同石火之光，视彼狐尚能仙，鹤犹延寿，人反不及，心窃异之。盖当时未识有修仙之道也。迨年十七，举业未就，出外谋生，见义勇为，频遭友累，忧劳致病，复误于医，症由外感，变而内伤矣。自念与其汩没尘中，孰若逍遥世外。乃栖心妙道，博览奇书，访道求师，以相印证。虽艰苦备尝，而得师传玉液了性、金液了命口诀，如云开见月，始知道在目前。窃叹旁门殊多谬误，亟当正以丹经。而丹经多遭兵燹，□□□意义精确者凡十六卷，付诸手民，以冀结缘丹友。如王祖□□□□□□之遇张环卫，同了大事，素愿斯足。今者亲老家贫，丹财未备，更值友人亏累，病未全愈，虽不能学孙真人聚气开关，复后天之炁以延年，惟遵柳师之诀，无事静坐，调息凝神。但所居非合修行之地，偶尔不慎，辄感风寒。然静修日久，亦时得坎离相交之乐，深信言不我欺。

《慧命经》《金仙证论》，言皆明显，学者当与《参同契》《悟真篇》并参，自知阴丹阳丹、内药外药、有为无为、性命双修、玉液了性、金液了命之道矣。惜是经论吾粤无板，因重刊之，用广流传，冀学者同跻寿域，庶无负先师普渡众生之宏愿也夫。

光绪十五年岁次己丑暮春之初罗浮黄龙道人香山郑怀仁陶斋氏谨序于海镜偫鹤山房

（上二篇出郑观应光绪戊子重刊《慧命经》）

慧命经

江右株林桥传庐柳华阳撰　并注

山阳后学一阳　参订

自　序

　　华阳洪都之乡人也,幼而好佛,因入梵宇有悟,常怀方外想,见僧辄喜。一旦闻长者曰,昔五祖三更时私授六祖道。侧听欢然,憬如梦觉,始知修炼家必赖师传。乃寻求不已,足迹遍荆楚间,迄无所遇,后乃投皖水之双莲寺落发,愈加咨访。凡三教之师,靡不参究,竟无悉慧命之旨者。因自叹曰:"人身难得,遂此虚度乎?"忽发一念,于每夕二鼓余,五体投地,盟誓虔叩上苍,务求必得。阅及半载,幸遇合洪、冲虚师①,传余秘旨,豁然通悟,乃知慧命之道,即系②所本有之灵物。嗣至匡庐,又遇壶云老师,窃聆论绪,知为非常人。勤恳听受,继以哀吁,师乃大发鸿慈,开悟微密,中边奥窍,罔不周彻。及余临行,师嘱曰:"佛教双修,今已断灭,子当续其命脉,以度有缘。"余隐迹江左,与二三道侣焚修切究,因碧蟾、了然、琼玉、真元,苦修已成舍利,默契师传,故纂集是书,命曰《慧命经》,画图立相,开古佛之秘密,泄师祖之元机,洵接引后学之梯筏也。

　　余见世之求道者,多宗语录,而语录中有实语者,有妄语者。彼下学不知如来慧命之道,误入套语口禅,终为下愚,转受语录之害。余遍阅诸经,与

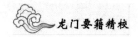

师传印证,有《楞严》、《华严》、《坛经》,乃实语也;禅师语录,和尚语录,乃妄语也。夫修炼之道,非实语不足以证真诠,非实语不足以辟虚妄。虚妄胜则魔障生,虽有智贤,无所从入。千百年来,慧命之道,深秘单传,率难窥觉,今以浅率之言,将佛宝私传,和盘托出,俾世之学者,睹此《慧命经》,即若亲口相传,只须励志精勤,不必他山求助,则佛果可以立证,此余苦心求师悟道之本愿也。

乾隆甲寅夏湖口传庐柳华阳序于皖城忠洁庵中

漏尽图第一

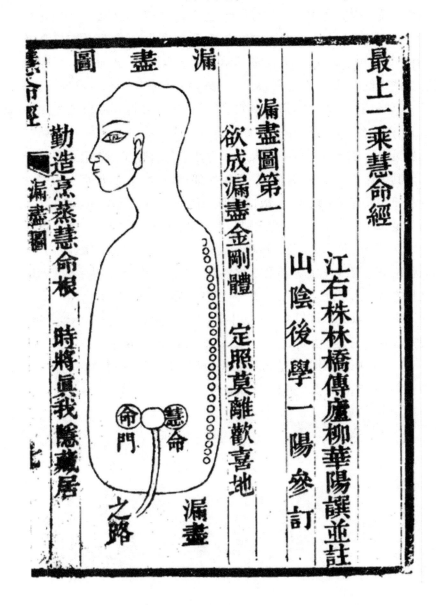

欲成漏尽金刚体，定照莫离欢喜地。
勤造烹蒸慧命根，时将真我隐藏居。

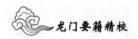

盖道之精微,莫如性命;性命之修炼,莫如归一。古圣高贤,将性命归一之旨,巧喻外物,不肯明示直论,所以世之无双修者矣。余之所续图者,非敢妄泄也。是尊《楞严》之漏尽,表《华严》之奥旨,会诸经之散言,以归正图,方知慧命是不外乎窍矣。且此图之所立者,是愿同志之士,明此双修之天机,不堕傍门,方知真种由此而怀,漏尽由此而成,舍利由此而炼,大道由此而成。且此窍也,乃是虚无之窟,无形无影,炁发则成窍,机息则渺茫,乃藏真之所,修慧命之坛,名之曰海底龙宫,曰雪山界地,曰西方,曰元关,曰极乐国,曰无极之乡。名虽众多,无非此一窍也。修士不明此窍,千生万劫,慧命则无所觅也。是窍也,大矣哉!父母未生此身,受孕之时,先生此窍,而性命实寓于其中。二物相融,合而为一,融融郁郁,似炉中之火种,一团太和天理。故曰先天有无穷之消息,故曰父母未生前。炁足胎圆,形动包裂,犹如高山失足,囫地一声,而性命到此则分为二矣。自此而往,性不能见命,命不能见性,少而壮,壮而老,老而呜呼。故如来发大慈悲,泄漏修炼之法,教人再入包胎,重造我之性命。将我之神炁入于此窍之内,合而为一,以成真种;如父母之精炁入于此窍之内,合而为一,以成胎孕。其理一也。

夫窍内有君火,门守①有相火,周身为民火。君火发而相火承之,相火动而民火从之。三火顺去则成人,三火逆来则成道,故漏尽之窍,凡圣由此而起,不修此道,而另修别务,是无所益也。所以千门万户,不知此窍内有慧命佛性主宰,向外寻求,费尽心机,无所成矣。

---

① 守,一本作"首"。

法轮六候图第二

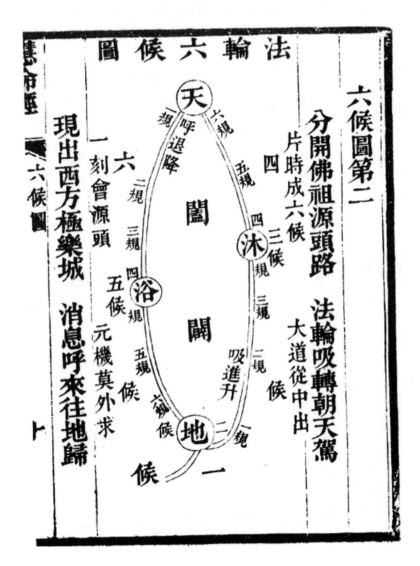

片时成六候，大道从中出。

一刻会源头，元机莫外求。

分开佛祖源头路，法轮吸转朝天驾。

现出西方极乐城，消息呼来往地归。

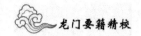

且道之妙用,莫如法轮;运行不蹼,莫如道路;迟速不等,莫如规则;限数不差,莫如候法。是图也,大备法全,而西来真面目无不在此矣。且其中之元妙行持,莫如呼吸;消息往来,莫如阖辟;不外道路,莫如真意;有所起止,莫如界地。舍己从人,备著此图,全泄天机。愚夫俗人得之,亦无不成也。苟无其德,纵有所遇,天必不附其道。何也?德之于道,如鸟之羽翰,缺一无所用也。必须忠、孝、仁、义,五戒全净,然后有所望焉。而其中精微奥妙,尽在《慧命经》中,两相参看,无不得其真矣。

任督二脉图第三

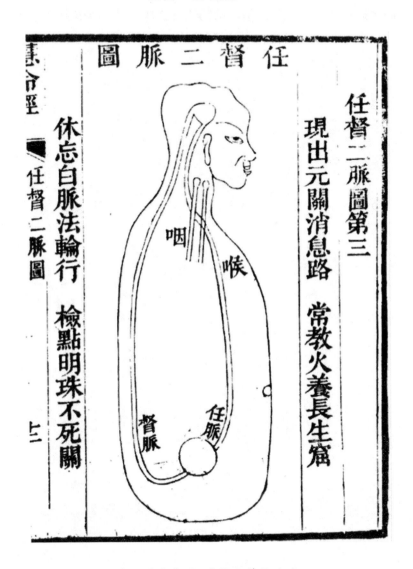

现出元关消息路，常教火养长生窟。

休忘白脉法轮行，检①点明珠不死关。

---

① 检，底本图文作"捡"，据诸本改。

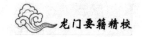

　　盖此图于前二图,原是一也,所以重续者何为? 是恐修道之人不知自身有法轮之路道,故备此图,以晓同志耳。盖人能通此二脉,则百脉具通矣。所以鹿之睡时,鼻入肛门,通其督脉,鹤龟通其任脉。三物俱有千岁之寿,何况人乎! 修道之士,既转法轮,以运慧命,何患不长其寿而成其道也?

道胎图第四

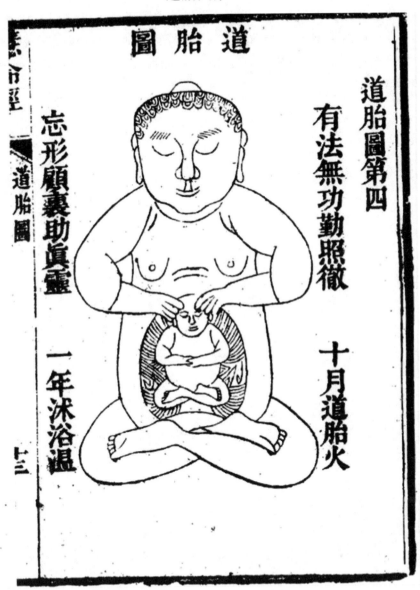

有法无功勤照彻,十月道胎火;
忘形顾里助真灵,一年沐浴温。

　　且此图,《楞严经》原本有之妙旨。俗僧不知道胎者,因当初未续图之过耳。今以阐扬,修士方知如来有道胎真实之工夫在矣。盖胎者,非有形有象而别物可以成之,实即我之神炁也。先以神入乎其炁,后炁来包乎其神,神炁相结,而意则寂然不动,所谓胎矣。且炁凝而后神灵,故经曰:"亲奉觉应,二炁培养。"故曰:"日益增长,炁足胎圆,从顶而出。"所谓"形成出胎,亲为佛子"者矣。

出胎图第五

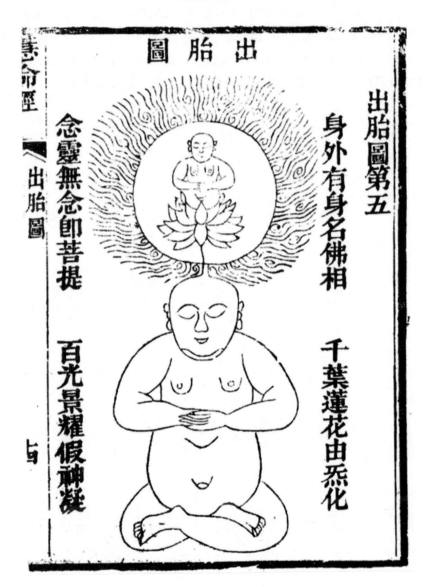

身外有身名佛相，千叶莲花①由炁化。

念灵无念即菩提，百光景耀假神凝。

---

① 莲花，底本作"莲开"。

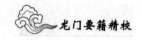

《楞严咒》曰"尔时,世尊从肉髻中涌百宝光,光中涌出千叶宝莲,有化如来坐宝花中,顶放十道百宝光明,皆遍示现,大众仰观,放光如来宣说神咒"者,即阳神之出现也,故名曰"佛子"。苟不得慧命之道,枯寂口禅,焉有自身之如来坐此宝花放光明之法身出现者哉?或谓阳神小道,焉得世尊小道乎?此即泄《楞严》之秘密,晓喻后学。得此道者立超,允不落凡尘矣。①

---

① 此句一本作"得此道者立超圣域,不落凡尘矣",另本"圣域"作"圣境"。按:"允"当作"永",避清嘉庆帝初名"永琰"之讳,后同。

化身图第六

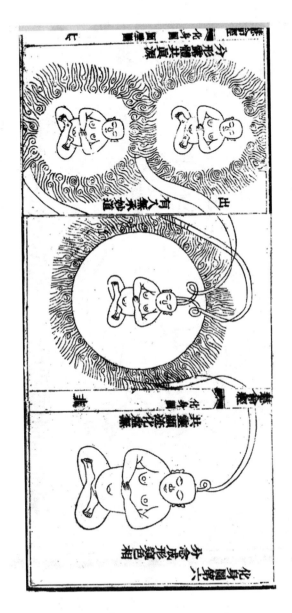

分念成形窥色相，共灵显迹化虚无。
出有入无承妙道，分形露体共真源。

面壁图第七

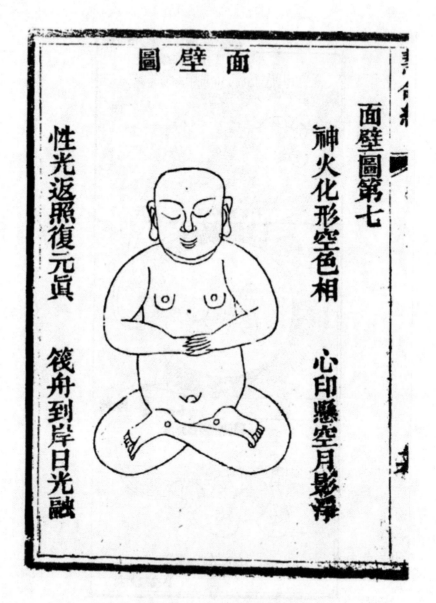

神火化形空色相,心印悬空月影净。
性光返照复元真,筏舟到岸日光融。

虚空粉碎图第八

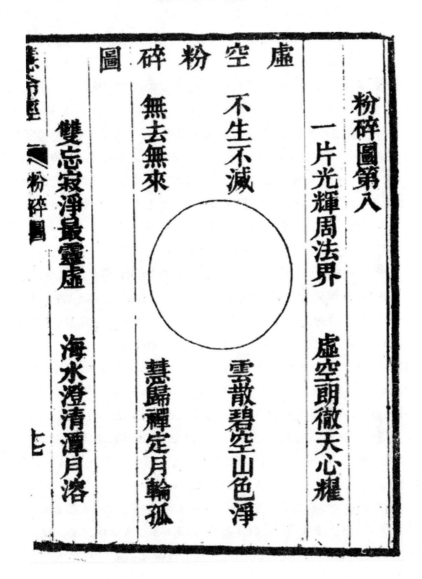

不生不灭,无去无来。

云散碧空山色净,慧归禅定月轮孤。

一片光辉周法界,虚空朗彻天心耀。

双忘寂净最灵虚,海水澄清潭月溶。

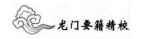

集说《慧命经》第九

华阳曰：成佛作祖，是本性灵光，不得慧命漏尽，不能了道直入于如来之太空。

盖本性灵光者，其名虽二，源头则一也。在定则谓之性，定中慧照，则谓之光矣。慧命者，乃如来当初所取以示人之名也。是西方之梵语，中华曰"人之本源"，儒谓之"先天炁"也。是修佛之舟梯，作祖之权柄，即孟子所谓"善养浩然之炁"者是也。漏尽者，即世尊以示阿难所修之名也，亦是西方之梵语。中华曰"走漏"，儒谓之"走精"，医谓之"泄元炁"，而漏尽即慧命之所化。当其未动之先，本是命也。及其动而不知其修炼，出关则化为有形之漏尽矣，故儒谓之"炁化精"也。当其童真之时，坚固之体，原无漏尽之名，圆陀陀，光灼灼。此时若遇真师，不用漏尽之法，只要将此圆陀陀、光灼灼之慧命，收归中宫，时时惺悟，刻刻觉照，护持十月，道胎养成佛体，即《楞严经》所谓"既游道胎，亲奉觉应"，功勤炁足，自然出胎。到此法身广大，即《楞严经》所谓"形成出胎，亲为佛子"，此即谓之顿法矣。若夫十六岁以后，命宝满足，足而自漏矣，从此以往，漏漏无止①，故如来谓之曰"漏尽"矣。世之学佛者，若不虚心求师指点火化之真诀，任尔打七参禅，长坐行持之流，万无所保。既无所保，焉有道之可成哉？故《华严》云："不求此妙法，终不成菩提。"是以如来发大慈悲，示人下手接续添油之法，补足圆陀陀、光灼灼之慧命，再皈中宫，此乃谓之渐法矣。故光明如来云："老僧会接无根树，能续无油海底灯。"且又当勤勤修炼，非一朝一夕能成道也。故世尊谓阿难云第一漏尽难成，而漏尽又是佛所喻之别名，乃此土修慧命之法也。若修性不修命，习气难消，纵然能到恢恢相，无非五通之鬼，不能契如来之六通。所以《大佛方等大集经》云："修习五通，既修习已，垂得漏尽，而不取证，何以故？愍众生故舍漏尽通，乃至行于凡夫地中。"太空者，法性圆之虚极也。故《华严》云："性如虚空。"即邵子所谓"道通天地有形外，思入风云变态中"是也。

而慧命漏尽，不得风火炼法，不能和合凝集而成大道。

---

① "漏漏无止"，一本作"炼至无漏"。

风者,是助火之烈焰;火者,是化物之能功。故如来云"微风吹动",又云"火化以后,收取舍利"。风火漏尽并用,自然和合凝集而成大道矣。

是以佛法次第用工之真传,岂无凭证,

且真实之道,则有真实次第之工夫。或如前后混杂,非如来之道也,乃傍门外道而已矣。且次第者,如下手时,有和合真种之功;如转手时,有修炼舍利之功;如了手时,有温养道胎之功;如撒手时,有出胎面壁之功等法是也。然而次第,非敢妄论,是集佛祖次第用功之秘文,攒凑逐节以为凭证,每句之下添一注脚,喻晓同志,概而证之,则无所误也。

妄以一言半句而为道哉?

如今之禅门,自己尚未得真传,妄以化人。或曰"父母未生前",或曰"念佛是谁",这等婆婆妈妈门①之言语,哄弄世界愚夫愚妇,东问西寻,谓之参求佛法,到头一场空老,何足为道哉? 志者观之,真谓之老婆禅、口头禅、是非禅、皮壳子禅,衣食之禅耳。

且千古至今,莫不以盲引盲,坑陷无数之善信,深入九重②,竟不能出头见佛之光华矣。

盖佛法自汉明帝始入中华,前秦始皇却有梵僧来此,皇送还不用。由汉后来,谬妄莫知其数,幸遇达磨来此土,以证其非,单传六代,自六祖至今,非上又非,谬外更谬,所以有九十六种外道、二十四观之傍门。独有打七一门,是害人之毒药,埋人之火坑。释教西方二十八祖、东土六代,原无此门,乃高峰门人诬捏。③ 况高峰所习乃是闭息之傍门,非如来之正道。或问曰:"何以

---

① 门,一本作"等"。
② 重,一本作"泉"。
③ 捏,底本作"摄",据诸本改。一本作"构"。

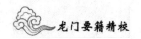

见得也?"答云:"高峰自曰'忍饥',寿昌、金粟是也。①但看打七门之人,个个吐血,不但不成大道,返得劳症苦恼而死,岂不痛哉?是人身气血脉络尚且不知,焉得知其道乎?夫人身日间劳倦,全靠夜静安神,以待后天心肾交和,为滋养此身之根本。苟教人七七昼夜劳倦不睡为之大道,安有不得其症者之害也?医曰:凡人七夜不睡,则心肾不能交,必得劳症,何况七七乎?又加打其脊络,伤其脏腑。呜呼,此刑自唐帝解之后,至今不敢妄用矣。帝当初见受此刑者,十有九死,阅诸医书,谓人五脏俱有脉络,系于脊之总络,以通其气血,为运行养形之本。一打此处,即阻其气血,逆而上行,就是卢医、扁鹊,莫能救之。故解其刑,以杖臀为之责也。又或以黄绫之上,续某僧某僧之名字,谓之传法,以假传假,迷惑世人,坑陷初学。又加口头禅之《语录》,遍满世界,纵有励志,无所觅求,以为佛祖是皆天生,亦以虚劳空死,如此将佛之光华,竟变为黑暗矣。

盖大藏之法宝,本是全旨,奈何当初学者有浅深,根有利钝,遇此前后混杂,实不肯成其逐节之次第也。

且大藏之教,有权法,有实法,有无为法,有有为法,岂可一概论之,是在人之学与不学耳。所以然者,性命双修之道,即在其中矣。

而后来诸祖,所得以成者,亦不肯并泄而同论。

且后来诸祖,有所得授而成者,不肯公同大众,以权法制伏俗僧,谓其悟性,免其多事而生别念。实法有悟知者,私附密授,故为教外别传,另通消息。如世尊不传堂弟阿难,私附与迦叶为二祖;如五祖不传首座神秀,私附与侍者卢能为六祖。是以成佛作祖之大宝,岂传无德妄人②,必要有超乎佛祖之志气,知晓那边道理,方可附之。故祖师云"宁可将身堕地狱,不将佛法

---

① 按:此句系引自《天仙论语》"太一十六问",但因所引有误,致文义混淆不清。《天仙论语》原云:"但看高峰禅师所说'忍饥',寿昌、金粟、三峰三和尚等所说'吞声忍气',及'气急杀人'之语,可见此阴神比阳神似同而实有不同之妙。""忍饥"语见《高峰禅师语录》,"吞声忍气"语见《寿昌见如谧禅师语录》,"气急杀人"语见《密云禅师语录》及《三峰藏和尚语录》。
② 无德妄人,一本作"无志之人"。

· 636 ·

与人情"是也。故佛法之秘,宜世所难闻也,是以不肯并世而同论。①

或显于无为而隐于有为,

无为者,是养道胎面壁后半之法,非今之俗僧以枯坐之无为也;其有为者,即凝集和合修慧命前半之法。有凭有据,乃先天意炁之妙用,非世间之有为也。故《宝积经》云:"一切诸法,悉如幻化,是中却有一法,和合凝集,决定成就。"②又经《颂》云:"大士修行解脱门,转益慈悲求佛法。知诸有为和合作,志乐决定勤行道。"③又经云:"所谓二乘堕于无为广大深坑。"④不能超脱证果。古德云:"有为虽伪,弃之则功行不成;无为虽真,趣⑤之则圣果难证。"今之禅门,闻之有为,谓之著相,弃而不取,殊不知此有为,乃定静之中妙道之有为也。譬如天地是个无为,而天地所以生万物者,是个有为矣。则最上一乘之佛法者亦然。而人之心能到无为之时,则内里有一物,超然而出,若不以意取之,此物岂不散于外境,即非我所有矣。如此取皈之法,故名之曰"有为法"矣,即六祖所谓"往北接度"者是也。

或显于无物而隐于有物,

无物者,乃后半之性功也;有物者,即前半之命功也。今之假禅道闻之有物,莫不厌之。殊不知此物者,道之根本,法之津梁,人人本有,即非思虑之物,乃元关内之物也。故六祖云:"吾有一物,无头无尾,无名无字,无背无面。"又傅大师云:"有物先天地,无名本寂寥,能为万物主,不逐四时凋。"乃先天之物也,宰育后天,散则无形影,聚则成舍利。故圆悟云:"何物高于天?生天者是;何物厚于地? 育地者是;何物宽于虚空? 包虚空者是;何物超佛

---

① "故祖师云……同论"一段,一本无"祖师云……是也"一句;"故佛法之秘……同论"一句,底本无,据诸本补。

② 按:所引不见《宝积经》原文。五代·宗密《宗镜录》卷七十九云:"故知一切法,皆从心生,悉如幻化,虽幻化不实,亦可作善恶之因缘。"同书卷六十五云:"乃至是中,无有一法,和合凝聚,决定成就。"元·赵友钦《仙佛同源论·有为第八》云:"《宝积经》云:'一切诸法,悉如幻化,是中却有一法,和合聚集,决定成就。'"佛典无"凝集"一说,华阳此处所引出《仙佛同源》,但改"聚集"为"凝集"。

③ 引见《华严经疏钞》卷五十。

④ 引见《华严经》。

⑤ 趣,诸本作"趋"。

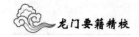

越祖？植佛祖者是。"乃化育之本，物我同途，故曰"物我同一大父母"者，即此矣。顺去生人生物，逆来成佛成祖；顺去则物我同知，逆来非师莫能晓用。故雪峰①禅师云："有物密救人，争奈人不知。"即先天纯阳至刚之炁也。散之乃在一身，促之即在元关，故寒子云："可贵天然物，独一无伴侣。觅他不可见，出入无门户。促之在方寸，延之一切处。你若不信受②，相逢不相遇。"大则包藏法界，细则粟米微尘，所以雪峰禅师云："盖天地撮来如粟米粒大。"③虽然如是，先必须和合凝集，而后有物，世尊谓之"菩提种子"，法华会上龙女所献者，即此物也。

　　或显于无事而隐于有事，

　　无事者，是祖师所制伏众人之法耳，乃小乘法也；有事者，祖师隐藏密授，乃上乘法也。无根凡夫，不能信受，故世尊云："我于五浊恶世，行此难事，得阿耨多罗三藐三菩提，为一切世间说此难信之法，是为甚难。"又云："世尊，如此之事，世所难信。"而祖师若与下根之人说破，返生非言。故《法华经》云："尔时，佛告舍利佛，止，不须复说，若说是事，一切世间诸天及人，皆当惊疑。"又云："唯此一事实，余二则非真。"且有事者，又非旁门之事也，即元关机动物产之事矣。以我之意宰之，以呼吸收之，和合真种，转运法轮，采取薰炼，总是意同呼吸用慧命矣，故名之曰"有事"者也。慧命即元炁之别名。元炁生时，若不收取，岂不散耶？故竟钦禅师云："进一步不迷理，退一步则失事。"④即此也。

　　或显于小乘而隐于大乘，

　　小乘之法，乃禅师所施之权法也。曰参禅打坐，曰念佛看经，种诸善根之因果。大乘之法，即祖师受记之密语也。曰慧命寿命，曰漏尽马阴，是超凡入圣之佛果。此以上言道之大概而已。

---

　　①　雪峰，原作"云峰"，据《雪峰真觉禅师语录》改。
　　②　受，底本作"又"，据诸本改。
　　③　此句《雪峰真觉禅师语录》作"尽大地撮来如粟米粒大"。
　　④　"竟钦禅师"，原误作"兴阳禅师"，据《五灯会元》卷十五"双峰竟钦禅师"条下改（下同）。《五灯会元》云："进一步则迷理，退一步则失事。"又云："曰：'如何得不迷理失事去？'师曰：'进一步，退一步。'"

或有言之易而喻之浅者。当逐节以熟玩，不可冒视也。参悟无疑，再求印证，使徒执其偏见，取宗于妄人之口，何其诬耶？

浅易之言，即性命之真方。未得诀者，难以晓悟。必须前后凑合，究竟层次，再求真师印证，免误此生之空修也。若今之丛林所得所证者，非如来之正法，乃黄绫上所传某僧某僧之名字，谓之佛法，若认则误也。此乃六祖之后未得真传者，妄人所捏，争方丈之计耳。哄弄后学，误了多少善信，即非佛法，乃争讼之端也。

余故曰："脱俗离尘觅过知，

古云："欲往山下路，且问去来人。"过知者，是得诀之人，或已成，或未下手，然而其诀则一也。

断淫悟道贵真师。

且断淫者，即《楞严经》之首戒，成佛之津梁。① 苟为释子，袈裟锡杖，不断淫机，谓之修道，岂不取笑儒道之高人乎？外面虽威仪②，内里与物同体③，真可耻矣。且断淫一事，若不求真师，将何法断之？凡求师者，先问此法起首，余此俱是旁门也。

任他指说万般法，与我身心难自规。

今之释教，无非看经念佛，参禅打坐，打七问话头而已，余此之外，无所为也。此乃黄叶④止小儿之啼，与我身心有何益乎？

格外高谈非至道，

今之学佛者，不得正传，开口便曰某菩萨某佛祖，自己无能，将此婆婆妈妈们话，哄弄愚人。又曰，某僧死已得道，某和尚死已得大道。若教死已得道，天下死尸尽是得道之汉。殊不知得道者，在生能为无所不至之变化，方

---

① 津梁，底本作"精梁"，据诸本改。
② 仪，底本作"义"，据诸本改。
③ 同体，一本作"无殊"。
④ 叶，底本作"业"，据诸本改。

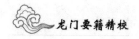

为至道矣。

片言暗点是良医。

片言,乃老实之话,非文字之长篇,亦非花言巧语,故五祖所谓"师师密附本音";暗点者,如五祖三更点与六祖,如世尊在舟点与迦叶。凡得真道者,疑病尽去,藏教之经文无不通达,故曰"良医"矣。

得来暂式①从头看,一刻工夫果自嘻。"

既得真诀,且从下手修起。如果若是真道,淫根一萌,以心凝而宰之,以呼吸而吹之,不要一刻工夫,淫根自缩,意炁自合,心静身爽,果自暗笑矣。

抑闻之《心经》曰:"观自在菩萨。"

华阳曰:此乃如来天恩,教人起手双修性命正法之切境。奈何凡夫不得真传,便谓以念观念,谓之观自在菩萨,则错谬矣。殊不知此念,乃缘习所有识种所结,非道之本源,故程子所谓"正道定理"。果是心乎?抑非心乎?此所示人另悟消息之至矣。夫观与菩萨,乃如来妙喻二物,双修之嫡旨,何得一物也?若此念谓之道,则道遥矣。故《圆觉经》云:"一切众生,妄语四大为自己身相,六尘缘影为自己心相。"②又元沙宗一③云:"灵台智性,这个是生死根本,妄想缘气,只因前尘而有分别。"④故传法如来曰:"空王殿内无踪迹。"若认为真实,则菩萨依旧埋藏九地,不得出头变化,成如来之妙相,空费此生一大因缘矣。且此念乃心中之阴气识性⑤之变化,万劫千生,原是他摄里⑥,菩萨迷弄往投,贪尘爱欲,不得解脱,所以不得证果,转劫迷失,皆因不知菩萨出处,妄认此识之误也。故景禅师云:"学道之人不识真,只为从前认

---

① 式,一本作"试"。
② 《圆觉经》云:"善男子,一切众生从无始来,种种颠倒,犹如迷人,四方易处,妄认四大为自身相,六尘缘影为自心相,譬彼病目,见空中华及第二月。"
③ 元沙宗一,底本作"元妙宗一",误,据《玄沙师备禅师广录》改。
④ 《玄沙师备禅师广录》云:"更有一般便说道昭昭灵灵,灵台智性……是生死根本,妄想缘气。汝欲识此昭昭灵灵,只因前尘色声香等法而有分别。"
⑤ 识性,一本作"识神"。
⑥ 里,一本作"理"。

识神。无始劫来生死本，痴人唤作本来身。"又南泉禅师云："心不是佛，智不是道。"马祖又云："即心是佛，乃止儿啼也。"①岂不误哉！且今之学佛者，闻之心不是佛，智不是道，岂不落空亡，茫然无主哉？问曰："何所修炼？"答曰："观，乃我正念中之灵光耳。未得真传者，谓之本性。且菩萨住居净土，二物所隔八寸四分，远非观莫能相会，即下文所谓'和合凝集，决定成就'是也。而菩萨即是慧命，实谓之佛性。自离母腹，囚地一声之时，观与菩萨，两自离分。② 且菩萨隐而深密，若不求师亲指，纵有聪慧灵悟，莫能见之，所谓'道心微微'。③ 自此而往，昼夜谋务，聪明智慧，无不是识神用事，故祖师云'汝无佛性'。所以如来发大慈悲，教大地众生，时时刻刻观照此菩萨。菩萨所得受此灵光之慧力，久则自然如梦觉，融融然似薰蒸，活活然如盆珠，豁然灵悝，放大光明。力足时至，忽然一涌潮上，与我识性合而为一。到此识性死而佛性灵显，灵灵当当，依旧是个主人，光周沙界，六通俱全，任他尘尘垢垢，我独安然一性，圆融太空，所谓'一切含灵，俱有佛性'。虽然如是，顺去生人生物，逆来成佛成祖。凡圣之变化，总是这个所谓'一物一太极'。有此太极，知觉言语；无此太极，眼垂口闭。医谓之'真火'，实无形无影，而藏之脐后肾前，稍下空悬一穴，古谓之净土家乡、极乐国、妙有真空。有此真火宰薰④有形，无此真火息断形坏，六祖所谓'心是地，性是王，王居心地上。王在身心在，王去身心坏'。然此心又非肉团之心，乃道心也。故曰'道心居于北极而众星拱'者，即此矣。天下学佛者，不修此菩萨，而另外别有道可修乎？若有所修，尽属傍门外道而已，即非观自在菩萨之道也。"

《宝积经》云："和合凝集，决定成就。"

此乃世尊之密语，大藏一教之秘文。即性命双修之法宝，故曰："决定成就。"奈何此道自汉明帝至今，并无一人显备⑤，独有达磨、寂无二祖师密受，故肉身俱已变化，亲登太空，允证金身。达磨微露而寂无著诸经典，阐扬此

---

① 《马祖道一禅师语录》云："僧问：'和尚为甚么说即心即佛？'祖曰：'为止小儿啼。'"
② 离分，一本作"睽隔"。
③ 微微，诸本作"惟微"。
④ 宰薰，一本作"蒸薰"。
⑤ 显备，一本作"宣讲"。

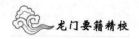

道。奈门人藏闭其书，余今解明备全，愿同志者概而证之，免堕傍门，得疾病而夭死，早成乎大道矣。夫和者，乃心中之阴炁，去和肾中之阳炁，阴炁得此阳炁，则有安心立命之所，故曰"和"也；合者，是肾中之阳炁，承受心中之阴炁，阳炁受此阴炁，则自①敛收坚固之体，故曰"合"矣。《易经》所谓"一阴一阳之谓道，偏阴偏阳之谓疾"。古往佛祖必须性命双修，愚僧②偏枯。且凝者，是凝神之法；集者，是集命之方。命不集聚，不成菩提，即孟子所谓"集义而生"也。此乃性命并修，养神养炁，简而易成。但人不知双修，故如来曰"和合"是也。且人自离母腹，神则不能顾其炁，炁不能顾其神，神藏于心，发于二目，而七窍共用，是逐日而上耗；命③藏于肾，发于淫根，夜静而下耗，禀受能有几何哉？耗尽呜呼。若不求师指点凝集，纵修，无非此心中一点阴神耳。殊不知，此神乃纯阴不能独力成乎至道。故世尊教人二六时中，行止坐卧，以念收敛微细之神，凝入于命中。命得此神，犹如臣得君主，拱伏自定，不敢私自偏伪④外耗。如此用工，再加晓悟后面采收阳生之法，少年不过月，斯⑤中年不过三五月，则命窍之中，不觉无中生有，莫知所之。忽然真机发动，其快乐之妙，不可以言语形容。到此当自保守，速转法轮。故如来还世人一个当头，汝等若依我此和合凝集之法修炼，决定成就矣。

《六祖坛经》曰："有情来下种。"

盖情者，乃修慧命下手一著之天机。若无此情，万不能成佛果。譬喻农家无种，欲望收成，岂不愚乎？今之禅僧，不得成佛者，实不知此情之故⑥耳。昔日五祖先世为栽松道人，所求四祖之道，四祖视其形骸⑦，老而无情，乃谓曰："汝转一转来。"道人果自立亡，转而自投周氏，再得正道。且道人既可立亡，不用父以自投怀胎，足谓之道矣，而又求个甚么？马祖云："不是物。"又六祖曰："淫性即是佛性。"其二老泄尽天机矣。故龙牙禅师云："人情浓厚道

---

① 自，一本作"成"。
② 愚僧，一本作"不曾"。
③ 命，一本作"炁"。
④ 伪，一本作"枯"。
⑤ 斯，诸本作"期"。
⑥ 故，一本作"过"。
⑦ 骸，底本作"骇"，据诸本改。

情微,道用人情世岂知。空有人情无道用,人情能得几多时?"且此一"情"字,自汉明帝到今,劈①者纷纷,苟不得慧命之法,便谓此情乃世情之情,学两句套语机锋话头,谓之得道,哄弄愚夫,万世之下,明眼人见之可取笑矣。既然是坏物,焉得五、六祖当时习而哄后人乎?盖五、六祖乃如来嫡传,慧命之道闭而不传与无德者有之。或问曰:"此情是个甚么?"华阳云:"此情乃慧命之化育,即元关顿开之机缄。其慧命虽藏在元关,静则发生往外,附与外形而起,与我心中之意,偶有知觉焉,是以外形兴动则谓之情也,故开元阐法。②如来曰'不识动静,学道无益'矣。"又问曰:"何谓之下种?"答曰:"此情乃生人成佛之顺逆,造道之端,非真意不能逆归。凡学佛之士,既晓形动之机,将我静中之真意凝入于命宫,时来时凝,久则天机发动,不觉命宫产出菩提,故曰'下种'矣。"又问曰:"何所修炼?"答曰:"既知凝法,当知炼法。炼者,火也。火非风不能焰灼,亦不能化物。故世尊云:'微风吹动。'又云:'火化以后,收取舍利。'凡学之士,必当使呼吸之风,逆吹命宫之真火,将所发生往外之慧命,以息摄回本地,凝凝然似炉中之火种,绵绵然如风箱之往来,薰之炼之,使有形化而为无形。知而修炼,不但本宫慧命不外耗,返得此动机,补助我之慧命之不足处,即儒所谓'造化'。生生无穷,久则命基满足,又谓之'寿命不死'矣。故如来度迦叶,谓'不死阿罗汉'者是也。"

又《摩诃般若波罗密多心经》曰:"时。"

盖诸经之句法,都有双意数字,独此曰"时",岂不怪哉?此乃如来嘱附后人,惺悟时之至切至切矣。且时者,又非时候之时也,即禅静中萌动之时矣。古德云:"若言其时无定时,清风朗月自家知。"儒云:"月到天心处,风来水面时。"诸翁虽然妙喻发其天机,却总不肯说出是个甚么时来,且教人将何所用乎?余不惜罪过,与诸人通一线,免堕傍门,早证道果,岂不妙哉!夫时者,即吾身中慧命自动时也,古德谓之"活阳③时"。其生之机,形如烈火,壮似焰风,非师传授意息,莫能制伏。别名"猛虎",专吞人之性命,吸人之骨髓,任他三教英雄豪杰,不得真传者,无不被他所丧矣。古之志士高人,必先

---

① 劈,一本作"注"。
② "故开元阐法",一本作"故闭阳关法",致前后语义不通。
③ 阳,一本作"子"。

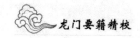

伏此猛虎，始得成其道果。然而其发动之形容，薰薰乎如浴之融暖，烈烈乎似火之将炽，一派壮旺强烈之信，薰蒸下行于淫根，威镇独立，周身之精华无不听令于他。医家谓之"外肾兴"，成佛作祖之妙诀，即在此下手矣。若得真传，何必又疑惑哉？且时者，释教之秘也秘也矣。

世尊曰："于竭陀龙宫说法。"

上文一节，言时所用之实处，无不在其中矣。又恐世人落空，故此专言真实之所，使人下手则不落空矣。盖龙宫者，西天梵语之譬如①也。中华名曰丹田，又曰炁穴，医曰精窍，其名亦多；西天又曰净土，曰界地，曰苦海，曰海底，曰极乐国，曰忧陀那，其名众多。总是和合真种之处也。所以天台《止观》云"梵语忧陀那，此土丹田"②是也。故近代得道者，恐人不悟，又曰炉也。此乃祖师慈悲示人，切近之妙喻，使人知有实所。譬如铁匠，欲成锋芒美器，非炉莫能成功，修炼亦复如是。盖炉何也？化形成物之所。其法易明，故《心经解》云："收来放在丹炉内，炼得金乌一样红。"光明如来云："炉中火发。"又云"炉中发火泄天机，不悟西来即是迷"是也。

圆通禅师曰："北斗里藏身。"③

北斗即上文"龙宫"是也，藏身即前文"凝集"是也。祖师教人，常将我之真念藏于北斗，则心自空，命自固矣，故庞居士云"心空及第归"④是也。

寂无禅师曰："凝神收入此窍之中，则炁随神往，自然归于此处。"

且寂无得如来达摩之全旨，慧命之嫡传，故能隐显莫测，变化无穷。雍正年间，累⑤在太邑，化阳身数十，家家有个寂无，谈笑饮食，隐则无踪。或与

① 如，一本作"喻"。
② 隋·天台智顗《修习止观坐禅法要》云："脐下一寸名忧陀那，此云丹田。"
③ 明·觉浪道盛《天界觉浪盛禅师语录》卷二云："北斗藏身人不见，翻然踏破也还难。"又云："藏身于北斗。"
④ "故庞居士云'心空及第归'"，底本作"故傅大士云'心空极地归'"，误，据《庞居士语录》改。
⑤ 累，一本作"屡"。

人金银美女，或显虎狰水火，从学之徒，凡心欲念，无所得焉。① 盖凝者，移也；窍者，即丹田也，亦曰炉也。此表炁之所发，当用功之时也。盖炁之动，附于外形而出，若任其出，将何为道本哉？所以祖师示人，此时速凝神入于丹田，炁得神之翕收，则炁亦归矣。且此炁者，又非呼吸之气，乃先天之炁也，即孟子所谓"浩然之炁"者矣。此炁自我释教，诸得道之宗师，不肯泄漏，尽是譬喻外物，使人自悟。有明白者，然后密附，故曰"教外别传"。炁之别名，释教曰柱杖，曰锡杖，曰禅那，曰摘芦，曰白雪，曰金莲，曰鹊巢②，曰洞水，曰海水，曰明星，曰西江水，曰曹溪水，曰水牯牛，曰海底灯，曰炉中火，曰牟尼珠，曰海底泥牛，曰海底明珠，曰海底开花，曰炉中香烟，曰事，曰物，众名纷纷，不可胜计。究其实事，无非此一炁也。故黄蘗③禅师参求六祖，得修炼功圆之时，自叹惜曰："道无非炁也。"此一言泄尽机④矣。

又曰："功夫不间断，息息归此。或一月二月，便能自觉窍中融融，暖炁旋动。"

息者，呼吸之气也，佛喻之风也。亦名柱杖，犹如老年傍杖而行。修慧命者，若无此息吹嘘，漏尽不化，舍利不成。故禅师云"未到水穷山尽处，且将作伴过时光"是也。盖人呼吸之气，原根本在丹田，但人只知出，不知进耳。得真传者，丹田之神，能以接息。故禅师云："无孔笛颠倒两头吹。"才得神炁相合，久则自暖，法轮自转。一月二月者，年老年少之分别耳。少年月内炉中自有效验之机发，年老或数月方有浑合之信至，暖炁才有动机。

净光如来曰："金童一惺弃皇宫，不觉犀牛法海中。欲要觅他归故里，灵山塔下始知踪。"

太子，即世尊也。世尊思修，有天神变白马，乘太子出皇宫，腾空而至雪山，自金刀落发。先未得真传，以修傍门，所以漏尽无成，形骸尪羸，后得阿私陀以传慧命之正道，始成佛位。故《法华经》云仙人授佛妙法，如来因之遂

---

① "无所得焉"，一本作"无不消焉"。
② 曰鹊巢，一本作"曰散果"。
③ 黄蘗，一本作"黄檗"，一本作"黄叶"。
④ 机，一本作"其机"，一本作"天机"。

致成佛。又《释家谱》①云：私陀见太子形骸尪羸，谓太子曰，可食牛乳，复其本元。太子果食其乳，依然复其三十二相，道果圆满，以求然灯佛证之。世尊初下工夫，修炼至道，不待以数月期，忽见明星，自叹曰："一切众生皆有佛性。"奈何不得斯道之过耳。世尊言佛性即慧命也。牛者，炁也；海者，即丹田也。欲觅此牛，其藏处在法海，他所则无矣，故曰："北斗里藏身。"灵山，心也；塔下，即丹田也。如来教人修道，先修塔下，而后有牛来归故里之效验矣。故藏经曰："人人有个灵山塔，好向灵山塔下修。"知宗②也者，丹田之内，忽然无中生有也。不待他论，自意念中觉知，融暖和畅，一派春景，其乐无穷，即马祖所谓"达于皮毛，畅于四肢"也。归者，还也；故里者，心田也。始由下中归上，化识性为佛性，煅习念成正念，识死性现，朗朗一个主人，故曰"归故里"者也。

圆通禅师曰："群阴剥尽，一阳复生。欲见天地之心，须识乘阴之法。"③
群阴剥尽者，在年十一月，在人身为北海；一阳生者，在年为冬至，在人身为阳生；天心，即阳生之所。邵子所谓"冬至子之半，天心无改移"是也。欲见此心，须求炼法，而后有可见之验。见，乃真种所产之法，即世尊见明星之见也。

《楞严经》云："愿立道场，先取雪山大力白牛，可取其粪以泥其地。"
且喻道场者，乃修佛道之起手也；阐牛粪者，即是炼慧命之根本矣。世尊教人修道，先修慧命，若不修慧命之纯阳，起手单修心中阴神，安有不遭《楞严经》"阴魔"之类乎？如今禅门修性而不修命，往往颠倒，返到得疾病死。虽然口称顿悟十地三乘，往往到头虚老，不思雪山白牛粪之美处，空以磨砖作镜，妄以集雪为粮，误了几多年少。既无立命之基，安有性道可成之理乎？是以戏台上优人，自称汉高祖、楚霸王矣。盖雪乃白也，白为西方之正色，是喻人命窍之炁也。故如来教人修西方极乐也，即此矣。而良医又明

---

① "《释家谱》"，当即梁·僧佑所著之《释迦谱》。佛藏中尚还有唐·道宣《释迦氏谱》一书。按：《慧命经》所引文并不完全见于《释迦谱》中，疑据己意而云之。
② 宗，诸本作"踪"。
③ 明·觉浪道盛《天界觉浪盛禅师语录》卷五云："群阴剥尽，一阳复生。欲见天地之心，须识乘除之法。法无异法，妄自取着。"

指之曰：两肾之前，空悬一白圈，先天性命水火即在其中，无形无相，空空荡荡，慧命即在其中矣。若不速自修炼，焉得久居？奔名利而耗散，逐色欲而丧真。出家之人，念诵枯坐分离。① 呜呼，是油干灯灭，不到半百而亡，故曰"雪山"也。且命即元炁也，炁之刚而无比，色之白而无瑕，故曰"大力白牛"也。炁之隐显，包乎天地，载乎万物，广而无际，细而无核，觅而无影，修而现前，超佛越祖，无不是此炁也，即孟子所谓"至大至刚"，岂谬言哉！然而炁之变化，年壮而自拱，静极而自生，不知保守，则以耗散，故曰"粪"矣。耗散朝朝如是，不早筑固命根，能有几何哉？即儒所谓"用之则成路，不用则茅塞"也。盖粪乃劈魔之至宝，成佛之阶级，不取粪而修，则十炼九空。譬喻世人欲起美屋，非其基地，安能居哉？且古之志人，知此粪之出处，静时而养，动时而取，收摄还我本地，用火薰炼，筑固自己基址，则谓之"泥道场"也。但既有场基，又不可少善知识，时时刻刻，将我之真意坐居其中，一念不起，八风安能摇动？即康节所谓"一念不起，鬼神莫知"。不由乎我，更由乎谁？独独惟惟②，任他千魔百怪，我在这里隐身，安然自在，故曰和尚坐道场，则不遭魔类矣。即阿难所谓"坐于中流水面，跏趺入灭"是也。此篇注者如作者，同一鼻孔出气者矣。

《楞严经》又曰："必使淫机身心俱断，断性亦无，于佛菩提斯可希冀。"

且自古得道者，莫不先使③淫机，而后能超佛越祖。世之为释子者，身心断淫之说，无不知之矣。独有淫机一字，举世罕知。不但不知修炼之法而所以然者，身心亦不能实使其不淫也。何以故？且淫机一发，形如烈火，速似焰风。苟不得其法，安有不牵连身心之忧患也？且若无其机，身心安然无所忧患矣。故世尊知其机之利害，难以自了，是教人以使之。且使之者，非空使也，而必有使之法焉在也。故察禅师云："祖意如空不是空，灵机争夺有为

① "念诵枯坐分离"，一本作"念诵枯坐分离气耗神"，一本作"念诵枯坐，则离气耗神"。
② 惟惟，一本作"惺惺"。
③ 使，一本作"断"。

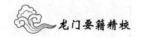

功。"①且此法至简至易，非夙有善根者，立面难闻。既无所闻，淫机焉有自断者哉？若不迅早虚心求师，任尔千修万炼，难免其患。所以近来丛林多有业障，善知识者，不得其法善②，有私下身前身后行淫，故毕、书二大人将此等僧充军、问徒，是天谴其罪矣。问："淫机何物也？"答云："淫机即世尊所谓'淫根'也。根之形容在外而机在内，不知修炼，焉有不牵连身心乎？即孟子所谓'炁亦能动志'之说。"问曰："有何法制伏？"答曰："得诀者，其机之将发，以神主之，使其机之自息，即孟子所谓'志者，帅也'。以呼吸摄之，使其炁之自归，即达磨所谓'采取'也。神即为火，息即为风，机发虽是炁，而内实有漏尽之资。若不在此煅炼，则又牵连身心矣。以丹田为炉，以阖辟为箱，以火而炼，以风而吹，以暖信为效验，以畅快为无事。久久煅炼，则机自死，淫性自断。断性一无，身心太平，三种淫事，无所集有，于佛菩提何难冀也？此乃万圣千祖不传之秘法，余今尽泄矣。为释之子不修三种淫事，自谓善知识者，即《楞严经》五十三种之魔矣。"又或谓余之错也，后学者且当本文证之，世尊岂有错乎？

　　寂无禅师曰："其机既发，凝神入于丹田，当用武火，收摄而归，以薰以炼；机之未发，以神照之丹田，当用文火，不离而守，以烹以蒸。似此悟入，才得真种发生。"

　　且机之发者，乃丹田之炁动也。既然凝神，则此机动，受神制伏，自然两不相离，如磁石之吸铁，隔碍潜通，和合为一矣。祖师又恐临时炁之生旺，猛虎难伏，故曰"用武火"，此真乃泄尽天机，慈悲至已尽矣。万世之下，学佛之士，无不沾恩矣。盖武火者，乃修道之密法，成佛之秘机，佛佛心受，祖祖口传，悟且甚难，故五祖云："师师密附本音。"世尊、达磨虽有"火化""风吹候"之言，而文武之用度，未行竹帛，故世之无双修，而亦不能信。自达磨、寂无后，无有形神俱妙之高僧矣。问曰："何谓武火摄归？"答曰："武火摄归者，乃呼吸之气，摄真炁归源，而又离不得真意为之主宰矣，故曰：'一意驰二炁。'鼓舞摄归，总在乎意之能耳。盖炁生易下流顺出，故以呼吸摄之。若不借呼

　　① 《同安察祖十悬谈》云："祖意如空不是空，元机争堕有无功。"此处改"堕"为"夺"，改"有无"为"有为"，其意迥变。《悬谈》意谓元妙之机不会堕落在有无之间，与《慧命》之义不同。

　　② 善，一本作"多"。

吸消息之鼓舞，则一神而难摄，炁亦难归。二炁原有兼用，故禅师云：'你有个柱杖子，我与你一个柱杖子。'即喻此二炁同用之机也。当呼吸之机，我则从阴蹻①迎归炉，即达磨所谓'采取'也。或十迎，或数十迎，外形倒则止矣。明此二炁阖辟之消息，则元炁自归炉矣。用二炁之时，炉中之意不著于呼吸，依于元炁采取，不过借呼吸之机，以为采取之具，即六祖所谓'往北接度'是也。且元炁既归炉，又当薰炼，以意定而为火，以息嘘而为风，镕灼一时，漏尽之资则尽化而为炁，放心安容。此乃武火之功也。"问曰："文火何也？"答云："文火者，不存而守，不息而嘘，时时刻刻不昧，惺惺绵绵不断，息息归炉，即古德云：'杖往杖来无间断，舍利成全合本初。'切忌昏迷散乱，一念不起，一意不散，犹如炉中火种。如此修炼，何患真种不生，舍利不产，大道不成哉？"

《释家谱》②世尊曰："对斗明星而悟道。"

对即中华，名曰返观是也；斗即北斗，喻丹田是也；明星者，乃丹田之炁发晃是也。正是真种所产之景，所以兴阳禅师云："匝地红轮秀③，海底不开花。"即此矣。

圆通禅师曰："北斗藏身虽有悟，出尘消息少人知。"④

北斗藏身者，是藏神在此，而起手若不在此而修，则不能出尘矣。凡出尘者，即转法轮之消息。当转而不转，则种子产而无归，又废前功，即竟钦所谓"退一步则失事"，故曰："出尘消息少人知。"此以上尽是言和合真种之法。

此上数者，《慧命经》之妙法，和合真种之天机，具在斯与。而其风火之功，亦不外是矣。

---

① 蹻，底本作"桥"，据诸本改。
② 谱，底本作"普"，据诸本改，下同。
③ 秀，一本作"透"，误。《五灯会元》卷十四"兴阳清剖禅师"条下云："匝地红轮秀，海底不栽花。"
④ 明·觉浪道盛《天界觉浪盛禅师语录》卷七云："北斗藏身须有语，出群消息许谁知？"

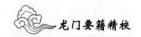

此总结上文和合真种、风火之法。古圣不肯全露，故人难①悟大道，尽入歧路。余浅直解明，以晓同志，庶不误入外道，早成正觉。世之有好佛者，果潜心此经，自修自证，以成大道，岂不乐哉？

予故曰：自始凝神返照龙宫，浑然而定静，以双忘而待动，以意炁而同用，以神火而化，以息风而吹，以武而炼，以文而守，久久薰蒸，刻刻无间，意炁两不相离，则和会凝集之法得矣。

此总序和合所生真种之法。盖龙宫者，遵如来之梵音，此土名曰"丹田"；丹田之内有水，故曰"龙宫"。水性沉重，朝朝下流。神即是火，火性轻浮，刻刻上焰。世人沉下浮上，两离分散，故不能成其道。佛祖以火凝在水中，则心自空，火不焰上，水得火煎，水不下流，化而为炁，炁者②自然上升。当凝神之时，内念不出，外念不入，空空荡荡，不著不滞，回光返照。既照则忘形忘意，但用意即是不忘，但忘即不能以意照之。心无不存之谓照，欲无不泯之谓忘。忘与照，一而二，二而一。当忘之时，其心湛然，未常不照；当照之时，纤毫不立，未常不忘。忘照纯一，浑然定静，天地人我，莫知所之。且待而候动，不觉融融和和，外形勃起，以意迎炁而归。既归本地，以神注定其中，当以呼吸吹嘘。久则文火，勿忘勿助，行住坐卧，不离这里，何患真种不产哉？

不闻得道古儒之言乎？"恍惚阴阳初变化，氤氲天地乍回旋。"

此以下言真种所产之时。古儒，即邵康节是也。予之释教，竟有无知无识者，谓儒不知大道，自打七参禅，口头三昧，谓之得道，诚可笑矣。不但儒闻而不视，高僧亦自夹鼻恐臭侵。③盖恍惚者，静定之中，浑然一团，外不见其身，内不见其心，恍恍惚惚；初变化者，即此恍惚之间，忽然不觉，融融和和，如沐如浴，故寂无禅师云"六合同春"；乍者，即兴阳禅师云"匝④地红轮秀"；回旋者，真炁旋动，正是元关透露，而真种产矣，有无穷之妙乐也。

---

① 难，底本作"虽"，据诸本改。
② 者，一本作"则"。
③ 侵，一本作"矣"。
④ 匝，底本作"乍"，据前后文及诸本改。

《六祖坛经》曰:"因地果还生。"

地者,名净土,又名苦海,又名忧陀那。巧喻异名,无非果生之处也。盖果还生者,因以前能明有情来下种,和合之机,到此方有果也,果即菩提子也,又曰舍利子。

无量光明如来①曰:"分明动静应无相,不觉龙宫吼一声。"

无相者,释曰威音,儒曰无极,盖此物本来无相,因静定而生;龙宫者,即上文"因地"是也;吼一声者,即上文"果生"也。儒曰"杜宇一声春晓",乃阳炁之所生也。能知此一声之机,则洞水可流,西江可吸,海水可灌顶也。古德云:"地雷震动巽门开。"又云"雷从地响"矣。

紫摩金光如来曰:"海底泥牛露半形。"

海底,即我之丹田,北海也。世尊名之曰龙宫,又曰恒河,兴阳禅师亦曰海底,是藏慧命之源窟,故曰海也。泥牛者,即慧命也。世尊名之曰摩尼,即我身中神炁和合所炼成之真种也。露半形者,乃真种将产之法象也。此时必须以静而待之,不可急于取收,任牛之自露全形者,方可兴功,不然,念动牛惊,依然隐而无踪,圆通禅师谓"太早生"。故寂无禅师云:必须元窍生物,斯可阳炉发火,固莫为之先,亦莫为之后。若夫机未至而先助长,则外火虽行,内符未应,适自取焚驱之凶矣,奚可哉?

圆通禅师曰:"梅花未发太早生,梅花已发太迟生。"②

梅花者,乃阳之首,而为报春之信也,即喻我身中阳炁所发之景矣;未发者,是喻阳炁将动未动也,此时如或妄采,而炁嫩则不升,故曰"太早生"矣;已发者,是喻阳炁已动也,此时即当取收归源,若不归源,炁则散而无依,故曰"太迟生"。竟钦禅师云:"进一步则不迷理,退一步则失事。"诚所谓也。

又曰:"怎么则风霜都吃尽,独占普天春。"

---

① 《金仙证论》作"太初古佛"。

② 明·觉浪道盛《天界觉浪盛禅师语录》卷五云:"一跛僧出问:'梅花未发时如何?'师云:'太早生。'进云:'梅花已发后如何?'师云:'太迟生。'进云:'怎么则风霜都吃尽,独占普天春?'师云:'切忌道着。'"

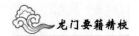

恁么者，即喻时当令也；风霜吃尽者，是喻无阴气之谓也；春者，阳也，是喻丹田一派纯阳之炁。其中景象如沐如浴，周身融和，畅快不可胜比。内外尽是阳春，乃真种所产之真景也。

又曰："切须盗著。"

此乃祖师嘱咐后人，如或见此景至，即当兴功收取，如或不收，则是当面错过，此物又行熟路。故竟钦云"退后则失事"，诚有言也，岂不悟哉？故曰"盗著"。盗者，强夺也。当此之时，切须勇猛，以我之意宰之，用我之息摄之，将此真种，归于丹炉，而后再用法轮之功。

寂无禅师云："至于六合同春，物物得所。"

且六合者，周身也；春者，喻周身之暖信也；物者，乃释教之别名，即儒所谓元炁也。功到时至，此物当产之时，不知不觉，忽然丹田融融洽洽，周身酥绵快乐，痒生毫窍，身心无主，丹田暖融，渐渐而开，阳物勃然而举。忽然一吼，呼吸顿断，心物如磁石之相翕，意息如蛰虫之相含，不觉入于恍惚，天地人我，莫知所之，浑浑沦沦，又非今之禅家枯寂无为。恍惚之中，心自不肯舍其物，物自不肯离其心，相亲相恋，纽结一团。其中景象，似施似翕而实未见其施翕，似泄似漏而实未至于泄漏，其妙不可以言语形容。故《心经解》云："一阳初动，有无穷之消息。"少焉，恍恍惚惚，心以复灵，呼吸复起，丹田之炁自下往后而行。肾管之根，毛际之间，痒生快乐，实不能禁止，所谓"炁满任督自开"，此之谓也。迅时速采归源，转大法轮，不然此物满而又溢，则前功废却矣。盖此篇全泄天机，余三十余年方得妙道，后之修士行工到此，切记切记，不可忽却其中景象，但得二三，即是真种所产矣。不必规规如此，而又在禀受形体有同异之别也。

达磨祖师曰："二候采牟尼。"

此言采物归炉之候也。盖二候者，前活阳生时谓之一候，累积阳满，真种产时又谓之一候，故曰二候也；采者，此物产时，仍行熟路，顺下而漏，故用呼吸采之以归炉；牟尼者，物之别名，儒谓之"元炁"也。

又曰："二候采牟尼，四候有妙用，六候别神功。"

前所谓二候者,是生与产之二候也;此所谓二候者,兼于采封之二候也。学佛之士,须当著眼,不可一概而论之。观其"法轮六候图",则明白矣。盖此二候者,真种产时,以采归炉谓之一候,而炉中封固,又谓之一候,故曰"二候"也。既归炉矣,即当速升降牟尼,以转法轮,成其舍利,升为一候,降为一候,沐浴为二候,共之四候,故曰:"四候有妙用。"采封、升降、沐浴,总共之六候。归根温养舍利,无所事矣,故曰"六候别神功"也。

六祖曰:"往北接度。"

往者,以心去也;北者,丹田也;接者,以心接物也;度者,即升降往来也。

寂无禅师曰:"采取以升降,从督脉上升泥丸,从任脉降下丹田。"

任督二脉者,即法轮往来之道路也;任脉者,起于丹田前弦,循环腹里,穿二喉之中,上顶也;督脉者,起于丹田后弦,并绕脊柱里上风府,入脑顶,与任脉会合。二脉通时,则百脉俱通矣。采取由此而行,法轮由此而转,能识此道路者,则舍利子亦由此而成矣。

《易经》曰:"阖户谓之坤,辟户谓之乾,一阖一辟谓之变,往来不穷谓之通。"

此用二炁法轮之消息也。且释藏修道之经文,前辈所称者,《楞严》、《华严》谓之首也;儒所修道之经文,莫不以《易》谓之首也。太邑海会寺方丈龙江问曰:"西方梵语未见有《易》之说,今载此,不合释教之道也?"答曰:"苟执其一,不明其二。尔所修者,傍门而已。老昙之道,未曾望见千百世以上,千百世以下,此人此心,三教岂有二道者哉?殊不知《易》之源头,乃道之祖也。"问曰:"既为道书,今时儒士以《易》为时文、卜筮之书,未闻其修道,何也?"答曰:"时文、卜筮,乃在尘之儒耳,非出尘之儒也。且古之至儒,究先天之理,参阖辟之机,格物穷源,性命在我,不由乎造物,浑然天理,出乎众外,故曰儒也。"问曰:"修道何也?"答曰:"道用先天,借后天之爪板,转法轮也。阖户即是吸机,吸机者,往下也,故曰坤矣;辟户即是呼机,呼机者,往上也,故曰乾矣。此乃后天一边之理也。变者,乾坤两卦之消息也。犹如御车,然乾坤为毂变为轴,车本不能自运,惟赖两头之轴,两头之轴又赖两头之毂,两头之毂又赖阖辟之吹嘘,车待轴而转动,又待毂而运旋,毂又待阖辟之催逼,其用方全。如或不透,再参《六候图》中,无不尽其妙也。往来不穷者,即先天后天二炁转①之消息也;通者,通达元关,乾坤共运之机也。若以口鼻一呼一吸谓之往来不穷者,则去先天大道远矣。"问曰:"若何为哉?"答曰:"以后天之息,用先天之息也。呼机为辟为乾,吸机为阖为坤。乾坤者,天地之定位,在人首即为乾,腹即为坤。变乃乾坤中之主宰,即我之真意,使二炁转运机耳,犹如南北斗星焉。往来不穷者,即二炁之转运。尔来我往,犹如乡人织布之纵②也。尔上我下,我下尔上,故曰'往来不穷'。虽然如是,而先后又不可并主重用。升降之际,意虽主斗杓,其神重在先天同行。不过借后天阖辟之机,以运先天耳。"又问曰:"弟子愚蒙,恳求至理,方敢自用?"云③:"只是泄漏有过于言者。"曰:"张继先云'度尽众生方自度'④,焉得有过乎?况且释教今时又无此双修?"答曰:"此乃转法轮之秘机也。千圣不肯明言,万祖不肯指破,妙中更妙,微中又微,凡夫俗子可闻,非夙有善根者不能见之。"又曰:"弟子恳求和尚垂恩。"答曰:"阖吸虽是下坤,而坤腹之元炁过我升之,升之者,升于乾;辟呼虽是上乾,而乾首之元炁过我降之,降之者,降于坤。总是先后二个升降,面、背、中三条道路,共乾坤之毂轴,通元关之消息,而主宰在乎意,运行总在乎神。一吸一升,一呼一降,不可差之毫发;循规行途,数之限步,不可不及而太过。乾九坤六,四撰成章,合乎造化,同乎轮转,不偏不倚,正正相当。任尔三教是是非非,成乎其道者,不离此方。

又曰:"乾爻用九,坤爻用六。"

此言转法轮爪之规则限数也。乾用九者,四九三十六,一二三规次皆用四撰之;坤用六者,四六二十四,一二三规次皆用四撰之。且古以后,一规至六规为升,升合乾,故用乾爻乾策。乾爻用九而四撰之,为三十六,故法轮升亦用九,同于四撰。乾策总六爻之四撰,二百一十有六,故升总六规亦二百一十有六,称为升也。以前一规至六规为降,降合坤,故用坤爻坤策。坤爻用六而四撰之,为二十四,故法轮降亦用六,同于四撰。坤策总六爻之四撰,

① 转,一本作"转运"。
② 纵,一本作"梭"。
③ 云,一本作"但"。
④ 宋·张继先《三十代天师虚靖真君语录》卷七云:"道人愿力如天溥,度尽众生方自度。若还纤芥未蒙恩,我终不舍升天路。"张继先,原作"世尊",据之改。

一百四十有四,故降总六规亦一百四十有四,称为降也。合之得三百六十,而完一转法轮度数之义。但其中犹有沐浴二规,不用九六四揲,则不满三百六十之义,只有三百。前言三百六十者,而沐浴不行,阖辟无数,六十在其中矣。

《华严经》曰:"诸佛定能应时转妙法轮。"

此乃沐浴二规之法喻也。定能应时者,即沐浴二界地也。儒谓之卯酉二时,释亦谓之"时"也。若不曰时,因何有应时也?定者,谓此二时不行呼吸,神炁相包相守,定而再转。儒谓此二时乃生杀之方,刑德相反,不宜有事,定守无所事也。且行法轮之时,而规规有沐浴法。问曰:"只闻东西为沐浴,未闻规规有沐浴,请开示?"华阳云:"转法轮时,呼吸之气如车水板一般,一板一板而运上,一板一板而退下。既有规则,焉得一息而运至于天耶?纵运亦不合法轮之辐爪,不成规则之步位。若此混运,则道不成矣。"问曰:"弟子愚蒙,难以悟入,再求开示?"答曰:"行法轮之时,呼吸之气有回转之机,就在此回转处而有沐浴也。"问曰:"何为沐浴?"答曰:"呼吸退为沐浴,呼吸进亦为沐浴,在前后之分耳,此古不泄之机。"

《释家谱》世尊曰:"入池沐浴。"①

池者,乃东西池也。世尊昔见明星之后,入此二池而沐浴,比时薰蒸乐者,即喻此二方也。此法自汉至今,得者藏秘,惟有寂无,始露其法也。

《华严经》曰:"为践如来所行之道,不迟不速,察谛经行。"

道者,路也,即任督二脉也;不迟不速者,以呼吸定其法则;察谛经行者,凡行法轮,神炁必须同行同住,若泛然于道外而行,渺渺茫茫,不由道而循行,此不得成舍利。

如来曰:"不得勤,不得怠。"

凡行法轮,合乎自然,同乎大道。若勤则太过而风大,法轮不能转运而焰无所制;若怠则不及而风小,不能成长旺之功而变化也。

---

① 《释迦谱》卷五云:"尔时世尊,又于他日入指池而自洗浴。"

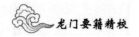

燃灯佛曰："常转法轮。"

法轮者,西方之梵语,此土曰升降,曰进退,即真种运归源也;常者,凡真种产之时,必当运行一转。如若不运,则漏尽不能止,而舍利亦不成。又不可一转而不歇,虽无大害,亦迟其产机矣。

世尊曰："常转如是妙法轮。"

且妙者,不可以言语形容,故曰妙矣。若夫无言,后学又从何所悟入?此两者在得师与不得师耳。大道最秘,谁敢全泄?余见世无双修之客,特指其是以示之,使学者尽其精微。夫妙者,消息也。知之者最简最易,不晓者实艰实难。譬喻自鸣钟,即法轮也。天地之造化,尽归于此。乡人不得见钟,但看水碓水磨,其理一也。问曰:"钟于碓磨,何比道也?"答曰:"钟之锤即喻呼吸,钟内轮子即元炁;水冲者喻呼吸也,转之者喻元炁也。但碓磨消息似同其法,又未甚全,而自鸣钟以全大道之功,何谓也?碓磨只见其进,不见其退,钟内挈①子顺转则为进,顺极则逆,而逆转者则为退也。"

六祖曰："吾有一物,上柱天,下柱地。"

物者,儒曰元炁也;柱天者,即下升于顶也;下柱地,即上降于腹也。②

《释家谱》曰："海水灌太子顶。"③

海者,丹田也;水者,元炁也,释教喻名曰曹溪水,曰洞水逆流,曰一口吸尽西江水;灌顶者,即上升也;太子,即如来也。

世尊曰："火化以后,收取舍利。"

此言舍利将成之时也。火即神也,舍利全得火以成功。然而成者,必有所成之效验,非空虚而无知也。其舍利成之时,虚室生白,而丹田如汤煎,龟缩不举,即用收取之法,运过脊后三关,还之中宫,以养道胎,故曰"收取"也。

---

① 挈,一本作"轮"。
② 此句一本作:"物者,儒曰元炁也;柱天者,即上升于顶也;下柱地,即下降于腹也。"
③ 《释迦谱》卷二云:"今宜应以四大海水,灌太子顶。"

· 656 ·

《华严经》曰:"具丈夫形,成就如来马阴藏相。"

马阴藏者,龟如线,马①缩而不举,方为舍利有成。如或微动,不可认成,必须法轮炼之。若不煅炼,则恧嫩而力微,难以冲关,须待有冲关景,而后可移。既然有景,法轮当止,若再妄行,舍利已成,而被火逼漏,依然是个凡夫。或老者病者,外肾不举,认为舍利有成,则误也。乃无漏尽之资,必加功修有所举动,而后有可望矣。

世尊曰:"能不死阿罗汉。"

不死者,言其长寿也。如果外肾不举,舍利成就,故此不死。如佛弟子迦叶住世七百年,后遇世尊传过关之法,而成二祖;如宝掌②和尚住世一千七百十二年,后遇达磨传过关之法,而后超脱。此是得舍利,未明道胎,故住于世矣。

此以上皆言转法轮成舍利之功,而慧命之道,尽在斯欤。

此总结上文成舍利之法。

予曰:成舍利之道,功法甚多,曰真神,曰真炁,曰真意,曰呼吸,曰主宰,曰运行,难以备记。凡临机转法轮之际,一意驭二炁,而运行之法,又在乎神之协真炁而同途,不可起于他见,于十二规全仗呼吸催运,以息数定其法则,自采以至于归根,不可须臾离也。离则断而不续,不成舍利矣。

且成舍利之道,功法虽多,乃至简至易之法。初行似难,熟则容易。譬如乡人织布临机之时,手足头目、上下左右、照顾接送,初学其法最难,然而熟者临机之时,不知不觉,手足头目、上下左右、照顾接送,亦不知从何而主持,乃自然而然之消息。若有所执,则不能成乎物矣。而大道亦然,凡转法轮之际,意主丹田而为轮,心神运炁而为轮爪,呼吸催逼而为轮榍③,亦出乎自然而然之消息,有何难哉? 不起于他见者,转法轮之际,外除耳目,内绝思

---

① 马,一本作"焉"。
② 宝掌,底本作"宝台",据诸本改。
③ 榍,一本作"縠"。

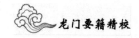

虑,一点真神领炁循环,稍有他念,炁则散于别络,空转无益。且数者,每步四揲,升为阳,阳为乾,乾用九,四九三十六,乾策总六爻之四揲,二百一十有六;降为阴,阴为坤,坤用六,四六二十四,坤策总六爻之四揲,一百四十有四。合成三百六十数,成其法轮一转之途步,限用①不差丝毫之规则,妙矣哉,至矣哉! 是道也,苟不用此,万无所成。此法自汉至今,秘而不泄,佛佛密受,祖祖口传,余备全而泄尽,愿有志者早成大道。夫三百六十数者,实非三百六十数,乃譬喻耳。且轮之爪二十四根,而以前后转一回,即成四十八,谓之一回法轮,而轮之外辐即成三百六十数,实无差也,故曰"三百六十数"矣。

不闻世尊与迦叶之言乎? 曰:"正法眼藏。"

此乃采舍利秘法天机,故曰正法也;眼者,神之所栖,眼之所至,神亦至焉。

又与阿难曰:"若不知心目所在,则不能得降伏尘劳。"

此乃《楞严》之妙旨,取舍利之密机。若不以心目取之,舍利不能出炉,故上文所谓"正法眼藏"。能采之者,实有异焉。至于三五日间,丹田渐次温暖,团成牟尼,形如火珠,效验渐次而至,妙境不可胜比矣。盖采之时专视,不可须臾离也。离则火冷炁散,不成牟尼,故曰"七日思惟",岂可轻易哉? 夫若不用此法而用别法,舍利万无所得,无非长生而已。

《法华经》曰:"我今为汝保任此事,终不虚也,汝当勤心精进。行此三昧,于七日中,思惟如是事。"②

事者,释教别名,即儒所谓"真炁"也;炁得以前风火之法,炼成舍利,故曰"不虚也";又须昼夜无竭③,念兹在兹,故曰"勤心精进";万虑尽空,一点灵光,专眸舍利,故曰"思惟如是事";七日者,乃采舍利之总诀,即儒所谓"七

---

① 用,一本作"度"。
② 《妙法莲华经》卷二云:"我今为汝保任此事,终不虚也,汝等但当勤心精进。"同书卷七云:"愿为我等说是三昧名字,我等亦欲勤修行之,行此三昧。"同书卷二又云:"于三七日中,思惟如是事。"
③ 竭,一本作"歇"。

日复见天地之心”，又云“七日一阳来复”。而物之采，或五日而得，或六日而得，岂有定哉！

世尊曰：“六种震动。”

此言舍利所产之景也。六种者，即身中六处也，非世界六处矣。眼有金光，耳有风声，鼻有气搐，脑后有鹫鸣，身有踊动，丹田有火珠驰，是为六种动矣。

又曰：“眉间常放白毫光。”

此乃舍利已成之时，常于暗室中，或见白光，一二四五俱无所得，不多不少之间，采而即得矣。佛道妙用，是其时也。且舍利将出炉，自丹田至目，一路皆虚白晃耀，如月华之明。若未明前之功法，外肾不缩如马阴藏之形，或有光者，乃属想妄而生，非舍利之光也。

世尊曰：“芦芽穿膝。”

芦芽者，过关之巧喻，即丹田所炼成之炁，名曰舍利，或名菩提，或名明珠，其名甚多，无非此炁也；穿者，穿过后三关也。若用意穿，属于导引傍门；而不用意，失于相随之机。此两俱不能过。不引不失之间，内有天机，必待师传，谁敢妄泄？此乃千佛万祖至秘至要之诀，自当恳切求师而后有所望焉。

达磨祖师曰：“折芦渡江。”

此亦过关之妙喻。奈何凡僧未得真传，便谓祖师折芦渡江，以至熊耳山下，岂不谬乎？海不能渡，焉能渡江乎？然祖师生于南天竺国，得法欲东游，是国王以巨舟，实以重宝与之，渡海凡三周寒暑，至广州登岸。先结梁，不契；后结魏，了其大事。盖折者，采也；芦者，舍利也；渡者，运行也；江者，即通行之道路也。

世尊曰：“一箭射透九重铁鼓。”

箭者，真炁也；射者，神炁同行之法也；九重者，人身背骨有三关，尾闾、夹脊、玉枕；三关左右皆有窍，故曰“九重”。当过关之妙法，必由中窍而运行,若驰别路,不能得道矣。

又曰:"禅悦为食。"

且禅悦者,快乐之境也;食者,食舍利之妙喻,非饮食也。即真炁以上顶入喉,还于中宫,故曰食也。且当未食之先,有蹊路之危险,须当防虑。舍利漏泄,是以下喉窍实,蹊路鼻窍虚,实而不行,虚则泄矣。若不求师亲指所成舍利,无待通挟鼻牵牛之法,妄驰虚窍,费尽千辛万苦,才得舍利成就,以此尽费,岂不痛哉!

又曰:"法喜充满。"

法喜者,即真炁也。真炁既归中宫,渐渐不食,故曰"充满"。其间有三月不食,有四月不食。定力专者,得断食速;定力散者,得断食迟。且断者,非勉强也,炁满神定,自然而然不食矣。

世尊《本行经》曰:"若至恒河水南岸,安隐住定如须弥。"

水者,乃梵音之巧喻,是所炼成之舍利也;南岸者,即中宫也。舍利既归中宫,神炁犹如磁石吸铁,两不相离,一得允得,无所妄驰,安隐自在,即儒所谓"允执厥中"。而识性渐渐消磨,真性渐渐灵觉,妄念无,正念自存,即《华严经》所谓"晏坐静室,恒作是念"者是也。

《楞严经》曰:"行与佛同,受佛炁分。如中阴身,自求父母,阴信冥通,入如来种,名生贵住。"

且行者,非行路也,亦非行事也,乃修道胎,内功之行矣;舍利既归中宫,而神受此佛炁,制伏不驰,神得炁定,炁得神住,相亲相恋,镕化合而为一,所谓"行与佛同,受佛炁分";性即属阴,所谓"阴身"。佛炁即为父,呼吸即为母。到此节,又不可枯寂无为。佛炁有生活之理,呼吸有资养之机,必当以性求二炁之备补。佛炁生时,使而归源,助我胎之圆满,呼吸绵绵,使而朝此,助我胎之化育,所谓"自求父母";又不可执其一而迷其二,到此太空有一炁自明堂而来,归于中宫,我则鼓动阖辟,使入周身,逐其周身阴气,变成纯阳之体,三百六十骨节,八万四千毛窍,无不通达,所谓"阴信冥通";凡躯自忘,道胎以存,一派天真佛体,所谓"如来种";虽居道胎,无形无象,定慧圆明,所谓"生贵住"矣。

世尊曰:"欲色天二界中间,化七宝坊,如三千大千世界,说甚深佛法,令法久住。"

欲色者,乃西方之梵语,中华名曰下中二丹田也。故《止观》云:"西梵优陀那,此土曰丹田。"化者,神之妙用,养道①之法。虽在中田,必兼下田,合化成一虚境。若神之执住中田,则道胎有所滞碍,而非七宝坊矣。三千,即上、中、下三田也。俗僧谓"过去一千,现在一千,未来一千,名之曰三千",岂不谬乎?盖炼舍利时,住于下田用功,谓之"一千说法"矣;然必由上、中二田之循环,养道胎时,住于中田,有十月之功,故曰"令法久住",亦谓之"一千说法"矣;然必由上、下二田路过,而后出定之时,住于上田,亦谓之"一千说法"矣。故曰"三千"也。

《华严经》曰"以定伏心,究竟无余"者。

且定者,非兀坐枯禅,顽空强制而能定也,是有自然之定静。夫舍利归于中宫,识死性活,法喜禅悦,真安妙乐,无内无外,浑然一团。禅定非凡僧之可比,朗朗兮性如秋月,融融兮命似醉熏。心目内观,舍利薰蒸,其骨肉如沐浴,而心性似太空。了达②无为兮,安寂六根;静照八识兮,空其五蕴。虽有循环之机,而真性安然无余矣。

世尊曰:"如理而来,如理而去。"

上文谓得舍利之证验,此明初入道胎之修法。且来去者,即喻呼吸之气也。示人修道胎时,必依于息,而后能离尘境,至于寂灭,故曰:"如理而来,如理而去。"所以禅师云:"未到水穷山尽处,且将作伴过时光。"盖为人自离母腹,呼吸之炁及元炁皆发散于外,日用长行,丹田本无,了胎中之息,因得神凝炁住,炼成舍利,归复于此,又必及③呼吸气亦归于此。元炁为胎④之本,呼吸为养胎之源。又当知以心主宰而定息,息未定时以心调之。息不调

① 道,一本作"道胎"。
② 了达,底本作"达",据另本改。
③ 及,一本作"以"。
④ 胎,一本作"结胎"。

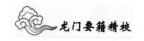

则不定,不能证道。初入胎时,调息之法,岂可少哉?"如理而来,如理而去",即调息之义也。所以纯阳真人①云"六年雪岭为何因?志定调和气与神。一百刻中都一息,方知大道显三乘"是也。

如来曰:"有余涅槃。"

有者,有息也。凡初入道胎之时,心依于息,息随于心,不急不纵,听其自然,又不可随其荒荡泛澜无知。真息在内,本有息之胎,而若空空无息。非果无息,而实有也。故《金刚经解》云:"不知谁解强安排,捏聚依然又放开。莫谓如来成断灭,一声还续一声来。"即此心息相依之义也。

《梵网戒经》曰:"如如一谛而行于无生空,一切佛贤圣,皆同无生空。"②

如如一谛而行者,即先天炁及后天之气,相兼相连,氤氲滋补,胎源之机,不急不纵,如如而行也。若今之打七参禅谓谛行,不亦谬乎?故《华严经》云:"如来大仙道,微妙难可知。"当其氤氲之时,神炁浑合,如沐似醉,骨肉融和,欲色二界中间,不执不滞,空空洞洞,故曰"无生空"也。

世尊曰之:"空不空如来藏。"

上文谓"无生空",又恐人随断见矣,故此曰"空不空"。所以空而不空,正是寂而常照也。不空者,又恐人随长见矣。不空而若空,正是照而常寂也。

燃灯佛曰:"生灭灭已。"

生灭灭已者,胎中之息未甚至于静定,而屈申之理尚有,故曰"生灭";必守致于无,无其屈申之迹,故曰"灭已";只知有神,不知其有胎中之炁,谓之"万法归一"矣。了心之法,必依于胎而住。所谓归于法者,归此也。若无道胎舍利,真元之炁强住心,谓之灭已而证道者,则妄也。

---

① 纯阳真人,原作"傅大士",据《纯阳真人浑成集》卷上改。
② 《梵网经》卷上云:"若佛子,无相心者,忘想解脱,照般若波罗蜜无二,一切结业三世法如如一谛。而行于无生空,自知得成佛。一切佛是我等师,一切贤圣是我同学,皆同无生空,故名无相心。"

《金刚经》曰："菩萨但应如所教住。"

且菩萨修佛，心必须应如所教住，而后证佛。故经云菩萨欲要修佛，应当如佛所垂教而住。教者，即道胎也。且欲得道胎之住定满足，先住其心。住心之要，又必依真息三昧而住定，则不堕于六尘而逐迷惑。如是正定而成正觉也，即《华严经》所谓"初禅念住，二禅息住"者是也。

《楞严经》曰："既游道胎，亲奉觉应。"

此言神入乎其炁，炁包乎其神，昏昏默默，浑浑沦沦，如母胎一般之景象，故曰"道胎"，又曰"父母来生前"。自造自化，俱大总持，故曰"亲奉觉应"者矣。

《金刚经》曰："菩萨于法，应无所住，行于布施。"

前文谓了心，必先依于胎息而住心。心既住已，不可贪着于息。若念念不舍，住于有息，则息又缚心，同于六根之缚心，是为不了之心。故此曰："于法应无所住，行于布施。"法即息也。心既住已，当以施舍其息，古德云"过河须用筏，到岸不须舟"是也。

《华严经》曰："安住寂静诸禅定智，入不死道。"

安住寂静诸禅定者，鼻无出气，两手六脉俱住，浑然大定，绝无生灭，即《华严经》所谓"三禅脉住"。诸根既住，则禅①乐我静。智者，禅定中之真觉也。安住寂静禅定，成正等正觉，真入不死之道，如来实自取证者矣。

世尊曰："无余涅槃。"

无余者，无出入之息也；涅槃者，非死之谓涅槃，是禅定三昧之乐也。六根灭尽，诸缘无侣②，一性圆融，慧光朗彻法界，是无余涅槃之妙境矣，即如来所谓"分明不受燃灯记，自有灵光耀古今"者是也。

《华严经》曰："恒以净念住无上觉。"

---

① 禅，一本作"常"。
② 侣，一本作"住"。

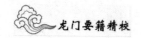

净念者,不住尘妄,亦不住于法缚,乃不生不灭,禅定中之智①念矣,即《华严经》所谓"四禅灭尽定"是也;无上觉者,佛道圆满之正觉,慧光朗彻,无昼无夜,得大自在,俱足六通,实谓之无上觉也。且念住之时,则慧自发明,切须慧而不可用。若不守定,贪其胜心,用则着于魔境,被识神所害,废损前功矣。

燃灯佛曰:"寂灭为乐。"

寂灭者,非死亡之谓也,乃胎圆性彻之实证矣,故《楞严经》曰:"觉道圆满。"佛性景象,寂寂兮慧智朗彻,耀耀兮定觉无为。心无虚妄,性无生灭,即六祖所谓"禅心无想,禅性无生"。六脉全无,鼻息灭尽,故曰"寂灭";道胎佛性,融融然如杲日,故曰"为乐",又曰"真空无为"。且到此,待寒节②雪花飘空,出定景到,移念于须弥外。未到大定,无出定之景到,妄出则入魔道;有景到而不出,谓之守尸鬼,亦无神通之智慧,又是一愚夫耳。故弥勒佛云"饶君八万劫,终始落空亡"者是也。

予故曰:舍利过关之妙法,以静而照,以柔而用。蹊路险危,防上下之驰散。待动而引,柔护而行。以文火而薰,以二炁而养,以寂照而并修,以双忘而定静,则道胎之法得矣。

此重复明得舍利养道之法也。且静照者,即取舍利之正功,不静则不生发,不照则不出炉,取舍利静照之法,岂可少哉?故世尊曰:"心目所在。"蹊路者,阳关、大便、鼻窍,即漏尽之所也。必先以法器制之,保护危险之患。此之三窍,若无真师授受,必在此妄驰失丧矣。非引而通,动而并行,全赖念头护持,故曰"善护宝珠";当此之时,如过小桥,故曰:"待动而引,柔护而行。"胎因舍利之炁有,若非呼吸之化育,焉有出定之佛子?如昔在母胎时,得二炁而成形。又假呼吸化育,母呼一呼,则胎亦呼一呼,母吸一吸,则胎亦吸一吸,而道胎亦然矣。初结道胎之时,假呼吸之火薰养;及至五六月,二炁渐微;而至八九月间,二炁全定,只知有神,不知有炁。当空之时,而顽然乎空者,则堕于断见,故空而又若不空,此正是寂而常照也;当不空之时,而只

---

① 智,一本作"正"。

② 待寒节,一本作"时节"。

知乎不空者，此堕于长见矣，故不空而又若空，此正是照而常寂也。一到大定，浑然合一，则出定之景至矣。此以上之真诀，千古不肯明言，颠倒混喻①，使人难悟。余凑合逐节，以成全指，真乃万世学佛之舟梯矣。

不闻《华严经》五十卷之言乎："世尊从白毫相中放大光明，名如来出现。"

此以下言出定之景也。上文只言养胎，而出定之时又未显然。如来恐后世不知此理，舍大慈悲，故曰"从白毫光出"。万世之下，方知有此为凭据矣。盖出定天机，非俗僧可得也。自汉至今，能几人知哉？此乃如来当时自所取证出定之验矣。出之时，或放白光，或放金光，本性有所见，即当求师用收光之法。如若不收其光，则驰散矣。有形不能化至无形，性虽妙而形不妙，是未得世尊、达磨、寂无之全法。学者当急寻师，不然错过其机，再无有也。

寂无禅师曰："胎圆节至雪花飞，念动飘空上顶机。莫谓如来枯寂道，法身出寂又归依。"

此乃出定之时，当出而不出，则滞于法身，为定之所缚，不能神通，千百亿化身。胎圆节至者，道胎圆之极也。见雪花离凡体，而念动向太空，不知此机，是未得师也。如今之丛林枯坐，摄心为道，自高自大，哄弄檀越后学，自误而又误人。不知如来"白光"，祖师"雪花"，空自为僧，赖佛藏身，食檀越之信资，忘父母之大恩，为男子身，顶天立地，不悟此道，岂不愧哉？且法身出定，离凡躯时，即速依然归于泥洹②，养纯一七再出。初出之时，或见佛祖菩萨、美异之景，切不可认他，此乃魔之变化，若认即著于魔，为魔所诱，迷失自躯，无归宿矣。即此归寂，佛果未圆，难自立脚，岂不生于后世？必须修持九地，至于十地，更加持上至十一地等觉，以超出无色界上者也。盖初出之时，离身三五尺，慎勿惊恐，一切莫认，直等一金光如车轮大，以念入于光中，收摄性中，是为化形之妙本也。

---

① 混喻，一本作"比喻"。
② 泥洹，一本作"泥丸"，后同。

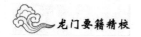

《楞严经》曰:"形成出胎,亲为佛子。"

十月道胎,得二炁滋养,胎圆性定,谓之成形出定,智慧广大,无所不见,无所不知,出有入无,聚则成形,散则无踪,光周法界,神鬼待护,故日称为佛子矣。

《法华经》曰:"世尊放白毫相光,照见东方万八千世界,靡不周遍,下至阿鼻地狱,上至阿迦尼咤天,南西北方皆如是炤见周遍。"①

且法身出定,久则无所不见,犹如掌心。阿迦尼咤天者,色界天顶之名,即色究竟天是也。道胎十月得定,功行已至此天,故出定所以至此天也。四方上下,无所不见。非要见也,乃自然而然耳。

大觉金仙如来曰:"从肉髻中,涌百宝光,光中涌出,千叶宝莲,有化如来,坐宝花中。"

此即《楞严》示人朝暮念诵之文也。而凡僧不知其所由来,空此念诵矣。盖金仙者,即《华严经》世尊之所自称也,或名大仙,或名七仙,或名众仙,岂有定哉?了然问曰:"佛教今时之僧谓仙为小道,如来又何自名此四仙也?"答曰:"佛原无彼此之分,所分之者,乃凡僧耳。如来自曰四仙者,正是使天下修道者不执门户,以总归于世尊慧命之道也。"又问曰:"《楞严经》谓十种仙报尽还坠,何也?"答曰:"十种仙还坠者,而起手修之时,原非慧命之道,乃傍门小法耳。所以成者亦小果耳,故有所坠也。若得慧命起手,则不名十种仙,而名金仙矣。且金为西方,实即炁也。炁属阳,神属阴,阴得此阳,故成阳神。阳神者,众人有所见也,亦得取物;阴神者,众人无所见也,无能取物矣。"

世尊曰:"初成正觉,乃入龙宫入定七日,观菩萨树王入定七日,至二七三七,于乳汁林入定七七四十九日不食。"

初出定时,养至一七再出,又至二七再出,至三七再出,至七七一出。乳

---

① 《妙法莲华经》"序品第一"曰:"尔时佛放眉间白毫相光,照东方万八千世界,靡不周遍,下至阿鼻地狱,上至阿迦尼咤天。""见宝塔品第十一"曰:"彼国诸佛,以大妙音而说诸法,及见无量千万亿菩萨,遍满诸国,为众说法。南西北方、四维上下,白毫相光所照之处,亦复如是。"

汁者,西方之梵语也。此土谓之乳养,譬喻儿出母胎,虽具人形,不能远行言语,全得母恩朝夕乳养,而后自行言语,智通广大。而佛子出定之后亦然,朝夕之乳养在泥洹,到此不饮不食,养培智广变化,一而化二,二而化三,化化无穷,故曰千百亿化身也。或问曰:"《五灯会源》谓入定为外道,今此所言入定,岂不是外道么?"答云:"《会源》言入定为外道者,是言未得慧命舍利之道,空此摄心入定,乃阴神之计耳,非阳灵也,故曰外道。此世尊言入定者,是得慧命成舍利之道胎,出胎后之入定也。《会源》不分其法,则混此一言,迷误后人。况且六祖慧命之道,实秘而未传。所传者,无非孤性而已,故不知世尊七七四十九日一定之道也。苟不明世尊慧命道胎,谓入定为外道,焉得世尊当初修外道乎? 后世又敢称为至尊耶? 世尊又曰八万劫中一定,岂又是外道乎? 此文'七七四十九日不食',乃世尊自所取证也。苟三日不食则呜呼,何足为道哉? 学佛之士,速早求师,指点慧命、舍利、道胎,而后有所望焉。不然,十炼九空,甘自枯死。纵妙,无非识性孤魂而已 ①。"

世尊曰:"护念法,令久住。"

此即言归于泥洹,乳养之功也。上文言乳汁,即护念之法矣;久住者,真念当住于泥洹,故曰大定者矣。

《华严经》曰:"虽证寂灭勤修习,能超②如空不动地。佛劝令从寂灭起,广修种种诸智业。"

上文言久住,得生灭灭已而寂灭之。虽然寂灭,必加修而久远,寂灭如虚空等,全然不动之地。佛嘱人曰,必要从此初得寂灭,勤加修习,智慧进进不已,空而又空,虚而又虚,故曰:"虚空界尽,我此修行,终无有尽。"

《华严经》又曰:"恒住涅槃如虚空。"

性如虚空,不著虚空相,故曰虚空。若著虚空相,即有个虚空在,而为虚空所碍,则不为虚空矣。而虚空者,乃自然而然,非有然而然者,故曰"如虚空"者是也。

---

① 已,底本作"矣",据诸本改。
② 超,《华严经》作"趣"。

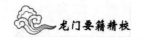

又曰："心常正定,灭除觉观,而以一切智觉观,从此不动,入无色定。"

此即复言还虚空之性也。能到虚空境界,真心常定,一切智观灭除,浑然无极。或一定三载,或一定九年,一点金光真火,收藏于内,日久月深,则凡躯亦化而为炁,神既妙而形亦妙矣。如世尊既涅度①,母来悲啼,涌至虚空,又与母说法。如达磨在少林涅度,又只履西归,在路亲与宰相言语辞别,寄信与少林。宰相回寺开棺视之,并无形骸,一空棺而已。如寂无在太邑,凡身变化百千,隐则无踪,或与人金银,或与人美女,或显虎龙,或一时回转万里,禅师隐于庐山还虚。此常定之心,岂可少哉?故世尊云"八万劫一定"是也。

《圆觉经》曰:"如来圆觉。"

圆觉者,真性还虚,虚之极至矣。无凡无圣,无昼无夜,一性太虚,即邵子所谓"道通天地有形外,思入风云变态中"。天地劫坏,这个不坏。故《弥陀经》所谓"成佛以来,至今十劫"者是也。

《华严经》曰:"法性如虚空,诸佛于中住。"

且性既如虚空,则无所事也。而又曰"于中住"者,实有一还道理,人多不悟。殊不知此乃炼虚之妙法,真性复归中宫之秘诀。且中宫者,如来谓之毗卢性海。将此真性住于性海,如龙养珠,一切不染,依灭尽定而寂灭之。纵有光现,敛而藏之,定而又定,久而性光化为舍利,光从性海中冲出,化万万道毫光,贯于太空,与古佛如来相会。所以大觉禅师云:"一颗舍利光烨烨②,照尽亿万无穷劫,大千世界总归依。"又荷泽禅师云"本来面目是真如,舍利光中认得渠,万劫迷头今始悟,方知自性是文殊"是也。

此以上皆言舍利之过关,养道胎出定还虚之妙法,而慧命之道尽在斯矣。余不敢谓此集为自论之妙道,是皆会萃先圣之真传。即后来万劫励志者,悟佛道、修慧命之根本。使见之者即自了悟,契合佛祖之真旨,而成己又

---

① 涅度,一本作"灭度",下同。
② 烨烨,原作"华华",据《性命圭旨》改。

成人,则佛道之果证矣。

正道修炼直论第十

华阳曰:修者,以破而补囫;

盖人之生也,原禀性命完全之体,及其年壮炁满而自漏。当未破时,若遇明师指点,不用补法,就此顿超,直入于如来之地矣;已破之者,必当补完全体。且补之者,必借动机以发往外之炁收回,补不足之炁。补到炁足,生机不动,便成马阴之相,谓之不死阿罗汉矣。

炼者,以火而化物。

且物非他物,即我之元炁也。元炁虽藏炁穴,动时向外,变为漏尽之资。今既归源,则用火转化而为炁矣。

火非风则不灼,

上文既言火以化物,恐人不知用风,则物难化。故此必要呼吸吹嘘,火才得灼,而物才得化而为炁。

物无所则无居。

居即炁穴也。物之生时,原从炁穴而出,今乃归炁穴,而用火风亦在此矣。

是故至人参乎大道,修乎性命,风火物所,并而同用。

以意入于炁穴,以呼吸逆吹之,岂不是"同用"者哉?

上下万古,成乎其道者,莫不以此而为要也。

盖千百世以上,千百世以下,此人此心。欲成乎其道者,无非性命;而性命合一者,无非风火。所谓"天下无二道,圣人无二心"也。

奈何知之者希焉,昧之者众焉。

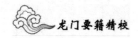

　　且世之学佛者，曰念经拜佛，曰受戒方长①；最高者，曰参禅打坐。说到"性命"二字，举世罕知矣。

　　执性乏命，不识动静，往往到头虚老。

　　盖今之学佛者，谓佛修性而不修命。殊不知如来大藏之教，性命双修，有无原是并用。以执死禅，不识动机。初习者如佛无二，久则无所效验，自生退悔，一场空死，有何益哉？

　　命动而外耗，耗尽呜呼，性何居哉？道何存哉？

　　今之为佛门者，不得如来之真传，执性不知命宝，慧命发动，不得知其法收聚②，虽不变为漏尽，亦自耗散耗尽，焉有不死？既死又将何物为道哉？

　　是以至人察乎动静之消息，合乎并修。

　　且世之凡夫，才欲修炼，便已离别父母妻子，孤自深山穷谷，或高庵大寺，谓静可以修道，诚可笑也。苟未得真传，如此枯静，不识动机，如痴猫守空窟，有何益也？故紫磨光如来云："不识动静，学道无益。"至人静其心，以候肾之动机。移入动处，合并而炼，心肾相合，即是性命合一。所以古云"一合相"者，即此矣。

　　命者根于肾，肾动则水也；

　　命者，即元炁也；炁动，即变为水矣。

　　性者根于心，心动则火也。

　　性者，乃真意也；意动，即变为火矣。

　　以火入于水中，

　　以心中之意入于肾中之炁。

---

　　①　长，一本作"丈"。
　　②　聚，一本作"住"。

则慧命而不外耗；

炁得意协住，则不外驰矣。

以风吹火化，而成真种。

盖风者，呼吸之息也；火者，意也。上文言炁得意协住，故不外驰。其中
尚有漏尽之霞影未化，故此必要呼吸之息，逆吹炉中之火，化此霞影，漏尽变
而为炁。不然此物作怪，搅乱心君，思想欲情，即孟子所谓"炁亦能动志"也，
《楞严经》亦谓之"阴魔"。务要绵绵久久煅炼，将此阴魔化为阳光，则身心自
然安乐，情欲自然不能搅动，即世尊所谓"入三昧火中而降火龙"者，即此矣。
此道、释门之秘也。有志之士得者，如法煅炼，用之得力，欲不用除而自除，
心不用静而自静，所谓"以道制心，而心自道"。是道也，能用之久者，天机忽
然发动，无中生有，即名"真种"矣。

其法简易，

难修难成者，尽是外道。如果有缘得此道者，至简至易，所谓八十遇正
道即成道矣。

悟之者，修真种而成舍利。

悟者，非无诀无传。如今之禅门，空空教人悟想，则谬已。① 此即实有真
功真传，教人转手采取真种，煅而成舍利矣。

静时而候，

机之未动，仍以静而待之。

动时而取，

机之既动，以意取之。

同炉而炼，

意炁合会一处。

----

① 已，一本作"矣"。

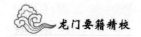

故曰"火化"。

世尊谓之"火化"。

行乎如来之道路，

路者，即任督之脉络也，亦谓之"法轮路"矣。

宿乎世尊之树下，

盖树下者，即丹田净土也。昔日世尊修炼，在于菩提树下入定，即此处矣。

斯谓之行住矣。

道一禅师云："未有行而不住，未有住而不行。"即此也。

且火之行住，实随物之变化。

且物之行则意亦当行，物之住则意亦当住矣。

阴魔现时，即当以武火煅炼，免其奔驰漏尽之危险；

盖阴魔者，即身中之阴气也。阴气之变现，或梦寐所见阴人，或是身体发障，或是坐静偶见阴人，或梦寐所见虎怪，俱是阴气所变化，走漏舍利之坏病。必当风火，猛烹极炼，烧得里头鬼哭神嚎，将阴魔炼尽，而后则无危险之患矣。

净静太平，常自柔和之温养，以为护持宝珠之坚固。

身体无所怪见，以意照顾温养。

且如转法轮之际，文武兼而并用。其中精微之奥妙，又在师传而自悟也。

盖行法轮之功，升降为武，沐浴为文。而升降之中，亦有文，亦有武，总在师之传受。而精微之处，又在自悟矣。

舍利成之时，止武带文之薰聚。

且舍利成时，即用文火团聚。若不知止，再用武火，所成之舍利又被武火逼散。此处当知危险，至要至要者也。

斯谓之温养，实喻为保守也。

舍利成时，止其呼吸之武火，用神光返照之文火。且真意又当时刻照顾，保之防危。

当其时也，

时者，舍利将生之时也。

明珠现而百怪灭。

明珠者，舍利也，舍利以成，则显然而露象；百怪者，身中阴气夙病也；明珠一现，阴气夙病顿除，故曰灭矣。

柔运漕溪之大路，

漕溪者，背骨之髓路也。采舍利时，必由此路，柔缓而行，若驰别路，是舍利即不能得矣。

道胎立而千智生，

且舍利归中宫，发白再黑，齿落重生，智慧广大，过去未来，无所而不知。切忌慧而不可用也。

温养允证如来定慧。

且到此地位，俱是文火薰蒸，再无所失，所谓“一证允证”。常自定觉于中央，慧照于性海者矣。

夫慧而不用，勤修禅那，

盖禅者，静也；那者，息①也。到此只修自己之定性，以调自己之息火，一

---

① 息，一本作“性”。

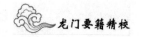

切知觉，先后祸福，知而不可用也。

愈①加灵智之光辉。

且慧而不用，道胎之性，愈加灵通矣。

寂照常自觉悟，休随昏沉散乱之悔空。

此言寂而常照也。觉者，知也。言禅定之中，必要有正觉知见，而后复见性体，《华严经》所谓"恒以净念住无上觉"。若随其昏沉，则胎无息，堕于无知，属于枯寂顽空之外道。若随其散乱，则胎无主，火冷炁竭，无所成也。

持守定力，在乎空性一念之诚也。

盖胎中定力，在乎一念之诚。十月之胎，必要念念在胎，念住息定，而后胎圆，《华严经》所谓"安住寂静，诸禅定智，入不死道"者是也。

法性定时，雪花乱飞，

静室之中，偶见雪花飞放，此乃胎圆之时也。

斯谓之出定矣。

见出定之景至，即当出矣。不出则滞于胎，无神通智慧之变化。虽成胎源②，又是一愚夫耳。

盖大道静极之中，而又生动机，所谓"璇玑复建于子，真物再动于静极"，

盖物者，至阳之物也。此物静极复自动矣，所谓"阳无剥尽之理"。若夫至人，造乎日月，推情合性，转而相与。

所谓"重造乎妙道，再立乎戒定慧"。

且此一段工夫，古人隐而不露。或是怕泄漏天机，或是未得者有之。凡修炼之士，既得此物来，收聚于内，将所出定之法身，亦归于内，合而为一，长

---

① 愈，底本作"遵"，据上下文义及别本改。一本作"逾"。
② 源，一本作"圆"。

入乎大定矣。

定定不已,至于无极而至极者也。

正道工夫直论第十一

华阳曰:下功之时,处于静室。
静室者,不近闲人之所,恐来搅我之静也。

身如槁木,
坐则忘形。

心似寒灰,
静则忘心。

以灵光为用,
回光返照。

并性命而同宫,
以性入于命宫。

是谓道之首也。
此言修性而命即在其中,故曰首也。

且静极而动者,
且人能到真静之时,内有一机顿发,即非心也,亦非意也,乃丹田之炁动
也。五祖曰"情来",六祖曰"淫心即道心"。学佛之士,若不知此动机,乃无
下手之处,虽修无益也。

大道之根苗,
佛祖知此机来,用法收回丹田,炼成舍利牟尼,超凡入圣,由此而起,故

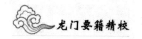

曰修大道之根苗也。

造物之主宰。

且凡夫不知修炼，因此机动，无法制之，则心亦动焉，即孟子所谓"炁亦能动志"者也。如此男女交合，则生人道矣。而万物亦因此机动，雌雄自合，亦生万物。世人因自好色，谓修道者亦是好色，实不知其法也。佛祖专候此机之才动，不等心之转念，以火炼之，以风吹之，外肾自缩，心如凉水，何好色之有乎？且焦螟、虱子，岂有色心乎？此乃道之化育天地之真机，自然而然，非有心也。凡圣之变化，总在此顺逆之间耳。

炁旋窍开，

且炁者，古人曰物、曰水、曰闚阖事，其名甚众；窍即丹田，炁穴也；开即命门，医书谓两肾中间为命门，误也。此门即在脐下，女人谓之子宫门，正此也。男女泄精，正在此处也。

慧命之情，喜向乎其外。

盖慧命乃世尊巧喻之别名，中华所谓"元炁"者也。人自受胎，禀造物主宰之炁，而在其内，佛性亦在焉，所谓"天命之谓性"也。通八脉，与母呼吸相连，口鼻绝无气也。及其囡地之时，口鼻一通，八脉不通，元炁内藏。及其年壮，元炁拱关而出，《楞严经》谓之"漏尽通"矣。窍既开矣，自后其机一发，无路可行，顺此熟路而出。余有俗堂弟，字道宽，法名原明，久住金山，以得金山之法，后住怀邑勇水庵为方长。曰："禅教原不问此事，似过涵灌，只悟自性，不必究他。"余曰："既有走漏，则与凡夫淫媾似也。《楞严经》云：'淫身、淫心、淫根不断，如蒸砂石，欲其成饭，经百千劫只名熟砂。必入魔道，轮转三途，终不能出。'禅教何得不问也？世尊慧命之道，佛佛相应，祖祖相传，若能自用，则三种淫事，一炼自断，其中有深旨。"

摄乎其内，

摄乎，以呼吸摄之，呼吸非意则无主矣；内者，丹田也。

绵绵若存,念兹在兹,和合镕化而为真种之胎源,实谓①正道之真传矣。

上文所言摄归之法,此则表时刻温养之功。且命既归源,又当时时呼吸嘘之,刻刻以意守之,似炉中之火种,意炁双镕,变为真种,实为性命双修,久则无中生有。除此之外,尽属傍门,终无所成也。

古之曰火化,
火者,真意也。

曰和合,
性命合一。

曰对斗,
对者,返观也;斗者,丹田也。

曰跏趺,
跏趺者,以真意坐于吾身北方水面入灭,为初关下手之法也。昔商那和修尊者,见阿难坐于中流水面,跏趺入灭,三至参求,后阿难付以正法眼藏,而为三祖者是也。

是阐明此道之用也。
千万般之巧喻,无非性命二物而已矣。

功到时至,
且非一朝一夕,日集月累,而后方可望也。又在乎老少勤怠之分耳。时者,非天时之时,即吾身物产之时也。

无物之中而物产焉。
物产心有所知,若兀坐顽空,则当面错过矣。

---

① 谓,一本作"为"。

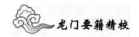

斯时不令其顺而逆之，

物产原是下流顺出，故用意息采之。

达磨谓之"采取"。

顺出谓之漏尽通，逆回谓之采取也。

物既归乎其源，

源即丹田也。

则有法轮之妙运，

后升前降，谓之法轮。

起阖辟之消息。

阖辟者，内外呼吸也。外面之呼吸降，则里面之呼吸升之；外面之呼吸升，则里面之呼吸降之。

徘徊上下，

徘徊者，活动之意；上即顶也，下即腹也。六祖云"吾有一物，上柱天，下柱地"者，即此矣。

立乎天心，

天心名曰中黄，居于天之正中，一名天罡，一名斗杓，在天为天心，在人为真意。中宫若失真意，犹如臣失君主矣。凡转法①之时，必以真意坐于中宫，而为车轴之心，使爪之运转矣。

依乎任督，

凡转法轮之时，意命必须依乎任督而运行。或意行而命不行，或命行而意不行，则不成舍利矣。

----

① 法，一本作"法轮"。

归根复命，

还于本地也。

故谓之"四候、六候"者也。

采封、升降、沐浴也。

数足物灵，则有采取过关之诀在焉。

夫既明前所用功之法，久久行持，窍内满足，一静则天机发动，周身融和快乐，阳物全然不举，故曰"数足物灵"也。且物既灵，即当采运，过后三关，归于中宫。其诀最有秘密之妙，不敢言者而放言之矣。

夫或采而不生者，

不当采而采者，其物嫩之矣。

或生而不取者，

生而不知，则当面错过矣。

是不得诀之真故也。

此皆未得师传之过矣。

且欲得诀之真者，又当虚心求师，久待①护持，

盖世之学佛，不得其全诀者，皆因己有所知所能，轻师谩法，故不得其全诀矣。若能虚心恳切，执弟子之礼，行弟子之事，久久真心，护师成道，岂有不得全道者乎？

培德舍力，

盖德者，道之体、性之苗。② 欲觅师道而不修德，焉得遇之？ 德和道者，如鸟之羽翰焉，缺一无所用也。力者，财也。古云法财两施，彼此同成正觉。

---

① 久待，一本作"久侍"，一本作"久久"。
② 苗，一本作"用"。

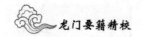

苟口称修道，分文不舍，沽名钓誉，假佛遮身，就有佛道高人，泛而不视矣。

然后大道有所得也。

世之学佛者，谓坐而有所得，岂不谬也。如刘志略，乃坐怀而得，因结交有力，与六祖苟有何力也？[1]

盖出炉之消息，

炉即丹田也。

又赖意之静观，物则生焉，

盖意观者，如来云："若不知心目所在，则不能降伏尘劳。"物之出炉于不出炉，总在乎意之力也。且物又是元炁之喻名耳。

如来谓之"炉中火发"。

此即紫磨光如来之言也。火者，暖也；发者，动也。此是舍利产之景也。

斯时牟尼露象，

上文言暖者，乃内景也；象者，外景也。

不惧不惊，

或者乍见此景，未得真传，认为外物，而不禁惊呀，则心动神驰，舍利亦散，欲望成道，不亦远乎？

动而并行，

命行则意行，命住则意住，故为并行者矣。

切防蹊路危险之患。

蹊路者，前注于《集说》矣。

---

① "苟有何力也"，一本作"同藉其力也"，一本"苟"作"究"。

渡过洹河之渡口，

洹河者，背骨之髓路也。上下有不通之处，必要真意渡过此处，故曰"渡口"矣。

由漕溪而上鹫岭，

漕溪者，即上文"髓路"也；鹫岭，在头之后也。

达须弥而下重楼，

须弥，头之顶也；重楼，气喉也。气喉有十二节，故曰"重楼"也。

往南华花世界，

且往者，慧命之来也。昔日法华会上，龙女献珠，往南方女转男身，成证佛位，即此喻也。盖南者，心窍也。心之喜动而不喜静，喜新而不喜旧，时刻迁移，进出无时，莫知其乡，自无始而至今，四生六道，无有休息，所谓"人死不知心"。今幸得慧命，来相制伏，变种性为真性，炼识神为元神，犹如铅之制水银一般，则水银死而无驰弄之性矣。若不得此慧命来入心窍，而亦不能自定。纵有所修，无非后天之识性，非先天之性也。先天之性，囚地之时，落于命中，故曰"天命之谓性"。学佛者，自当惺悟先后之性，若不自惺，终无所成也。

坐登佛光宝殿。

宝殿者，心下一窍也。乃养道胎长定之处也。

忽然溶溶如谷云，霏霏似春雨，盘旋敛聚于中宫，斯谓之结道胎。

盖舍利登中宫之时，周身如云之腾，似雨之施，百脉冲和，畅于四肢。急将心目左旋右转，四九而定；右旋左转，四六而定。性命盘聚于中宫，结成道胎矣。

安乐太平之禅定，

到此无损无失，一得允证，何得不安乐自然、禅定寂静矣？

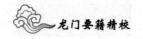

勿助勿忘而养,勿寂勿照而温。

且初结道胎时,后天之息,本似于有而不著于有,故曰"勿忘";道胎既结,则意在乎其中,寂然不动,又不可随其昏昧,必须常觉常悟,故曰"勿照"。

静定之中,忽①觉一轮浩月悬于当空,
且此月从丹田②升于目前。

留而待之,
以真意留之。

一轮红日升于月中,
日月合并,

收而藏之。
用法收于中藏。

定静之中,习乎寂灭;
一念不生。

有无之场,还乎浑然。
真性虚无。

故曰无为者矣。
空虚之至极矣。

且大道无穷焉,静极而生乎动,一物上合于道胎,
盖万物极则还原,而大道亦然矣。静极生乎动机,有一点纯阳之物,从涌泉自升于中宫,与道胎相亲相恋和合,合而为一者矣。

---

① 忽,底本作"勿",据诸本改。
② 田,底本作"自",据诸本改。

而法轮之又重转矣。

且此物既归,道胎则自往下,由尾闾上顶,降于中宫,是谓助胎源之至宝矣。

静而又静,灭而又灭,

鼻无出气,手无六脉,则大定矣。

胎圆炁足,天花乱坠。

有天花坠,则知胎足;无天花坠,则胎不足矣。

则佛子之定念,当移而超出三界,

见此景至,即当移念出定。三界者,下丹田、中宫、顶门,谓之三界也。

是谓如来之出现矣。

《华严经》云"世尊从白毫相中,放大光明,名如来出现"者矣。

且出定之初,防被外魔之侵扰。

盖初出定时,恐有诸佛菩萨来言语,切不可答谈,只提正念,递出递入,不可远游矣。

一轮金光,本是我所有之灵物,取而归之,为化形之妙药。

且出之初,万物不可著,只候自身中一轮金光现于空中,将法身近于光前,以法聚光,取于法身内,递收法身入于凡身。久久乳汁,则凡身立可化为炁矣。恐不得此金光者,则凡身不能化为炁,故有"留身"之说,皆谓此也。又在德行之过①耳。此即万古不泄之天机,今则泄矣。

收而养之,子又生乎其孙。

且初出定时,原是一身,定久则百千亿化身矣。

---

① 过,一本作"故"。

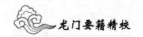

愿备行满之时,隐于深谷,绝迹还虚,合乎妙道,

功满隐入深山古洞,无人来往之所,兀然端坐,炼形化乎炁,神亦还乎虚,形亦虚矣。

是谓如来末后之事也。余愿同志者,休误入于口头禅、三昧之外道,误认为正道,则非正道也。

禅机论第十二

华阳曰:佛道性命喻龙虎,龙虎喻动静,动静喻禅机,何喻之杂也?

且人从禀受,无非性命而已,另外又有何物哉? 人若成乎道者,先当保守性命。性命之藏处,别名曰龙虎;龙虎之行住,又曰动静。动则为机,静则为禅。千名万喻,不出性命。除此性命两物,都是诓哄愚夫之进门耳。

古佛曰:"不识性命,则大道无所成。"

千门万户,费尽心机,实不知性命。或修性不修命,亦无所成也。

佛佛祖祖,莫不由此性命而为之修炼也。

且自古成道者,未有不修性命而得证果矣。

夫既曰性命而又曰禅机者,何也?

心静者,为禅也;肾动者,为机也。

且人从禀受性命,原是一团。

盖人受胎之时,父母二炁合成一炁,一点灵光之性即在其中,古人所谓"三家和合有其身",真不谬也。

及其生也,分而为二者矣。

且人之生时,呱地一声,性分于心,命分于肾,二物所隔八寸四分,至老莫能相会矣。

当其节至体旺之时，
人到十五六岁，丹田之炁自动。

而慧命之元宝，
元者，即所受先天之炁也。

即有变化，拱关向外之机者在焉。
盖先天炁之隐于丹田，后天足时，则先天炁自动。动而不修，拱开阳关，
则变为后天有形之漏尽精矣。

不令其顺出，迅①此之机，
机者，在内有景；在外者，外肾动也。

回光返照，凝意入于北海，则元宝亦随意之还于北海矣，
寂无老师云："凝神收入于此窍之中，则炁随神往，自然归于此窍矣。"又
世尊云："心目所在。"

故谓之"和合凝集"。
以心合肾，谓之凝也。

因其有变化之顺逆者，
顺者元精，亦为漏尽；逆者元炁，亦为物也。

故曰机也。
机者，动也。

若不曰机，则人不知慧命所动之至宝。
夫命者，元炁也。炁动虽不泄漏，则亦外耗，耗尽呜呼。修炼者，不令其

---

① 迅，一本作"趁"。

外耗,收藏于内,则成其道也。生人亦是此炁,故曰"至宝"矣。

以兀坐顽空,

如今之禅门,不知慧命,摄心死坐谓道,谬矣。

迷却性命配合之真机,

不知性命凝合,空自磨砖作镜,有何益矣?

且落于枯寂,将以何者为真种哉?

不知和合凝集之法,则无真种产之景矣。

及其机之息也,默照浑然,故曰禅矣;

且机息者,命不动,阳不起,故曰"机息";机既息矣,回光静照,无事无为,故曰"禅"也。

时至忽然而动,又曰机矣。

盖时者,非天时之时,乃真种产之时也。能知前所用之法,自有真种产之时也。

急当采取,

收回于本宫,不收则错过矣。

圆通谓之"盗著"。

盗者,取也。

起阖辟之消息,

阖辟者,内外之呼吸也;消息者,元关之机耳。

运法轮之元机,

此即真种通任督之道路。呼吸摧①逼，故曰"法轮元机"也。

真种灵宝，当归根深藏，
藏于下丹田之所矣。

古人谓之"返本复命"也。
运行又归于命之原窟矣。

然取得此种来，
由法轮之机如意。

斯谓之舍利。
舍利，是命得性炼成，谓之舍利矣。

乏②其有为之功，
去其风吹运行之法。

用其无为之法，
以回光返照。

静默而寂照之，又曰禅矣，
此乃采舍利之功，有七日之照也。

斯谓之"心目所在"。
在者，心目在于舍利之处。

且牟尼之珠成，
团成一个。

---

① 摧，一本作"催"。
② 乏，一本作"之"，一本作"去"。

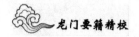

形如硃砂光似雪，

里面红，放光则白矣。

融似汤煎味如蜜，

丹田融暖，口中如蜜。

活活泼泼，流通而出焉，又曰机矣。

出者，出炉也。

不惊不疑，

以意定静。

待而动取，

伺候动而同行。

实谓之妙法善取之方也。

除此之法，再无别法可取，所谓柔能制刚。

迅此动机，

动者，珠动也。

徐徐穿过三三之铁关，

盖徐徐者，不前不后。前则谓之导引傍门，后则谓之存想外道，故必相依而同行。三三者，背骨之窍，左右有孔，从中而直上矣。

斯谓之超凡入圣。

炼舍利在脐下。既成舍利，必要超脱，离出幻境。不超，终有所患也。

牟尼之宝珠既归中央，

心下肾上，

柔守而定照之,又曰禅矣。
常以温养,

禅定之中,融融无为之乐也。
一团太和之天理,似醉如薰,佛曰"禅定之中三昧"也。

且无为之中忽有为焉,又曰机矣。
太空中一点甘露。

夫既曰无为而又曰机,何也? 若不曰机,则人不知有此妙物孤守胎囊。
不知大道天人,有相助之机也。

顺此机之妙物,收附于胎中,
以意逆至于中宫。

寂照而长定之,又曰禅矣,
依然温养。

斯谓之"生灭灭已"。
二炁未①定矣。

夫寂定之中,一物超然而出,又曰机矣;
从丹田而来,有华而无形,悬于太空。

稍稍而待之,又曰禅矣;
二三息之间。

随而又出焉,又曰机矣;

---

① 未,一本作"永"。

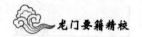

亦从丹田而来，有华而无形，与前物相合。

收而藏之，
用秘密天机法，收于胎中。

寂照柔而默守，又曰禅矣；
无事于无为，常寂而常觉。

寂照柔默之中，二物从涌泉而出，又曰机矣；
有二道纯阳之物，从涌泉直升于顶，降于中宫矣。

取而静定，又曰禅矣。
鼻无出气，六脉俱宁。

斯谓之"寂灭"也。
从无出入之迹。

且寂灭之定久，纷纷白雪满空，又曰机矣。斯时出定之辨机，
乃是真景。

不令其迟阻。
速以出之。

若夫滞于胎中，缺少神通之变化，
又是一愚夫矣。

即当而出之，
从顶而出。

斯谓之"超出三界"。宁而待之，
离凡身一二尺候之。

又曰禅矣；一片金光来悬于当空，又曰机矣；收而入之，定而又定，又曰禅矣。久久长定，形神俱化，而禅机之说，从此毕矣。

上下万古禅机，从此今则尽漏泄矣。

余愿学佛者，休误入于邪师外道口头之禅机，认为真机，则非禅机也。

杂类说第十三

华阳曰：成乎其大道者，莫不因夙缘而得。

大道者，乃性命之双修，龙虎降伏之法。若孤修枯性，则非大道矣。夙缘者，累劫所修之因，今世幸遇双修。如朱涂乃童真，坐于高房内室，富贵之家，不能访道，偶尔幸遇，串通消息，以得余之所指，成其道果，是其前因也。晋时有祖师留记曰："一千四百有余之年，涂子童真扫径迎。"岂不是前所修定者？即当过关出定，恐有退堕之念。会然曰："他家只有他一人，岂有不生子以接传后代？"答云："太上、如来、鸠罗摩亦有子。"问曰："道既已成再生子，岂不走之？"①答曰："上等仙佛以神交，或以炁交，凡夫则不能矣。欲生其子，必以形交，故有走泄，伤其元本。昔日如来往山之时，夫人曰：'你去，我日后何靠？'如来回头指之曰：'日后你生一子。'后果生子。又鸠罗摩，乃西天十九祖，中华国王请至此土说法之后，对王曰：'臣僧欲生其子。'王果与他宫女。众僧此时皆不悦，罗摩知其情，谓化王以针供众僧，众不敢食，罗摩独食一钵，比时说法曰：'食得针，取得亲；食不得针，取不得亲。'次日其针从诸毛孔而出，后果生子。② 此乃性命双修神通之变化，既成道矣，何忧子乎！"

或见闻而入，及其成功，一也。

上文言累世修为有根基。此言今生初修，或见人所修而自修之，或闻人所修而自修之，一到功成行满之时，与前人所修一也。所谓"悟即众生成佛，

---

① 走之，一本作"走漏"。

② 按：梁・释慧皎《高僧传》卷二"晋长安鸠摩罗什"传谓吕光以龟兹王女为罗什妻，罗什不从，被吕光所强，遂污其节。

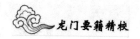

迷则佛是众生"者也。

夫又在灵心决断之力也。
凡学道者，必要一点灵悟，不可听他人之言，总在自己之见识。

不被傍门所感，不好小法所能。
志者，见傍门小法，自然不惑不喜矣。

善自虚心恭迎，
高人志士，善自求人。

不执门户，
三教俱有隐师，遇者即当求道，休执迹矣。

搜寻古之遗言，求师悟道，以此印证真伪。授受之际，必须审察逐节可合、不可合之功法。
且未得诀者，先当广看三教经文，搜寻真要。遇师之时，且看与此性命双修合于不合，若前后颠倒，则非正道，纵修无所益矣。

如果诀真，然后行之可成也。
诀真者，何以见得？盖真道者，下手必是双修，行一步自有一步之效验矣。

不被旧习所弄，
旧习者，昔日所作所为，今日不起不现，为炼心有力矣。

不被魔障所侵，
且学道之人，有一段工夫，则有一段魔障。或内魔，或外魔，一点真念，藏于命中，寂然不动，为炼心之纯熟矣。

疑心顿脱，真心长存。

夫既得真师口诀,往前勇猛而进,念念存真,为道之主持矣。

未来、过去、现在浑然,

未来不思,过去不存,现在不喜。三心俱忘,浑然天理。

见物内醒而不迷,

即六祖所谓"见物心速起"。

闻声内定而不入,

《心经解》云:"任他世事纷纷乱,堂上家尊镇日安。"①

坦坦杲日当空,

十二时,一点灵光常不昧。

寂寂返照朗然,

定静之中,回光返照北海。

八风无所摇动,

眼耳鼻舌意不动,故曰"八风"矣。

则大道有所望矣。

如此炼心,然后下手行功,有所效验,则道必有可成。心若不熟,功无效
验,道亦无成也。

夫至道不孤行,

且此道必要侣伴之护持。

力微怎弱,无所成焉。

盖力者,财也。有法无财,功难成就。六祖藉神会禅师之给付,二十七

① 安,底本作"明",据诸本及无垢子《摩诃般若波罗蜜多心经注》改。

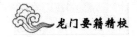

祖因香至国王之财。二施等无差别,同成其道。且以有积金盈匮,聚钱如山,而不信成佛之道,甘自为鬼,何足为贵哉?

须仗有德,同归知觉。

且德者,最难得矣。必要有佛祖之心怀,方为道中之德。如六祖将抵韶州,路逢刘志略,遂结为友。此乃同知觉这道之德也。

访侣护之真伪,须当久探彼之怀因。

盖人之善恶,事久不察而自现矣。

或好胜心,或图有为福德,

且胜心者,谓我好则喜之,谓我丑不悦之,此人不可学道矣。且有为者,看经拜佛,修桥补路,修庙受戒方长,俱是有为福德,于道无干,六祖所谓"有福孽凡①在",岂可图之哉?

或执己能,

世之无志者,总谓己能。

或谓佛祖天生,

凡夫不得真传,便谓得道者天之所生,殊不知大道人人有分矣。

这等切莫露机;

遇此上四等之人,一言不可发。

或重财而轻义,

重财之人,即无仁德,不足以载道也。

或有始而无终,

先甜而后苦。

----

① 凡,一本作"还"。

或言善而心恶，
沽名钓誉。

或殷勤而诱哄，
小人谦柔而进。

或祖宗无德
祖上无德，子孙修炼，天不必附其道。

观此深秘藏真。
遇此上五等之人，如痴似愚。

若得其丈夫之真传者，彼自究竟根源。
常自悟性命。

累搜佛祖之秘密，
且秘密者，即性命也。自搜性命，足见受道矣。

生怀忠孝仁义，
生来天性，前劫即有修之根矣。

慈善济物，
广施仁德之心。

五戒全真，尊师重法，誓立愿深，斯谓之道侣护法矣。
遇此等之人，方为学道侣伴矣。

而后露如来之秘密，泄祖师之元机。
到此方传大道。

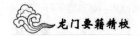

所谓"施者受者，同成正觉"。

施者，师也；受者，弟子也。弟子能护师成道，而后可传道矣。

又云："财法两施，同登彼岸。"

彼施我财，以济其事；我施彼法，以成其道。故如来云"财法二施，等无差别"者矣。

夫下大功之际，

且大功者，即过关十月之功也。

去①于静地名山，

静地者，不近人之往来，亦不近坟丘，坟丘阴气侵害；山要古人成道之所，则无外魔，即有正神护佑矣。

房屋不宜高大，

高大招是非，

墙壁坚厚，

以避②恶虫，

明暗得宜，

明则伤魄，暗则伤魂。

饮食最当净洁，

专食素饭素菜，戒之③香五辛，香则散炁，五辛生淫精。

备购诸般法器。

---

① 去，一本作"择"。
② 以避，底本作"以被"，据诸本改。一本作"不被"。
③ 之，诸本作"诸"。

且入室之时,床下安雄黄一斤,以辟邪气;悬古镜一面,魔来时镜中即现原形;桃剑一把,以辟外魔;坐下必要和厚,不生烦心矣。

入室之时,师徒誓立同心。

修此大功,必要同心合意,方敢入室。稍有不真,下功之人,岂不损坏耶?

功成道备,当以游戏人间,接引群迷,

功成出头,阐扬妙法,接引后学。如六祖道成,遇风翻而出,接引后人,说法度脱。且今之林下未成道者,先以说法,则谬妄矣。

广施慈德之法雨,普济登岸之妙药。物我同途,是古佛圣贤之愿也。

决疑第十四

了然六问

问之一曰:"拜佛不见成道,何也?"

答曰:"佛在太空,何须拜也。《金刚经》云:'若以色见我,世人行邪道,即不能见如来。'"

又问曰:"拜,无用也?"

答曰:"拜,诚意耳,与道无干。"

问之二曰:"念经念佛,不见成道,何也?"

答曰:"经是佛所造,若是念著佛听,何须听他?若是念著自己听,亦不必如此而念。《金刚经》云:'若以音声求我,世人行邪道,即不能见如来。'佛乃西方人之名字,孔子乃中华人之姓氏,佛何罪于尔,要尔念也?譬如考试官欲取第一名,唱圣人姓氏可进否?六祖云:'东方人造业念佛,求生西方。西方造业念佛,往生何方?'故念与道有何益耶?"

问之三曰:"受戒不见成道,何也?"

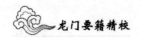

答曰："戒者,犯也。戒乃昔日如来当成道之后,以相随者众,故文殊请如来设此戒,以制伏下等人之法,免其多事之故耳。六祖云:'心好何须戒?'①大道性命在内,此戒在皮毛之外,两相不干,故无成也。"

问之四曰："打七一门,释教今时称为最上,不见成道,习者反人人吐血,是何也?"

答曰："自如来开化,西天二十八祖、东土六代,并无此门,乃僧高峰门人诬设,坑害后人之性命。高峰乃文字之学,非如来之道。况所习者,是闭息之傍门。吐血者,因跪香忍气,伤其脏腑;坐打香饭,伤其脊络。就是卢医、扁鹊,莫能救之。此门日后自有至人涅②之,以救无尽之性命矣。"

问之五曰："有打七之人,自称顿悟佛性。现在吐血,反教他人习之,果是悟得佛性否?"

华阳嘎嘎大笑曰："凡得道者,百脉流通,一团太和之阳气,全无阴气之阻塞。吐血者,乃阴阳不和,火气盛,阴气阻塞之故耳。命且不保,焉能悟得佛性? 不待计较而自明也。"

问之六曰："六祖闻《经》,既以顿悟'应无所住而生其心',又何必求五祖?"

答曰："六祖所悟者,乃是性道。他自知有慧命之道,故数千里叩求师恩,以传慧命。盖慧命必要师传,空悟者不能得矣。"

介邑秀才李思白名塙道号琼玉六问

问之一曰："弟子昔日最不信释道,闻朱子之言,谓释道乃虚寂之说,故此去之不取。前蒙翟友所送老师之书,初不欲观,后强以视之,乃知有真实工夫在,信心无疑,行持半月,幸得真种产之景到,觉身内八脉齐开,凤有病疾,一夕而愈,今成舍利,真乃有幸矣。弟子闻今时出家人,开口便言他自悟

---

① 《坛经》云:"心平何劳持戒。"
② 涅,一本作"禁",一本作"灭"。

得性，不用修炼，言修炼有成即有坏，此言是否？"

答曰："此图即衣食之计耳。又怕别人言他无道行，以夺却主顾，故用钩连之法，何曾有实也。若不用修炼，世尊何必在雪山六年，达磨何必在少林九载，六祖又何必隐修十五年？俱是有凭据。彼言顿悟者，哄弄世人之方耳，一朝气断呜呼矣。"

问之二曰："成道是一法修炼，还是二法修炼？"

答曰："千万佛总是一法。未得慧命者，则有门户之说；得著慧命，总归一也。世尊所谓'除二即非真'者是也。"

问之三曰："今之禅门传法，可是真法否？"又曰："出家人做到方长，则不用求人，自就是大和尚，登佛位，代佛说法，不知是何法？"

答曰："自西天至东土，达磨六祖，以口传心授，故五祖云：'师师密附本音。'今时失却真传，乃将纸上传某僧某僧之名为传法者，如优人自称汉高祖、楚霸王，说者如放牛少儿唱山歌，哄弄愚夫愚妇。智者观之，真可笑矣。"

问之四曰："看话头参禅，可是真道否？"

答曰："若释教之傍门，故曰看话头参禅，以争己胜；若释教之正道，先须双修，行实在之工夫，不问话头。"

问之五曰："打坐人，凡有走漏，是何故也？"

答曰："人至十五六岁，炁满自然而走泄。不得真传，则不知用火功。既不会火功，焉有自住之理乎？若要不走泄者，时刻在走泄之处，用火煅炼，使精化而成炁，炁往上升，不致走泄矣。"

问之六曰："今禅门人，称修道走漏不碍，此言是否？"

答曰："此是第一外道。《楞严经》云：'淫身、淫心、淫根不断，必落魔道，经百千万劫，允不能出。'况走漏一回，与凡夫淫姤一回，其理一也。天上未有走漏身体之佛祖，其舍利子又从何来？此乃释教下等之徒，不必论他。"

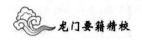

僧真元十三问

问之一曰:"正道从何而起手?"

答曰:"'心目所在',又云'凝集和合'。而在必有所在之妙处。古云:'反观凝合,要知去处。'即在命之所也。"

问之二曰:"何时下手?"

答曰:"有物而下手。祖师云:'可贵天然物,独一无侣伴。'又非心非意,物之藏于海中,动时即有知觉,就在此时下手。"

问之三曰:"古人谓降龙伏虎,何为龙虎?"

答曰:"龙即心中之灵念也,虎即朓海中之暖信也。若要龙虎降伏,先以龙宿虎窟,后虎来归龙穴,乃自然之降伏矣。"

问之四曰:"何为猛虎出林?"

答曰:"即阳物动也。"

又问曰:"何以伏之?"

答曰:"即以龙驭之,以风吹之。"

问之五曰:"何为真种?"

答曰:"即龙虎合炼成一物,然后有机动者,故名曰'真种'矣。"

问之六曰:"何为舍利子?"

答曰:"即真种所产,以得法轮之炼法,数足外肾不举,故名之'舍利子'矣。"

问之七曰:"何为牟尼珠?"

答曰:"即舍利子所产,以得运过后三关之法,归于中宫,故名曰'牟尼珠'矣。古人云:'前三三,后三三。'即此也。"

问之八曰:"何为道胎?"

答曰:"即牟尼珠归于中宫,与意两相合一,意在珠中,犹如磁石吸铁一般,故名曰'道胎'矣。"

问之九曰:"何为六通?"

答曰:"先有漏尽通成,然后有五通。若独修性,不知慧命,只有五通,漏尽不得成矣。少此一通,不能成佛,只为灵鬼转劫而已。"

问之十曰:"何为出定?"

答曰:"即道胎中之珠,炼成一个物,数足从顶门而出。"

问之十一曰:"何为化身?"

答曰:"即出定之身所化也。"

又问:"何等化法?"

答曰:"犹如手之十肢①动也。要一肢动,或要十肢动,总在念头也。"

问之十二曰:"傍门与正道成时,有何效验?"

答曰:"傍门言成者,由他口内胡谈,无凭无据;正道成舍利时,则外肾绝无举动;成道胎时,手无六脉,发白重黑,齿落重生;出定之时,身外有身。求师当自察之。"

问之十三曰:"不得正道,日后若何?"

答曰:"种瓜得瓜,种豆得豆。"

太邑海会寺方长龙江

问曰:"自己以此静修,不起杂念,可得不漏而成漏尽通否?"

答曰:"静修只断淫身淫心而已,淫根则不能断。既不能断,则漏尽不能成。欲要漏尽成者,须用火风之功。如来曰火化,曰风吹,实有真传矣。"

---

① 肢,一本作"指",后同。

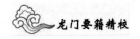

洪都药师院方长石藏和尚

问曰："忽然顿悟,无凡无圣,一念圆融似太空,静久下身融融和和而动,以至于外肾,何故也?"

答曰："此是禅机之妙处,修慧命下手时,能用法收回本处,故谓之'双修'矣。"

安省司下坡文盛堂周永言刻字店镌

《慧命经》原文

（五篇）

集说《慧命经》第九

华阳曰：成佛作祖，是本性灵光，不得慧命漏尽，不能了道直入于如来之太空。而慧命漏尽，不得风火炼法，不能和合凝集而成大道。是以佛法次第用工之真传，岂无凭证，妄以一言半句而为道哉？且千古至今，莫不以盲引盲，坑陷无数之善信，深入九重，竟不能出头见佛之光华矣。

盖大藏之法宝，本是全旨，奈何当初学者有浅深，根有利钝，遇此前后混杂，实不肯成其逐节之次第也。而后来诸祖，所得以成者，亦不肯并泄而同论。或显于无为而隐于有为，或显于无物而隐于有物，或显于无事而隐于有事，或显于小乘而隐于大乘，或有言之易而喻之浅者。当逐节以熟玩，不可冒视也。参悟无疑，再求印证，使徒执其偏见，取宗于妄人之口，何其诬耶？

余故曰："脱俗离尘觅过知，断淫悟道贵真师。任他指说万般法，与我身心难自规。格外高谈非至道，片言暗点是良医。得来暂式从头看，一刻工夫果自嘻。"抑闻之《心经》曰："观自在菩萨。"《宝积经》云："和合凝集，决定成就。"《六祖坛经》曰："有情来下种。"又《摩诃般若波罗蜜多心经》曰："时。"世尊曰："于竭陀龙宫说法。"圆通禅师曰："北斗里藏身。"寂无禅师曰："凝神收入此窍之中，则炁随神往，自然归于此处。"又曰："功夫不间断，息息归此。或一月二月，便能自觉窍中融融，暖炁旋动。"净光如来曰："金童一惺弃皇宫，不觉犀牛法海中。欲要觅他归故里，灵山塔下始知踪。"圆通禅师曰："群阴剥尽，一阳复生。欲见天地之心，须识乘阴之法。"《楞严经》云："愿立道场，先取雪山大力白牛，可取其粪以泥其地。"《楞严经》又曰："必使淫机身

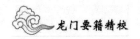

心俱断,断性亦无,于佛菩提斯可希冀。"寂无禅师曰:"其机既发,凝神入于丹田,当用武火,收摄而归,以薰以炼;机之未发,以神照之丹田,当用文火,不离而守,以烹以蒸。似此悟入,才得真种发生。"《释家谱》世尊曰:"对斗明星而悟道。"圆通禅师曰:"北斗藏身虽有悟,出尘消息少人知。"

此上数者,《慧命经》之妙法,和合真种之天机,具在斯与。而其风火之功,亦不外是矣。予故曰:自始凝神返照龙宫,浑然而定静,以双忘而待动,以意炁而同用,以神火而化,以息风而吹,以武而炼,以文而守,久久薰蒸,刻刻无间,意炁两不相离,则和会凝集之法得矣。

不闻得道古儒之言乎?"恍惚阴阳初变化,氤氲天地乍回旋。"《六祖坛经》曰:"因地果还生。"无量光明如来曰:"分明动静应无相,不觉龙宫吼一声。"紫摩金光如来曰:"海底泥牛露半形。"圆通禅师曰:"梅花未发太早生,梅花已发太迟生。"又曰:"恁么则风霜都吃尽,独占普天春。"又曰:"切须盗著。"寂无禅师云:"至于六合同春,物物得所。"达磨祖师曰:"二候采牟尼。"又曰:"二候采牟尼,四候有妙用,六候别神功。"六祖曰:"往北接度。"寂无禅师曰:"采取以升降,从督脉上升泥丸,从任脉降下丹田。"《易经》曰:"阖户谓之坤,辟户谓之乾,一阖一辟谓之变,往来不穷谓之通。"又曰:"乾爻用九,坤爻用六。"《华严经》曰:"诸佛定能应时转妙法轮。"《释家谱》世尊曰:"入池沐浴。"《华严经》曰:"为践如来所行之道,不迟不速,察谛经行。"如来曰:"不得勤,不得怠。"燃灯佛曰:"常转法轮。"世尊曰:"常转如是妙法轮。"六祖曰:"吾有一物,上柱天,下柱地。"《释家谱》曰:"海水灌太子顶。"世尊曰:"火化以后,收取舍利。"《华严经》曰:"具丈夫形,成就如来马阴藏相。"世尊曰:"能不死阿罗汉。"

此以上皆言转法轮成舍利之功,而慧命之道,尽在斯欤。予曰:成舍利之道,功法甚多,曰真神,曰真炁,曰真意,曰呼吸,曰主宰,曰运行,难以备记。凡临机转法轮之际,一意驭二炁,而运行之法,又在乎神之协真炁而同途,不可起于他见,于十二规全仗呼吸催运,以息数定其法则,自采以至于归根,不可须臾离也。离则断而不续,不成舍利矣。

不闻世尊与迦叶之言乎?曰:"正法眼藏。"又与阿难曰:"若不知心目所在,则不能得降伏尘劳。"《法华经》曰:"我今为汝保任此事,终不虚也,汝当勤心精进。行此三昧,于七日中,思惟如是事。"世尊曰:"六种震动。"又曰:"眉间常放白毫光。"世尊曰:"芦芽穿膝。"达磨祖师曰:"折芦渡江。"世尊曰:"一箭射透九重铁鼓。"又曰:"禅悦为食。"又曰:"法喜充满。"世尊《本行经》曰："若至恒河水南岸，安隐住定如须弥。"《楞严经》曰："行与佛同，受佛炁分。如中阴身，自求父母，阴信冥通，入如来种，名生贵住。"世尊曰："欲色天二界中间，化七宝坊，如三千大千世界，说甚深佛法，令法久住。"《华严经》曰"以定伏心，究竟无余"者。世尊曰："如理而来，如理而去。"如来曰："有余涅槃。"《梵网戒经》曰："如如一谛而行于无生空，一切佛贤圣，皆同无生空。"世尊曰之："空不空如来藏。"燃灯佛曰："生灭灭已。"《金刚经》曰："菩萨但应如所教住。"《楞严经》曰："既游道胎，亲奉觉应。"《金刚经》曰："菩萨于法，应无所住，行于布施。"《华严经》曰："安住寂静诸禅定智，入不死道。"世尊曰："无余涅槃。"《华严经》曰："恒以净念住无上觉。"燃灯佛曰："寂灭为乐。"予故曰：舍利过关之妙法，以静而照，以柔而用。蹊路险危，防上下之驰散。待动而引，柔护而行。以文火而薰，以二炁而养，以寂照而并修，以双忘而定静，则道胎之法得矣。

不闻《华严经》五十卷之言乎："世尊从白毫相中放大光明，名如来出现。"寂无禅师曰："胎圆节至雪花飞，念动飘空上顶机。莫谓如来枯寂道，法身出寂又归依。"《楞严经》曰："形成出胎，亲为佛子。"《法华经》曰："世尊放白毫相光，照见东方万八千世界，靡不周遍，下至阿鼻地狱，上至阿迦尼吒天，南西北方皆如是炤见周遍。"大觉金仙如来曰："从肉髻中，涌百宝光，光中涌出，千叶宝莲，有化如来，坐宝花中。"世尊曰："初成正觉，乃入龙宫入定七日，观菩萨树王入定七日，至二七三七，于乳汁林入定七七四十九日不食。"世尊曰："护念法，令久住。"《华严经》曰："虽证寂灭勤修习，能超如空不动地。佛劝令从寂灭起，广修种种诸智业。"《华严经》又曰："恒住涅槃如虚空。"又曰："心常正定，灭除觉观，而以一切智觉观，从此不动，入无色定。"《圆觉经》曰："如来圆觉。"《华严经》曰："法性如虚空，诸佛于中住。"

此以上皆言舍利之过关，养道胎出定还虚之妙法，而慧命之道尽在斯欤。余不敢谓此集为自论之妙道，是皆会萃先圣之真传。即后来万劫励志者，悟佛道、修慧命之根本。使见之者即自了悟，契合佛祖之真旨，而成己又成人，则佛道之果证矣。

正道修炼直论第十

华阳曰：修者，以破而补囵；炼者，以火而化物。火非风则不灼，物无所

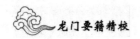

则无居。是故至人参乎大道,修乎性命,风火物所,并而同用。上下万古,成乎其道者,莫不以此而为要也。

奈何知之者希焉,昧之者众焉。执性乏命,不识动静,往往到头虚老。命动而外耗,耗尽呜呼,性何居哉?道何存哉?是以至人察乎动静之消息,合乎并修。命者根于肾,肾动则水也;性者根于心,心动则火也。以火入于水中,则慧命而不外耗;以风吹火化,而成真种。其法简易,悟之者,修真种而成舍利。静时而候,动时而取,同炉而炼,故曰"火化"。行乎如来之道路,宿乎世尊之树下,斯谓之行住矣。且火之行住,实随物之变化。阴魔现时,即当以武火煅炼,免其奔驰漏尽之危险;净静太平,常自柔和之温养,以为护持宝珠之坚固。且如转法轮之际,文武兼而并用。其中精微之奥妙,又在师传而自悟也。舍利成之时,止武带文之薰聚。斯谓之温养,实喻为保守也。当其时也,明珠现而百怪灭。柔运漕溪之大路,道胎立而千智生,温养允证如来定慧。夫慧而不用,勤修禅那,愈加灵智之光辉。寂照常自觉悟,休随昏沉散乱之悔空。持守定力,在乎空性一念之诚也。法性定时,雪花乱飞,斯谓之出定矣。盖大道静极之中,而又生动机,所谓"璇玑复建于子,真物再动于静极",所谓"重造乎妙道,再立乎戒定慧"。定定不已,至于无极而至极者也。

正道工夫直论第十一

华阳曰:下功之时,处于静室。身如槁木,心似寒灰,以灵光为用,并性命而同宫,是谓道之首也。且静极而动者,大道之根苗,造物之主宰。炁旋窍开,慧命之情,喜向乎其外。摄乎其内,绵绵若存,念兹在兹,和合镕化而为真种之胎源,实谓正道之真传矣。古之曰火化,曰和合,曰对斗,曰踟跌,是阐明此道之用也。功到时至,无物之中而物产焉。斯时不令其顺而逆之,达磨谓之"采取"。物既归乎其源,则有法轮之妙运,起阖辟之消息。徘徊上下,立乎天心,依乎任督,归根复命,故谓之"四候、六候"者也。数足物灵,则有采取过关之诀在焉。

夫或采而不生者,或生而不取者,是不得诀之真故也。且欲得诀之真者,又当虚心求师,久待护持,培德舍力,然后大道有所得也。盖出炉之消息,又赖意之静观,物则生焉,如来谓之"炉中火发"。斯时牟尼露象,不惧不惊,动而并行,切防蹊路危险之患。渡过洹河之渡口,由漕溪而上鹫岭,达须弥而下重楼,往南华花世界,坐登佛光宝殿。忽然溶溶如谷云,霏霏似春雨,盘旋敛聚于中宫,斯谓之结道胎。安乐太平之禅定,勿助勿忘而养,勿寂勿照而温。静定之中,忽觉一轮浩月悬于当空,留而待之,一轮红日升于月中, 收而藏之。定静之中,习乎寂灭;有无之场,还乎浑然。故曰无为者矣。且大道无穷焉,静极而生乎动,一物上合于道胎,而法轮之又重转矣。

静而又静,灭而又灭,胎圆炁足,天花乱坠。则佛子之定念,当移而超出三界,是谓如来之出现矣。且出定之初,防被外魔之侵扰。一轮金光,本是我所有之灵物,取而归之,为化形之妙药。收而养之,子又生乎其孙。愿备行满之时,隐于深谷,绝迹还虚,合乎妙道,是谓如来末后之事也。余愿同志者,休误入于口头禅、三昧之外道,误认为正道,则非正道也。

禅机论第十二

华阳曰:佛道性命喻龙虎,龙虎喻动静,动静喻禅机,何喻之杂也? 古佛曰:"不识性命,则大道无所成。"佛佛祖祖,莫不由此性命而为之修炼也。夫既曰性命而又曰禅机者,何也? 且人从禀受性命,原是一团。及其生也,分而为二者矣。当其节至体旺之时, 而慧命之元宝,即有变化,拱关向外之机者在焉。不令其顺出,迅此之机,回光返照,凝意入于北海,则元宝亦随意之还于北海矣,故谓之"和合凝集"。因其有变化之顺逆者, 故曰机也。若不曰机,则人不知慧命所动之至宝。以兀坐顽空,迷却性命配合之真机,且落于枯寂,将以何者为真种哉? 及其机之息也,默照浑然,故曰禅矣;时至忽然而动,又曰机矣。急当采取,圆通谓之"盗著"。起阖辟之消息,运法轮之元机,真种灵宝,当归根深藏,古人谓之"返本复命"也。然取得此种来,斯谓之舍利。乏其有为之功,用其无为之法,静默而寂照之,又曰禅矣,斯谓之"心目所在"。

且牟尼之珠成,形如硃砂光似雪,融似汤煎味如蜜,活活泼泼,流通而出焉,又曰机矣。

不惊不疑,待而动取,实谓之妙法善取之方也。迅此动机,徐徐穿过三三之铁关,斯谓之超凡入圣。牟尼之宝珠既归中央,柔守而定照之,又曰禅矣。禅定之中,融融无为之乐也。

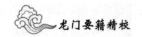

且无为之中忽有为焉,又曰机矣。夫既曰无为而又曰机,何也？若不曰机,则人不知有此妙物孤守胎囊。顺此机之妙物,收附于胎中,寂照而长定之,又曰禅矣,斯谓之"生灭灭已"。夫寂定之中,一物超然而出,又曰机矣;稍稍而待之,又曰禅矣;随而又出焉,又曰机矣;收而藏之,寂照柔而默守,又曰禅矣;寂照柔默之中,二物从涌泉而出,又曰机矣;取而静定,又曰禅矣。斯谓之"寂灭"也。且寂灭之定久,纷纷白雪满空,又曰机矣。斯时出定之辨机,不令其迟阻。若夫滞于胎中,缺少神通之变化,即当而出之,斯谓之"超出三界"。宁而待之,又曰禅矣;一片金光来悬于当空,又曰机矣;收而入之,定而又定,又曰禅矣。久久长定,形神俱化,而禅机之说,从此毕矣。

余愿学佛者,休误入于邪师外道口头之禅机,认为真机,则非禅机也。

杂类说第十三

华阳曰:成乎其大道者,莫不因夙缘而得。或见闻而入,及其成功,一也。夫又在灵心决断之力也。不被傍门所惑,不好小法所能。善自虚心恭迎,不执门户,搜寻古之遗言,求师悟道,以此印证真伪。授受之际,必须审察逐节可合、不可合之功法。如果诀真,然后行之可成也。不被旧习所弄,不被魔障所侵,疑心顿脱,真心长存。未来、过去、现在浑然,见物内醒而不迷,闻声内定而不入,坦坦杲日当空,寂寂返照朗然,八风无所摇动,则大道有所望矣。

夫至道不孤行,力微恧弱,无所成焉。须仗有德,同归知觉。访侣护之真伪,须当久探彼之怀因。或好胜心,或图有为福德,或执己能,或谓佛祖天生,这等切莫露机;或重财而轻义,或有始而无终,或言善而心恶,或殷勤而诱哄,或祖宗无德,观此深秘藏真。若得其丈夫之真传者,彼自究竟根源。累搜佛祖之秘密,生怀忠孝仁义,慈善济物,五戒全真,尊师重法,誓立愿深,斯谓之道侣护法矣。而后露如来之秘密,泄祖师之元机。所谓"施者受者,同成正觉"。又云:"财法两施,同登彼岸。"

夫下大功之际,去于静地名山,房屋不宜高大,墙壁坚厚,明暗得宜,饮食最当净洁,备购诸般法器。入室之时,师徒誓立同心。功成道备,当以游戏人间,接引群迷,广施慈德之法雨,普济登岸之妙药。物我同途,是古佛圣贤之愿也。

附录一

三乘秘密口诀并注

明·顾与弨

初乘小周天秘诀

呼吸自然神炁恋,阳生起火火方全。

周天初用分子午,爻象阴阳六九连。

约言百日是程期,精炼功勤化炁奇。

真炁居脐须超脱,已成无漏欲迁移。

初乘小周天筑基者,炼精化炁。闭关跌坐,于活子时,清净止念,垂帘塞兑,收视返听,回光于下田。以神驭炁而神入炁穴,以呼吸之炁而留恋神炁,方得神炁不离,升降自然。但炁有起止。起于虚危穴坎宫子位,亦止于是。炁行有数,忌其太多;炁行有时,忌其太久。不单播弄后天炁者,恐以滞其先天炁之生机。后天炁用之不已,而先天炁不旺,此修仙至紧至秘之功,故以周天三百六十限之。子行三十六,积得阳爻一百八十数;午行二十四,合得阴爻一百二十数。五位阳爻用九,故共一百八十数,除卯时不同爻用;五位阴爻用六,故共一百二十数,除酉时不同爻用。行沐浴以养之,古圣不传火,故云"沐浴"者,不行火候也。行者积累动炁,以完先天纯阳真炁。凡一动一炼,积之百日,则精不漏而返炁矣。百日筑基,炼精化炁,乃大概言之,或有五六十日、或有七八十日得炁足者。如年之衰老者,则二三百日,未可定也。功勤者易得,年少者易得。此时精已化炁,则无复有精,真炁已在脐之境矣,已得长生之基,为人仙也,故曰:"阳关一闭,个个长生。"身已不死,而丹必可成也。是炁因静定之久,不复动而化精。如有精,则未及证于尽返炁也。真无漏者,则阴缩如小童子,绝无举动为验,便有止火之候。此时真炁亦不得死守于脐,须超脱过关,名得金丹大药,用以服食飞升。故有三迁之法,即以七日口授天机采其大药,以五龙捧真之秘度过三关,以行中乘大周天之火候。

三迁者,神在上田,炁在中田,精在下田,自下而迁中,自中而迁上,自上而迁出。

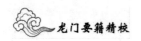

七日口授天机五龙捧真秘诀

秘密天机采药收,蒲团七五火珠流。

三岔路上冲关妙,运转真金神室留。

七日是采大药七日之功,此万古不泄之仙机。筑基百日,杳冥火炁薰蒸,故真炁因之忽然自有可见,故止后天炁之火,惟单采先天炁之药。口诀采于七日之内,因此时真炁尽归于命根脐腹间矣。虽有动,犹不离于动处,只在内,不驰于外。用无火之火,无候之候(无火之火、无候之候,言止后天气之火,专采先天炁之药也。要知止后天之火,当自阳光二现为始,至三现为终,故二现、三现皆名止火之景。独见阳光三现,方是采大药之机,即用无火之火、无候之候。此口诀中之口诀也),静坐蒲团,取得下田先天真炁,名曰"金丹"。因采取之久,火候之足,精还补炁之盛,谓之外丹成。其炁之发生,始有法成之妙相,而纯阳之炁根始动。待到尾闾界地,在脊骨二十四椎至尽,三岔之路,有中、左、右三窍。用七日之功,到五日之间,忽丹田如火珠直驰,上心即回,下驰向外肾边,无窍可出,即转驰向尾闾间冲关。此皆真炁自家妙用,非由人力所至。但到关边,必用口授天机,方才过得关去。乘其真炁自然冲关向上之机,加以五龙捧真之秘。辰龙,即意土,数五。盖以意轻轻运动,则捧真阳大药,便透尾闾、夹脊、玉枕三关,已通九窍。盖每一关,有中、左、右三窍,三关则有九窍,直灌顶门,夹鼻牵牛过鹊桥。牛性主于鼻,防牛之妄走,因有危险,故夹鼻使出于当行之路,下重楼,乃喉之十二重楼,而入中丹田神室之中。坎实已点化离阴,即乾坤交媾也,以行大周天之火候。火原在下之物,合下田而行者,虽合下而用,时时充满虚空,即有升降,而真我不动之元性犹在于合下之内。古言:"心下肾上处,肝西肺左中。"世人遂疑脐之上有一穴,如此则无根可归,殆非也。

中乘大周天秘诀

精勤十月大周天,炼炁化神昼夜连。

定力足时却世味,个中迟速证胎仙。

中乘大周天火候者,炼炁化神,以周十月之天。用功无间,即古云:"功夫常不间，定息号灵胎。"又曰："昼夜晨昏看火候，不在吹嘘并息数。"盖无间、无时、无数，为大周天之妙用，不似小周天之易行也。怀胎，炼炁化神入定者之候，其中三月定力，而能不食世味。或四月、五月，或多月始能不食者，功怠者得证果迟，惟绝食之证速，则得定出定亦速。食为阴，有一分阴在则用一分食。由定而太和，元炁充于中，则不饥不渴。若定心散乱，则有十月之外者，及不可计数而始得定者，即歇气多时，火冷丹力迟之故也。

正念除魔秘诀

万般景象属阴魔，正念空空魔自瘥。

呼吸无时神已定，魔消福长性灵和。

正念除魔者，因神胎将完之时，外景颇多，有一分阴即有一分魔。或见奇异而喜悦，贪见则着魔矣，见而不见则不着魔。或闻奇异，或有可喜事物，或有可惧事物，或有可信事物，或有心生妄念，或有奉上帝高真众圣法旨来试道行，试过不著者，诸天保举。或张妖邪来盗真炁，若心生一妄，急提正念，眼见一魔，亦急提正念扫去。静中或见仙佛鬼神、楼台光彩，一切境界现前，一心不动，万邪自退。只用正念炼炁化神，自然呼吸绝而阴尽纯阳，即无魔矣。然魔当过一次，则心愈灵一次。如得呼吸无，则气不漏而返纯神，是真炁大药服食已尽，气已大定神全，炼炁化神之事始毕矣。

上乘度法超脱口诀

十月神全莫久留，由中迁上出重楼。

依师度脱调神诀，三载功成证果修。

九年还虚口诀

运用通神法妙圆，去留由己总随缘。

修成又有还虚理，面壁功深上界仙。

上乘者，神已纯全，胎已满足，必不可久留。如局于形中而不超脱者，犹可离定而为动，则同于尸解之果而已。当用迁法，以神之由中而迁于上田泥

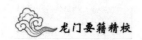

丸宫。既成纯神,则谓之见性。加以三年乳哺,乃养神之喻也。当此迁上之时,非只拘神在躯壳之上,须用出神之理,调神出窍,为身外之身(调神出窍,亦要知时。邱祖云:"若到天庭,忽有天花乱坠,始可出"),是一至要之机,有大危险之际。初谓其出而即入,不令出久,一步而即入,二步而即入,亦不令见闻于远境。调之久,出可渐久而复入,亦可渐见闻于远近而后入。不调者,恐骤出外驰,迷失本性。至于老成,必三年而后可。凡初出者必调,依师度法。出神自上田出,念于身外,自身外收,念于上田。一出一收,渐出渐熟,渐补渐足,如是是谓之乳哺。三年而神圆,可以千变万化,达天通地,报国济世,超升祖先。可举念者,无不是神通妙用。欲少留,则且止而佐时;欲升腾,则凌霄而轻举。谓之神仙。如不欲住世,可用面壁之理,九年大定,炼神而还虚,可与上上乘仙佛齐肩矣。

修真有入关之嘱,故再及之。凡修行勿令人知,不近往来之冲;必远树林,绝其鸟风之聒。丹屋明暗适宜,墙必重垣,床坐厚褥,加以精洁,芽茶淡饭,持素戒荤。小周天用功毕,清静内守,谨言语,止诸事;行大周天时,宜同志三人,互相守护,颠危须叫。冲虚伍真人曰:"传尽秘诀,以遇有缘者,因果必不昧也。"

大明崇祯七年岁次甲戌上元门人顾与弢恭录
——出清·道光十七年龚庆荣刊《太上黄庭内景玉经》

龙门秘旨[①]

清·任城高仁峒 编辑

序

清·郑观应

余稚志元门,访道册载,见夫世之谈道者,宗南派则诋北派言性不言命,宗北派则诋南派言命不言性。其实得真传者,无不洞晓阴阳,深澈性命之旨,所

---

① 《龙门秘旨》"邱祖秘传大道歌"见《金仙证论·妙诀歌》,"小周天火候口诀歌"见方内散人《南北合参》。

以吕祖谓："只修命,不修性,万劫阴灵难入圣;达命宗,迷祖性,恰似鉴容无宝镜。性命双修玄又玄,犹如海底驾法船。"究竟南派重阴阳,不离乎清净,其所谓"气交形不交",欲先了命而后了性耳;北重清净,亦非不晓阴阳,其所谓"自无生有",盖阴极则阳生,由尽性而至于命也。惟其中火候,南北各异,先后不同。余曾将南派丹诀选刊于《道言精义》,兹得北派《龙门秘旨》一书,七章中惟《小周天火候口诀》最真,字斟句酌,直泄天机。其余六章,如《炼气化神》,为十月怀胎内事;《炼神还虚》,为三年乳哺中事;《炼虚合道》,为九年面壁内事。篇中次序不合,且文词亦不简净,恐非邱祖所作,是后人托名耳。然其半隐修炼真诀,世所罕见,均宜珍重。爰付上海翼化善堂重刊,以公同好。

时光绪壬寅年冬至日罗浮偫鹤山人郑观应谨序于上海居易书屋

长春祖师秘传丹诀七章,括尽金丹大旨,正如皓月当空,山河影都归笼罩,洵道门心法也。谨录如左,以公同好,愿与有志者共勉之。

邱祖秘传大道歌

大道渊微兮现在目前,自古上达兮莫非师传。
渺漠多喻兮究竟都是偏,片言万卷兮下手在先天。
有名无象兮元气本虚然,阳来微微兮物举外形旋。
恍惚梦觉兮神移入丹田,鼓动巽风兮调药未采先。
无中生有兮天机现目前,虎吸龙魂兮时至本自然。
身心恍惚兮四肢如苏绵,药产神知兮正是候清源。
火逼金行兮橐籥凭巽旋,河车运转兮进火提真铅。
周天息数兮四揲逢时迁,沐浴卯酉兮子午中潜。
归根复命兮闰余周天,数足三百兮景兆眉前。
止火机来兮光候三牵,双眸秘密兮专视中田。
大药难采兮七日绵绵,蹊路防危兮机关最玄。
深求哀哀兮早觅真传,择人而授兮海誓相言。
过关服食兮全凭德先,寂照十月兮不昧觉禅。
二气休休兮性定胎圆,阳纯阴尽兮雪花飘迁。
超出三界兮乳哺在上田,无去无来兮坦荡逍遥仙。

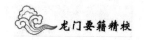

夙缘偶逢兮早修莫挨年,休待老来临头兮枯骨无资空熬煎。

小周天火候口诀歌

静极而动兮一阳来复,产药神知兮妙诀通灵。
微阳初生兮嫩而勿采,药物坚实兮十五光盈。
时当急采兮莫教错过,久而望远兮采之无成。
气驰于外兮神亦驰外,神返于根兮炁亦归根。
气回将尽兮采封候足,子时起火兮须要分明。
如何是火兮后天呼吸,如何运火兮呼降吸升。
用火玄妙兮如无似有,行火鼎内兮息效真人。
火须有候兮数息出入,名为刻漏兮用定时辰。
自子至巳兮六阳用九,三十六息兮采取进升。
自午至亥兮六阴用六,二十四息兮退降炼烹。
卯阳沐浴兮阳火息熄,酉阴沐浴兮阴符宜停。
不降不升兮沐浴景象,较之大周兮略有微形。
周天三百兮除卯酉数,三百六十兮连卯酉名。
再加五度兮四分之一,以象闰余兮周天一巡。
复归于静兮依然沐浴,神凝气穴兮再候阳生。
行之既久兮精返为气,回风直上兮百日功灵。
六般震动兮七日口诀,大周功起兮再问迷津。

火候之秘,已泄十之六七。惟进退文武之法,以及斤两沐浴闰余、寅申巳亥四时,尚有细微口诀,未敢书之竹帛。有志之士,须密访真师指授,方不自误,切勿得此自足。待鹤山人谨注。

采大药赋

百日气足兮止火景到,待至三至兮急采元精。
真土擒铅兮归于本穴,龙从东至兮炁足神凝。
乾住坤宫兮形神相合,七日天机兮火候无心。

忘形罔象兮真意不散,道在无为兮问之无云。
静合一候兮七日来复,月圆魄足兮大药通灵。
阳池癸生兮火珠之象,上朝离位兮复归坤原。
因驰小腹兮转冲尾闾,此皆药力兮天机自然,
尾闾三穴兮精髓充满,鹊桥须度兮要问真仙。

得大药赋

尾闾在下兮子辰之尽,二十四椎兮骨节之初。
沃焦九孔兮三岔之路,中正三窍兮行精气神。
后天血脉兮贯行其下,此中甚实兮不透真精。
欲渡阴关兮须知玄帝,投身入壑兮五龙效灵。
捧其至体兮冉冉而上,息和空意兮自致升腾。
六门外闭兮一气内转,三关九窍兮历历分明。
阳精上返兮孤关之上,默默玄珠兮滚过昆仑。
背负青天兮更图南下,伸而复屈兮法天循还。
至于明堂兮须防危险,急采金丹兮上安丹田。
由斯而下兮自流玄腑,微微仰面兮舌舐而迎。
药贯舌端兮重楼而下,名为服食兮阶梯渐行。
绛宫相见兮水火既济,返乎帝乡兮得一归宗。
精神含运兮金居于内,始名得丹兮神胎基成。
诸经百脉兮归复本位,外屏内除兮太极完真。
六根灭识兮六般震动,眼吐金光兮脑后鹫鸣。
两肾汤煎兮丹田火炽,身涌鼻搐兮耳内生风。
真炁为息兮皆有景象,精神合中兮永证长生。
超脱精境兮证真无漏,更不化精兮中炁天成。
斯成神质兮声光所发,大周天起兮炼气化神。

大周天炼气化神赋

炼气化神兮从无入有,小周天火兮额数易行。

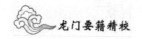

至于大周兮无为为主,真意若散兮火冷胎冰。
或时著意兮生念火燥,任彼天机兮妙运精神。
真神如车兮真炁如马,终日御之兮以辅天循。
初二三月兮凡火似有,炼喘化息兮气归乎根。
后天呼吸兮直来直往,百日功灵兮便返胎真。
回旋中极兮息归于气,声有风雷兮太和光明。
乾离成象兮名为丹结,再炼红丸兮凝成至精。
真炁既全兮炁收绝食,功夫作证兮首关之凭。
取象两间兮如花结蒂,天风既姤兮神炼成形。
性归命内兮外观有象,丹元炼成兮内境澄清。

炼神还虚赋

巽风落蒂兮红丸丹结,凡人以喉兮真人以根。
喉踵真凡兮两边分立,不食烟火兮岂不飞升。
更炼真息兮化为宗炁,如旦清明兮先天之精。
神气合一兮性命未判,身心混融兮打作一成。
随机默运兮妙火欲化,先存后忘兮渐次归真。
初因炁伏兮胎从中结,既因胎结兮炁息其形。
象若中孚兮风归泽内,损之又损兮天曜同清。
炁从先天兮此时神足,神无驰耗兮夜不思昏。
火候成功兮如无若有,花果开结兮二关先成。

炼虚合道赋

先天一炁兮生机清本,丹胎已定兮万物真精。
时逢酉候兮真炁方完,火库于戌兮火候忘形。
静养大丹兮婴儿渐就,太极初还兮无极之元。
至阳精聚兮似乎阴体,明灵于地兮阳化乎形。
坎见阴魔兮相惑相恐,争战乎乾兮相夺相凌。
如斯景象兮花果将熟,魔退神加兮炁绝定成。

神凝性聚兮不散为炁，胎圆神结兮百阴潜踪。
炼得红丸兮化至酥炁，十月霜飞兮太虚同真。
圣胎将脱兮风雷作吼，静极内动兮地底当升。
五云含蓄兮婴儿内坐，金光照内兮拥护仙灵。
亘古寂照兮一灵特耀，真命无方兮天地同倾。
随念收回兮泥丸乳哺，超脱炁境兮不漏炁精。
璞散为炁兮大制不割，以定乳哺兮完聚真灵。
至于三岁兮已成妙体，随息可行兮千百化身。

　　谨按：七章广大精微，包埽一切，无义不搜，无美不备，直与天机密合，造化同游。自入手以迄成功，层次井然，若网在纲，有条不紊，洵性命之全功，天仙之正法眼藏也。特惜散见群书，无有裒而集之者，甚属憾事。不揣愚昧，闭户自精，悉心体验，工夫次第，两相印证，一一若合符节。如是十有余年，始尽得其真谛，而一呼一吸，一往一复，悉本天地自然之功用，并非矜心作意于其间也。大道真传，不敢自私，敬刻广布演传，以备学者徇览。果能猛勇精进，黾勉不懈，将功行愈进愈上，出神入化不难矣。此赋系由《道藏》辑录而成，笔下错误在所不免，阅者分别观之可耳。

光绪十一年岁次乙酉冬月弟子高仁峒谨跋

——上出郑观应于清光绪二十八年据光绪十一年白云观藏版《龙门秘旨》重刊

元功次序九律

清·洪中和

立　志

根深器大自无疑，笃信坚诚即道基。
入圣不难凭苦志，超凡容易早求师。
立功培德勤施济，养气存神好护持。
邱祖当年曾有样，奚堪暴弃失机宜。

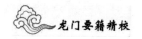

调　药

入手还虚是的传，玄功步步见先天。
勤调外药常中守，默运元神照下田。
性为情留牢把舵，汞因铅伏好栽莲。
一朝坤震连爻现，万孔生春醉似绵。

炼　精

八十还丹未足奇，青年更属好施为。
水源清浊须详辨，药炁盈亏贵及时。
火进屯蒙当按候，罡逢卯酉切防危。
行行三百妙周满，从此修仙大有基。

采　药

七日天心阳复来，五龙捧圣上蓬莱。
三关九窍齐穿过，百怪千魔尽被摧。
杲日一轮常隐约，铅珠万颗自潆洄。
黄中到此已通理，好把元神仔细培。

结　胎

丹成炁足即胎仙，静养真常任自然。
开慧却魔惟定定，凝神调息要绵绵。
每依四正更符火，混合三家奠性天。
到此方知玄妙理，妙中真个有玄玄。

脱　胎

雪花飞舞满天涯，正是胎圆养到时。
迁入上田勤照顾，须于静里默扶持。
大千世界从兹出，不二玄门自此期。
脱下皮囊呈妙体，毫光闪灼本无为。

乳　哺

才出阳神不老成，浑如襁褓未能行。
放收步步宜留意，护持时时要至诚。
远去既虞迷幻境，疏防又怕被魔惊。
三年乳养须珍重，仙果方无中道倾。

面　壁

定定工夫最妙元，始终惟定证金仙。
从虚定到化虚地，太极定回无极天。
神慧时由定里益，性光本自定中圆。
九年大定还常定，一定如如不计年。

飞　升

九转丹成了性天，成人成己学前贤。
翊元赞化休求逸，觉世牖民敢息肩。
物我同观施法雨，冤亲等视拔深渊。
功圆行满升霄汉，跨凤骖鸾快着鞭。

——出清·洪中和《清虚诗集》

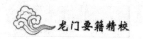

北派九律

清·方内散人

炼　己

一条坦道走奚疑，克念原为作圣基。
立地顶天才是汉，登山涉水为寻师。
功归四勿心常守，境任千磨志亦持。
昼夜影衾期不愧，到时时措自咸宜。

调　药

性命双修是的传，非无非有悟先天。
交融水火调灵药，和合神情种佛田。
自此炉中堪点雪，凭他火里好栽莲。
时来静极还生动，漓似春风软似绵，

炼　精

炼精化气气方奇，顷刻周天任我为。
制汞须逢庚见后，采铅莫待癸生时。
降升律度宜精细，沐浴工夫虑险危。
数足抽添还止火，从兹大药已培基。

还　丹

已现三阳大采来，漫愁无路到蓬莱。
五龙捧出神咸护，六景潜萌怪尽摧。
银海精光常灿烂，华池金液自潆洄。
灵珠一颗收回后，温养胎元又细培，

结　胎

虚心实腹陆行仙，男子怀胎笑辗然。
温养中宫无间隔，默调神息自延绵。
精华团结常涵一，智慧潜生别有天。
从此六通堪叠见，元中之妙妙中元。

脱　胎

叠通智慧乐无涯，白雪漫空正此时。
迁向上田旋出入，冲开天谷好扶持。
三花聚顶功方足，五气朝元效可期。
谁是臭皮囊解脱，有为之后又无为。

乳　哺

乳哺三年始老成，仙胎初出莫遄行。
放收有法神宜聚，保护无端念贵诚。
厌视形骸妨两脱，远追妖怪恐添惊。
几多功力修方到，慎勿贻讥半路倾。

面　壁

这场大定最微元，终日如愚不觉仙。
无汞无铅亦无火，忘人忘我且忘天。
虚空粉碎形神妙，寂静灵明性体圆。
顿复本来真面目，直教古佛语同年。

飞　升

圆满三千德动天，丹书下诏世称贤。

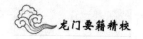

云衢浩荡同携手，尘海苍茫漫比肩。
利物济人仁恒恒，调元赞化道渊渊。
有时跨鹤冲霄去，也慰从前猛着鞭。

邱长春祖师小周天火候歌诀

（北派）

静极而动兮一阳来复，药产神知兮妙诀通灵。
微阳初生兮嫩而勿采，药物坚实兮十五光盈。
时当急采兮莫教错过，久而望远兮采之无成。
炁驰于外兮神亦驰外，神返于根兮气亦回根。
炁回将尽兮采封候足，子时起火兮须要分明。
如何云火兮后天呼吸，如何用火兮呼降吸升。
用火玄妙兮如无似有，行火鼎内兮息效真人。
火须有候兮数息出入，名曰刻漏兮用定时辰。
自子至巳兮六阳用九，三十六息兮采取进升。
自午至亥兮六阴用六，二十四息兮退降炼烹。
卯阳沐浴兮阳火息熄，酉阴沐浴兮阴符宜停。
不降不升兮沐浴景象，较之大周兮略有微形。
周天三百兮除卯酉数，三百六十兮连卯酉名。
再加五度兮四分之一，以象闰余兮周天一巡。
复归于静兮依然沐浴，神凝炁穴兮再候阳生。
行之既久兮精返为炁，回风混合兮百日功灵。
六根震动兮七日口诀，大周功起兮再问迷津。

此《歌》字字口诀，向少刊本，由熊澹庵师祖传出，周天火候，已泄十之五六。内尚有文武火候、爻铢斤两、沐浴闰余细微，未敢轻于泄露。特念后人访师艰苦，俾知刻漏上应周天，丹诀确有秘传。学者熟读精思，再求明师指点，不难打破此关矣，珍之秘之。

龙门正宗百字派

道德通玄静，真常守太清。

一阳来复本，合教永圆明。

至理宗诚信，崇高嗣法兴。

世景荣维懋，希微衍自临。

为修正仁义，超升云会登。

大妙中黄贵，圣体全用功。

虚空乾坤秀，金木性相逢。

山海龙虎交，莲开现宝新。

行满丹书诏，月盈祥光生。

万古续仙号，三界都是亲。

——上三篇出清·方内散人《通一斋四种·南北合参》

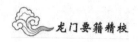
附录二

《天仙正理直论》一卷《仙佛合宗语录》一卷 附录一卷
（重刊本）

清·周中孚

　　明伍守阳撰,守阳号冲虚子,南昌人,吉王尊为国师。初冲虚以道家房中炉火邪说遍满,因著《天仙正理直论》,明言作丹之理,以辟旁门之学,不作瘦辞隐语,故名之曰《直论》。凡九章,自为之注,而其弟真阳子守虚又加以注。继而以其注犹秘而未宣,因复著《仙佛合宗语录》以明之,内丹口诀,颇著于中。凡诸弟子问五段,四十七章,其于释道二家之旨,融贯为一焉。《直论》前有崇祯七年自序,末有《起由》、《后跋》、《增注说》各一篇。当时曾刻置其所居道隐斋中,至国朝康熙己酉,涂叔朴等重刊,黎元宽为序,冲虚之侄达行撰《事略》系之。此本乃康熙己亥谢嗣芳等重刊于苏州老君堂。乾隆甲申申铁蟾兆定又重修其版,故前有《募刻小引》,末有铁蟾"跋",及所撰《事实》。

　　《语录》自来未经付梓,世所传写本及吴中所刊袖珍本,仅前吉王问一段,九章而已。济南高昌阳一纯来馆于吾邑之乔氏,遂以此足本传出,其后从学者梅阳和参合诸本校写,而王阳田付之梓,时嘉庆乙亥也。又以元邱长春《歌诀》及冲虚别撰之《三乘诀注》为附录一卷,旧有附以他书中文者则从汰,遂为善本。前载冲虚《自序》三篇及雍正元年嚣道人《序》,又有刊时《小引》及诚济序,末载冲虚《自跋》及阳和《书后》,今其版已毁于火矣。

　　　　　　　　　　——上出清·周中孚《郑堂读书记》卷三十

《天仙正理直论》总目

　　总序
　　　　第一总序 伍真阳子 作
　　　　第二总序 伍达行 作

前集

　　天仙正理直论增注（另有序目）

后集

　　天仙论语增注

　　西方东土禅髓增注

附度世缘疏语稿（各有序目）

代僧化缘疏语

代道化缘疏语

《伍冲虚仙佛合宗语录》总目

上卷

自序

天仙论语六类（授受类、散问答类、本行纪类、评古类、杂语答类、杂咏类）

授受类

　　吉王太和殿下十问

　　堂弟伍太初六问

　　堂侄伍太乙十九问

　　顾与弢六问

评古类

　　评古引语十三问

杂语答类

　　杂语论三问

本行纪类

　　万苦修仙歌

杂咏类

　　道隐斋杂咏

——上二篇据残抄本《伍冲虚仙佛合宗语录》摘录

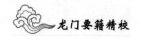
伍冲虚律师传

清·闵一得

师姓伍,名守阳,字端阳。原名阳,江西吉安人,宗师守虚之兄也(《钵鉴续》载有此句,未详其出谁人门下,想亦系龙门八代宗师)。幼精性理,明佛三昧。年二十举明经,志在成仙,不入仕籍。朝士屡推之,遁入庐山,师事曹老师(名常化,号还阳)、李泥丸。曹师授以大丹,秘未就(即《天仙正理》所称"曹老师"者,盖本此)。李师曰:"希仙者须立三千功,八百行,乃可。"遂授以东老遗书。师遂竭情烹炼,丹垂成而飞者,五十有七次。乃出访泥丸于何山(即金盖之西北麓)南麓,得五雷法而返,丹乃成。将试取吞,泥丸突至,曰:"毋洞汝五脏未坚(古今来受外丹之祸者往往在此),服恐不利,不如以点石,得则普济。"乃点所坐大磐石,轰然若雷声,云霞为之色变,金成而泥丸杳矣。师嗣是济人作福(三千功,八百行,其在此乎)无虚日。吉王闻之,罗致而师事之。师恐有祸及,遁至天台之琼台(以上按《钵鉴》所未载。考谢太易撰师大传,暨《钵鉴续》均详言之。今本于《钵鉴续》,其文字大同小异),赵复阳知而俯就曰:"汝乃律门真种子,盍至王屋山清虚洞天,与我常月子(即王昆阳律师)徜徉时日乎?"并授以内丹口诀,曰:"是尔所曹某所事之书也。"师乃拜辞,踵至王屋,昆阳律师已预俟于洞门外。师时亦大悟,洞澈金液微妙,一见契合,遂皈投,叠受三大戒,得名守阳,字曰端阳,以时值重午节也(以上《钵鉴》、《钵鉴续》两书均载)。相处有年,返服还丹(工夫至此,始受外丹之益),始得质凡咸化。自号冲虚子,手著《仙佛合宗》、《天仙正理》(按师门下有姚耕烟、谢凝素两律师,实为传道受戒弟子)。至岁甲申正月朔日,忽沐浴辞众而逝,地曰武陵。

懒云子曰:经有之"炉火非至道",惟至人得不假以自误。若冲虚子者,非我律宗之至人与!体其金液洞澈,大戒叠承。又曰"返服还丹,始得质凡咸化"。然则炉火之学,亦未可尽扫,第学者当自问其五内何如耳(只此数语,便是点化天下多少学仙人)?经言岂欺我哉?

此系兼事内外丹诀而登真者,律宗惟此一人。然其传世两书,绝无一语涉及炉火,撰者并不删其庐山事实。而篇末论以数语,极征理趣,倘非过来人不能道者。

——出清·闵一得《金盖心灯》卷二

伍达行

清·康熙《瑞金县志官制志六卷·职官·国朝教谕》:"伍达行,南昌人,由举人顺治十二年(1655)任,升福建松溪知县(顺治十五年任)。"同卷《宦迹志》:"伍达行,弱冠中明崇祯己卯(1639)科举人,清中乙未(1655)科副榜。素志清修,于二王之学深有所得。对之温然,又肃然可敬。文章风雅流逸,自成一家言。在任三年,勤于课士。不特文气一时丕变,而范躬砺行,人品亦大雅不群者矣。造士如此,何减苏湖风哉?"康熙《松溪县志·城池》:"国朝顺治初,因小水门闭塞,复辟之以便往来。十六年,知县伍达行增修。"道光《宁都直隶州志》卷二十三寓贤志:"伍达行,字拓公,南昌人,崇祯己卯举人。授经石邑,肆力欧苏,放纵非臯,成一家言。雩都易学实素以文章自雄,遇达行于章贡间,乃心折。一时称同榜二大家。"同治《安义县志》:"伍达行,字託翁,南昌人。由举人任教谕。工制艺,名重当时。诗古文词行楷亦俱精妙。在署广纳士子,日与讲学。凡执经门下者,随质陶成,一时文风翕然丕变。后副贡直指使笪荐其才,升福建松溪知县。"

——上系辑录自各方志

辟邪《伍氏族谱》

(摘录)

伍希德

希德,号健斋,字汝懋,行氏六,生于明正德丙子六月十三日卯时。习易

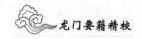

经，嘉靖壬辰入郡庠补增，乙卯科中廿二名举人，壬戌会试中进士副榜①，乙丑授香河县教谕②，调山东青州府教授，隆庆丁卯升丰润县知县。③ 丁外艰，服阕，分省浙江。万历癸酉为浙江同考试官第二房，乙亥升绍兴府知府④，以治水有功，一介不苟，泽被闾阎，士民建立生祠。戊寅调云南维摩州知州，事见《县志》。殁于明万历己卯年二月十五日申时。

娶黄台刘氏，生于明正德己卯年十月初十日辰时，殁于明万历丙戌年正月三十日戌时。

生子二良遂、良选，女一，适张坊张。

后纳王指挥女，生于明嘉靖壬子年六月初一日亥时，殁于明崇祯庚子年十一月初五日巳时，俱葬赤城麻山，生子一良迁。

伍冲虚

希德三子良迁，字守阳，号冲虚子，行韩七，生于明万历甲戌正月初四日申时。幼习儒书功甚勤敏，长见明季阉宦专权，时政颠倒，哲人知几，厌薄荣利，慕留侯赤松之游、希夷华山之隐，超然有出世之想，与同祖弟守虚师事曹还阳真人。为母在，故训徒奉养母终。仙隐，宗党咸称为孝弟神仙。著有《天仙正理直论》行于世，事见《县志》。达行公有《天仙正理直论》后序可据，以为实录。

娶东坛熊氏，生于明万历甲戌年七月十五日子时，俱葬赤城。

---

① 按：今查证明嘉靖四十一年《进士登科录》、嘉靖四十一年《会试录》，均无伍希德之名。冲虚《修仙歌》谓希德"壬戌科中会元，为权贵所夺"，故希德非进士可知，《族谱》当误，《南昌县志》也谓希德为"壬戌明通进士"，误。

② 民国《香河县志》卷七"名宦"："教谕伍希德，江西南昌人，由举人任。博通古今，秉性纯雅，抚按交奖，升丰润知县。"

③ 清·光绪《丰润县志》卷四"职官"："伍希德，江西南昌举人，嘉靖四十三年任，裁节里甲，明罚敕法。"

④ 《绍兴府志·职官志·通判》："伍希德，南昌人，万历三年任。操守介然，一毫不妄取。"

伍守虚

希程三子良资,字守虚,别号真阳子,生于明万历甲戌年二月初六日辰时。与同祖兄冲虚子同学道于曹还阳真人,同注《天仙正理直论》行世。殁于清顺治辛卯年正月初三日未时,葬上谌山,有墓志。实如徐困默真人讬于殁,以绝家人之念,非真殁云。

娶梓溪刘氏,生于明万历乙亥年十月廿九日未时,殁于明万历辛亥年十一月廿九日,附葬雷坊。生子三,思权、思顺、思鉉。继娶黄岗万氏,生于明万历庚辰年十二月十四日未时,殁于清康熙丙午年三月十五日午时。

禅师华阳柳真人宝诰

南昌故郡,洪都仙籍。柳氏英贤,清代高僧。三十年励志江湖,五千藏留心内典。本冲虚真人之秘旨,论证《金仙》开悟后学;得壶云老师之真传,经垂《慧命》接引来贤。炼精造化用风火,启千古之迷蒙;周天度数疑有无,得一言以断定。古仙代表,后进恩师。大慈大悲,至仁至义,度人无量,禅师华阳柳大真人。

——出民国刊本《慧命经》

跋

本书之幸能厥成，也是众缘聚集：首先是唐山盛克琦兄的大力提倡，才有了本书得以整理出版的端由。而北京白云观汪登伟道长慨然提供了他整理的伍冲虚著作的电子文档、江苏盐城陈锦平先生精心核校《天仙正理直论》、香港罗伯阳先生借阅 1963 年台湾据原刊《道藏辑要》影印出版的《天仙正理仙佛合宗语录》一书、台湾织云客先生赠阅台湾地区出版的《仙道双月刊》部分期刊、沈阳天辛先生在网上代购冲虚著作抄本、胡忠群先生实地考察伍冲虚故里后在互联网上公开的《辟邪伍氏族谱》等，皆是本书完成的助因，谨在此向诸位高贤表示真诚的谢意！

在本书整理过程中，校者左眼罹遇眼疾达七八月之久，校稿惟艰是可以想象的，所以几度想放弃本书的完成。但念伍柳二真人著作价值极高，为丹法实修中的一盏明灯，虽然有数种整理本流传于世，但均各有缺陷与不足，故而只有坚持完成，方不负伍柳二真著书之慈悲心肠。因瞽目校书，错误难免，望有识者纠我错衍为盼！

2018 年 2 月 4 日旧岁腊月十九立春日周全彬写于四川绵竹同尘斋

鸣　谢

本书得以顺利出版，先后得到了众多朋友和广大读者鼓励与资助，现将名单附于书后，以志感恩之情：

蒋智明、马波、李伟、李海峰、张丽媛、王广海、秦党亲、陈念、孙庆林、王任飞、蒋荣杰、戴高琨、任江义、燕罗泓、古赞、宋沐阳、曾庆余、李超、苏斌、高清祥、李德祥、许庆、孙钦波、邓亚洲、罗伯阳、许俊峰、孙慧、吴华强、蒋真化、陈伟雄、温丹峰、陈固贵、杜舒书、张雁、王会堂、陈跃、刘枫、朱剑根、黄卫东、郑晓臣、钱毅、闫培亮、艾潇、谭晓春、崔静、余旗红、杨晓临、李锴、杨华、王颖晖、张立军、张诗涵、陈军、程晓军、冯军、吴惠玲、丁大方、魏东、陈志刚、丁立、段斌、王强、钱军帅、林介英、刘永杰、李金智、陈江华、黄磊、刘洪东、邬永利、傅爱臣、杨东林、刘云、陈辉、张杰、韦云康、叶超妃、李忠贵、赵远航、杜鹃王、杨震、陈亚莉、陈先斋、单斌、杜根深、张华敏、芮国华、林洋、徐汝超、杨芳、琚祥生、张伟、李俊、齐立新、陈盛新、权诚、郑恩丰、唐小波、张继源、马骏、唐乾、陈荣政、刘君杰、刘云鹏、程君、袁克非、朴畅、范晓明、陈国亮、李奇轩、韦建、王涛、奚立祥朱枫、任金全、谢文彬、吴俊霖、傅如均、丁文长、夏昀、孙立军、许春南、赵爱范、赵建伟、夏永明、毛明春、武安计、颜文强、魏晓平、罗永坚、彭暮云、李斌、盘峰、宁卫军、耿云增、王蓬勃、张璐、王有虎、李敏玲、李隽、谷天仁、王威、洪涛、王伟毅、王策、杨俊福、黄健、郑涛、郭卫东、章晓升、于洋、熊翊尧、顾志君、严嵘、何宇骥、屈岩、铁玲、章博城、袁浩、殷明、黄志殿、胡青松、范一新、张劲松、果春、覃伟海、陈林、李爽、张德辉、刘韵瓒、陈保华、俞宏、刘文远、宋晓光、孙保东、沈玉琴、李清泉、贾磊、胡逸玄、龚震、董树峰、宋立新、宋浩雄、赵诚、王琪民、刘先锋、汤乃棣、叶海、陈浩、蔡振泉、邓凯元、陈岱炜、周凯、龙高帅、杨宇、张洪明、丁翊锋、景钦杰、艾贻芝、丁文涛、

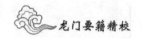

陈永帅、张方隆、刘先昌、龙云、陈寿文、刘扬、杨茹兰、韩奎峥、张至德、梁宏超、刘海平、王兰、付秀彬、张国庆、翟小正、耿振峰、王昱傅、孔锦琳、徐卫敏、许继宏、张琳艳、王志刚、龙陈兴、高炳军、韦振雄、陈营、刘伟业、侯井发、穆克、李虎林、陈书惠、蔡道长、李睿、赵炳丁、赵镱崴、徐一杰、王英华、马天骁、贺锦云、许廷万、陆飞、郭宗祥、沈红琳、刘世杰、陈筱蕾、章少东

编者

2018 年 9 月 6 日